EYE CARE FOR CHILDREN

儿童眼保健工作
实用手册

主编 陈 巍 吴 夕 张佩斌

中国科学技术出版社
·北京·

图书在版编目（CIP）数据

儿童眼保健工作实用手册 / 陈巍 , 吴夕 , 张佩斌主编 . — 北京 : 中国科学技术出版社 , 2020.11（2023.9 重印）

ISBN 978-7-5046-8820-0

Ⅰ . ①儿… Ⅱ . ①陈… ②吴… ③张… Ⅲ . ①儿童—视力保护—手册 Ⅳ . ① R779.7-62

中国版本图书馆 CIP 数据核字 (2020) 第 192258 号

策划编辑	丁亚红　焦健姿
责任编辑	丁亚红
装帧设计	佳木水轩
责任印制	李晓霖

出　　版	中国科学技术出版社
发　　行	中国科学技术出版社有限公司发行部
地　　址	北京市海淀区中关村南大街 16 号
邮　　编	100081
发行电话	010-62173865
传　　真	010-62179148
网　　址	http://www.cspbooks.com.cn

开　　本	889mm×1194mm　1/32
字　　数	278 千字
印　　张	11.75
版　　次	2020 年 11 月第 1 版
印　　次	2023 年 9 月第 3 次印刷
印　　刷	北京盛通印刷股份有限公司
书　　号	ISBN 978-7-5046-8820-0 / R·2634
定　　价	58.00 元

编著者名单

主　　编　陈　巍　吴　夕　张佩斌

副 主 编　王立华　李荣萍

编　　者（以姓氏笔画为序）

王　芬　北京市海淀区妇幼保健院

王立华　北京市海淀区妇幼保健院

王林莉　北京市海淀区妇幼保健院

王佳楠　北京市海淀区妇幼保健院

王建仓　河北省儿童医院

仝　欢　北京市海淀区妇幼保健院

冯晶晶　北京市海淀区妇幼保健院

邢杉杉　北京市海淀区妇幼保健院

刘　冰　北京五色土幼儿园

刘丽丽　首都医科大学附属北京儿童医院

刘敬花　首都医科大学附属北京同仁医院

刘新丽　北京市海淀区妇幼保健院

齐素艳　中央军委机关事务管理总局红星幼儿园

李　娜　昆明市妇幼保健院

李荣萍　北京市海淀区妇幼保健院

吴　夕　北京大学人民医院

张佩斌　南京医科大学第一附属医院　江苏省妇幼保健院

陈　巍　北京市海淀区妇幼保健院

娄志武　湖州市妇幼保健院

袁全莲　北京市海淀区妇幼保健院

浦佳宁　北京市海淀区妇幼保健院
黄苏娅　北京市海淀区妇幼保健院
董立萍　北京市海淀区妇幼保健院
端木红艳　北京市海淀区教育保健中心

学术秘书　全　欢　刘新丽

绘　　图　刘新丽

内容提要

　　本书编者根据自身多年工作实践经验，结合国家卫生健康委员会对儿童眼保健工作的相关要求，对儿童眼保健的内容及方法进行了细致的介绍。全书分9章，系统阐述了儿童眼保健工作的基本理论和相关知识。开篇先详细介绍了眼病筛查技术、不同年龄儿童眼保健内容和不同医疗保健机构分级诊疗及管理，方便各级眼保健工作者参照开展工作及对眼保健工作进行管理。接下来简要介绍了眼保健工作所需的眼科基础知识及常见眼病的诊疗原则，方便眼保健工作者和小儿眼科医生掌握基本理论，提高眼保健工作质量。然后详细讲解了儿童验光配镜和视觉训练，为开展这两项工作的眼保健专科提供参考。此外，书中还专门介绍了儿童眼保健的健康教育内容和方法。本书内容系统，语言通俗，图片丰富，并配有眼保健操作视频，可为各级医疗保健机构儿童眼保健和小儿眼科医生日常工作提供借鉴参考，也可供儿童保健医生、幼儿园保健医生和儿童家长阅读。

补充说明

　　本书收录图片众多，不少图片以彩色呈现效果更佳。考虑到读者随文阅图习惯并确保版面美观，所有图片均随文排录，有彩色版本者还安排在书末位置单独排录，但不另设页码，特此说明。

序

在市区两级卫生行政主管部门领导的大力关心支持下，由北京市海淀区妇幼保健院联合国内多家医疗保健机构和托幼园所从事儿童眼保健及眼科临床的专家学者编写的《儿童眼保健工作实用手册》问世了，作为一名多年从事卫生行政业务综合管理和妇幼保健工作者，本人由衷地感到高兴与喜悦，同时对《儿童眼保健工作实用手册》的正式出版表示热烈祝贺。

随着我国经济社会的快速发展和广大人民群众妇幼健康意识的不断增强，如何做好儿童眼保健不仅受到党和政府的高度重视，也成为广大儿童眼保健工作者的迫切愿望，为此，特别希望有一部权威性的学术著作，能指导和规范广大眼保健工作者的诊断、治疗、操作、保健、健康教育行为，让医疗保健机构及托幼园所相关医疗保健人员在日常诊疗保健服务工作中有章可循，《儿童眼保健工作实用手册》第一版的出版面世，具有一定的里程碑意义。

北京市海淀区妇幼保健院作为《儿童眼保健工作实用手册》编撰的主创团队，长期以来一直致力于基层儿童眼保健筛防治一体化的工作实践研究，并探索出一条较好的基层保健临床相结合的儿童眼保健管理服务模式，成为北京市唯一的儿童眼保健专科示范单位，同时也是中国妇幼保健协会授予的全国儿童眼保健示范单位，为本书编撰内容的科学性、规范性、可操作性及实用性奠定坚实基础。同时，编撰团队还特别邀请了国内有较好儿童眼保健工作基础及经验丰富的兄弟医疗保健机构相关领域知名专家学者参与编写、指导，博采众长，汇聚各方智慧及宝贵经验，有力保证了《儿童眼保健工作实用手册》代表性和可推广性。为此，我也代表北京市海淀区妇幼保健院全体医务工作者对所有参与编写的专家学者付出的辛勤劳动表示衷心的感谢。

《儿童眼保健工作实用手册》的出版必将极大推动儿童眼保健领域工作的科学化、规范化、精细化、标准化进程，也期盼手册的推广使用，为广大服务对象享受更加高效优质的儿童保健服务提供更多保障，为推动儿童眼健康尽绵薄之力。

北京市海淀区妇幼保健院院长

前　言

　　近年来，儿童眼保健在全国蓬勃发展，特别是近视成为危害我国儿童青少年眼健康的严重公共卫生问题，国家最高领导人作出重要指示：我国学生近视呈现高发、低龄化趋势，严重影响孩子们的身心健康，这是一个关系国家和民族未来的大问题，必须高度重视，不能任其发展，强调全社会共同呵护好孩子的眼睛，让他们拥有一个光明的未来。之后，大家普遍关注和重视儿童眼保健工作。但是儿童眼保健特别是 7 岁之前的儿童眼保健工作主要任务是什么？怎么做？儿童眼保健的兴起需要在理论上和实践中明确工作的内涵和方向，需要系统地阐述和探讨学科的性质和范畴。因此，本书的编写旨在对 0—6 岁儿童眼保健工作的探索。

　　0—6 岁是儿童视觉发育的关键时期，此时期的眼病易影响儿童正常的视觉发育，导致终身视觉障碍。儿童眼保健主要是通过宣传教育、视力评估和相关眼病的筛查，早期发现影响儿童视觉发育的眼病，及早矫治或及时转诊，预防儿童可控制性眼病的发生发展，保护和促进儿童视功能的正常发育。近年来大众对儿童的眼睛健康越来越关注，国家卫生健康委员会也对儿童眼保健工作越来越重视，有多个关于儿童眼保健的文件颁布，全国各地的儿童眼保健工作都在逐渐开展，但是目前仍有不少基层医务人员对儿童眼保健工作有较大的困惑或畏难情绪，如何让基层社区卫生和妇幼保健人员规范的开展工作非常重要。

　　结合编者们多年来的眼保健和眼科临床工作经验，本书系统介绍了儿童眼保健相关的眼科基础知识、儿童眼病筛查基本技能、不同年龄段儿童眼保健内容和方法、儿童眼保健分级诊疗与管理、常见儿童眼病诊疗、儿童验光配镜及视觉康复等。本书注重实用性和可操作性，配以插图及视频（观看方法见下），以帮助基层眼保健人员更容易理解眼保健基础理论、掌握基本技能并指导其开展实际工作，是为各级保健工作人员开展眼保健工作提供的实用工具书，以便保健人员能够较准确地与家长沟通交流相关的眼科知识，又能够不断地提高整体眼保健技术水平。

　　本书在编写过程中得到了国内许多儿童眼保健和小儿眼科专家及其所在单位的大力支持，在此表示衷心感谢！

　　由于本书属编写团队首次编写，加之受知识、经验、视野等诸多因素的影响，书中可能存在少量错误及不当之处。诚请各位读者在阅读和使用过程中，及时批评指正，我们将对手册组织修订和完善，以更实用的知识技术分享广大读者，为推动我国儿童眼健康做出贡献。

陈巍　吴文　陶晓斌

视频观看方法

眼保健操作视频观看方法：扫描右侧二维码，关注"海妇眼界"微信公众号，从"更多知识"内找"眼保健技术"即可观看。

目　录

第1章
儿童眼保健总论

儿童眼保健工作通过对全人群儿童进行定期眼病筛查、转诊随诊和健康指导，及早发现儿童眼病，使之得到及时治疗，以保护和促进儿童视功能正常发育。儿童眼保健包括个体儿童眼保健和群体儿童眼保健，我国的三级妇幼保健网络对眼保健管理具有重要作用。儿童眼保健工作的开展在人员、设施、设备方面有专业的要求。

一、儿童眼保健概述

（一）儿童眼保健的概念

儿童眼保健既属于预防医学范畴，又需要眼科临床医学技能，是预防医学和临床医学相结合的学科。儿童眼保健涵盖儿童的眼及视力发育、眼病筛查、诊断、矫治、康复等一系列内容，涉及儿童生长发育、眼科临床、眼视光、康复医学和健康教育等多个学科和专业。

对儿童个体而言，眼保健是指通过眼保健知识宣传教育、视力评估和相关眼病筛查，早期发现影响儿童视觉发育的眼病，及早矫治或及时转诊，以预防儿童可控制性眼病的发生和发展，保护和促进儿童视功能正常发育。

对群体而言，儿童眼保健则具有公共卫生性质，通过多部门合作和社区参与，开展健康促进，培养良好的用眼及眼卫生习惯，预防和治疗儿童常见眼病，促进区域儿童眼健康水平。在儿童眼保健服务体系中，妇幼保健机构是核心，社区卫生服务机构是基础，综合医疗机构提供技术补充。

（二）我国儿童眼保健发展历程

我国儿童眼保健工作开始于 20 世纪 80 年代，1984 年成立以刘家琦为首任组长、郭静秋为副组长的中华医学会眼科学分会斜视弱视防治学组。

1986 年北京医科大学（现北京大学医学部）成立"全国儿童弱视、斜视防治中心"，为全国培养了大批小儿眼科和眼保健专业人才。

1995 年卫生部（现国家卫生健康委员会）颁发的《妇幼保健机构评审标准》中，明确规定省、市、县三级妇幼保健院均应设立儿童眼保健科，这一规定极大地推动了我国儿童眼保健工作的开展。

1998 年卫生部组织专家编写了《儿童眼保健培训教程》。

2004 年颁布了《早产儿治疗用氧和视网膜病变防治指南》，对早产儿视网膜病变的防治做了规范。

2009 年颁发《全国儿童保健工作规范》，确定了妇幼保健院及社区卫生服务中心的工作职责，要求开展儿童五官保健服务，重点对弱视、屈光不正等疾病进行筛查和防治。

2011 年，0—6 岁儿童健康管理被纳入基本公共卫生服务项目，其中包括每年为 4—6 岁儿童进行一次免费视力检查。

2012 年卫生部颁布《托儿所幼儿园卫生保健工作规范》，要求对集体儿童定期开展眼保健服务，对视力低常儿童进行登记管理。

2012年颁布了《新生儿访视技术规范》，要求对新生儿进行眼外观检查和光刺激反应检查，并明确对有吸氧治疗史的早产儿应转诊到开展早产儿视网膜病变（ROP）筛查的指定医院开始进行眼底病变筛查。

2013年国家卫生计划生育委员会（现国家卫生健康委员会）颁布《儿童眼及视力保健技术规范》，对0—6岁儿童定期眼保健内容和方法进行了规范。

2016年国家卫计委《妇幼保健专科建设和管理指南（试行）》促进了我国眼保健专科的建设和发展。

2017年《国家基本公共卫生服务规范（第3版）》要求社区卫生服务中心和乡镇卫生院为辖区内0—6岁儿童提供免费的定期的眼保健服务。

2018国家卫生计划生育委员会、教育部等八部委联合颁发《综合防控儿童青少年近视实施方案》要求在全国范围内对儿童青少年近视进行监测和防控。

2019年国家卫生健康委员会（以下简称"国家卫健委"）发布《做好0—6岁儿童眼保健和视力检查有关工作的通知》，并组织专家进行了全国范围内的儿童眼保健师资培训。

上述一系列措施的出台，使得近年来我国儿童眼保健工作得到了较快发展。儿童眼保健逐渐成为儿童保健常规服务项目之一。与此同时，妇幼保健机构也相继开设了儿童眼保健科，开展包括新生儿在内的不同年龄段儿童眼病筛查和斜视、弱视的矫治工作，同时开展对辖区儿童眼及视力状况的调查研究。

（三）儿童眼保健特点

1.儿童眼保健涉及的人群广泛，儿童眼保健服务人群是0—18

岁儿童，其中0—6岁儿童眼保健任务主要由妇幼保健机构承担，7—18岁儿童主要由中小学卫生保健机构承担。

2. 经过眼保健筛查出的儿童眼病，在视觉发育敏感期内能够得到及时、正确的治疗。家庭投入成本低、花费少、收益高、效果好。

3. 儿童眼保健工作遵循儿童眼病三级预防原则。第一级预防是通过健康促进预防发病；第二级预防是通过早期发现、早期诊断、早期治疗来防止或延缓疾病的发展；第三级预防是针对发病后采取措施，改善患者症状，防止或减少并发症的发生。儿童眼保健工作范畴大部分属于一级预防和二级预防，面对的是未发现疾病的健康人群。

（四）儿童眼保健工作的目的和意义

儿童眼保健工作的目的是儿童眼病的及早发现，及时治疗，最终是为了保护视力、恢复视力与增进视力。儿童眼保健对儿童和社会都有重要意义。

1. 有利于儿童眼病的早期诊断和治疗。儿童视觉发育有敏感期，儿童眼病治疗有最佳窗口期，儿童眼病具有隐匿性，通过儿童眼保健能及早发现儿童眼病，避免这些眼病引起的永久的视力障碍。

2. 有利于促进儿童智力和情感的发育。人对外界的感知信息大部分来源于视觉，正常的视觉是儿童智力和情感发育的重要基础，视力的损伤可能会导致儿童智力发育受限、生活能力丧失、社会适应能力低下等问题。

3. 减轻家庭和社会负担。视力障碍的儿童由于年龄小，增加家庭和社会负担的年限要远远高于成年人。

二、儿童眼保健架构和妇幼保健三级网络

（一）儿童眼保健架构

儿童眼保健工作是由群体儿童眼保健、个体儿童眼保健和儿童眼病诊疗三部分组成，其中儿童眼病诊疗是儿童眼保健的延续和深入。

1. 群体儿童眼保健

主要任务是辖区眼保健系统管理。制定辖区眼保健工作常规和考核评估办法；对散居和幼儿园眼保健服务进行业务指导、督导和质量控制，对相关人员进行业务培训；收集辖区儿童眼保健相关数据并进行分析，掌握辖区儿童常见眼病流行病学特征，为卫生健康行政部门制定辖区儿童眼保健工作发展规划和工作规范提供有力的依据和技术服务支持。

2. 个体儿童眼保健

主要是针对0—6岁儿童的个体服务。开展儿童眼病筛查及视觉发育监测，早期识别具有眼病和视觉发育高危因素的儿童，提供干预和随访服务，对疑难病例进行转诊及随访；提供儿童眼及视力常见问题的咨询与指导；开展健康教育，预防儿童近视及可控性眼病的发生发展；定期总结分析，提出儿童眼保健工作的意见和建议。

3. 儿童眼病诊疗

接收来自社区卫生服务中心、儿童眼保健门诊筛查异常儿童的转诊，对筛查异常的儿童进行进一步的检查、诊断和治疗。

儿童眼保健的这三个部分是紧密联系的，不能截然分开，在工作中应注意协调沟通，才能互相促进，从而提高辖区儿童的眼健康水平。

（二）妇幼眼保健三级网络及管理流程

妇幼保健三级网络是我国妇幼卫生的特色，是实现覆盖全民的妇幼保健服务的基础。

1. 妇幼儿童眼保健网络构成及分级管理

(1) 社区卫生服务中心、乡镇卫生院：负责辖区儿童最基本的眼保健任务，开展儿童阶段性眼病及视力不良筛查及转诊；提供眼保健指导与咨询；定期将数据上报上级妇幼保健机构。协助托幼机构进行幼儿园集体儿童的眼保健服务。

(2) 区、县（市）妇幼保健院：对眼及视力筛查异常的儿童复查、进一步检查诊断及常见儿童眼病（如弱视）的治疗；开展更全面的儿童眼病筛查；收集辖区儿童眼保健数据，掌握辖区儿童常见眼病流行病学特征；负责辖区内眼保健工作的业务指导与管理。

(3) 省市妇幼保健院：是全省（市）儿童眼保健工作的指导中心；接收区县妇幼保健院异常儿童的转诊；开展儿童眼病诊治和早产儿视网膜病变等新生儿眼病筛查；负责全省（市）眼保健工作的业务培训、指导和监督管理；掌握本省（市）儿童常见眼病的流行病学特征，提出防治意见和建议，为卫生行政部门决策提供依据。

(4) 综合医院眼科和眼病专科医院：是眼保健临床技术后盾，主要负责接收妇幼系统和基层的眼科患儿转诊、疑难眼病的诊疗和临床业务培训。

2. 儿童眼保健三级网络管理流程

见图 1–1。

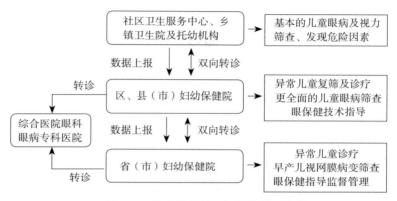

▲ **图 1-1** 儿童眼保健三级网络管理流程

3. 儿童眼保健网络的作用

通过三级网络的管理可以将儿童眼健康数据进行分级收集、上报、汇总和分析，并且为眼病儿童的转诊提供便利的通道，有利于对眼病儿童进行连续性的健康管理。三级网络将眼病的筛查、诊疗、预防和健康促进有机地联系在一起。儿童眼保健工作中应该充分利用三级保健网络管理的优势，逐级认真履行本级的职责，通过三级保健网络进行沟通、交流和学习，提高辖区眼保健工作效率和水平，进而提高整体眼保健技术水平。

三、儿童眼保健内容

儿童眼保健主要内容包括阶段性儿童眼病筛查及视觉评估、眼保健咨询指导和异常儿童转诊、随访及矫治。

（一）阶段性儿童眼病筛查及视觉评估

1. 不同年龄阶段儿童眼病筛查要点

儿童眼球结构和功能处于发育过程中，眼健康检查时间和内容根据不同年龄段儿童视觉发育规律、常见眼病及心理发育特点来设置。

(1) 新生儿期：主要筛查产道感染性眼病、产伤性眼病和先天及遗传性致盲性眼病，对符合眼底筛查标准的早产儿要根据《中国早产儿视网膜病变筛查指南（2014 年）》做好早产儿视网膜病变筛查。

(2) 婴幼儿期：仍要关注先天性、遗传性眼病，同时要及早发现并矫治导致斜视、弱视的相关因素。

(3) 学龄前期：主要进行视力筛查、屈光不正和斜视筛查与矫治，培养良好的用眼习惯，预防近视眼的发生，预防眼外伤及传染性眼病。

(4) 学龄期：主要进行视力和近视筛查，坚持正确的用眼习惯，预防近视发生，控制近视进展，预防眼外伤及传染性眼病。

2. 基本眼保健筛查内容

0—6 岁儿童基本眼保健筛查时间和内容可以参照《儿童眼及视力保健技术规范》和《国家基本公共卫生服务规范（第 3 版）》执行。学龄期儿童按《中小学健康体检管理办法》执行。健康儿童应在生后 7 天、满月、3 月龄、6 月龄、9 月龄、12 月龄、18 月龄、24 月龄、30 月龄、36 月龄、4 岁后每年一次眼睛和视力检查。主要筛查内容包括眼外观检查、6 月龄至 6 岁斜视筛查以及 4 岁以上视力检查。

3. 补充筛查内容及其他眼保健适宜技术

除了国家要求完成的基本眼保健内容外，为使儿童视力评估和眼病筛查更有效，有条件的社区卫生服务中心和妇幼保健机构可以根据本地情况补充其他筛查内容，包括先天性白内障筛查、屈光不正筛查及眼病高危新生儿筛查等。常用的适宜技术包括眼底红光反射检查、屈光不正筛查、选择性观看检查、眼部超声筛查等。

（二）儿童眼保健咨询指导

儿童眼保健咨询指导是眼保健的重要内容之一。咨询指导包括正常儿童视觉功能促进和良好用眼习惯养成、眼外伤和传染性眼病的预防、异常儿童干预指导、家长爱眼护眼理念及行为的改善等。

1. 正常儿童视觉功能促进

(1) 婴幼儿视力和眼球运动能力训练。训练应遵循儿童神经心理及视觉发育的规律进行，结合个体差异，略微超前一点进行视觉刺激和训练。眼保健工作者应掌握不同年龄段儿童视觉发育规律：出生时新生儿就有光感，1月龄婴儿可以和父母对视，3月龄婴儿注视追随，4—5月龄婴儿可以手眼并用，6月龄婴儿有深度和距离知觉等。根据各年龄段的视觉能力，依次进行注视、追随、手眼协调及远近调节能力的训练，培养视觉敏感性。

(2) 良好的用眼习惯养成。夜间不开灯睡觉，注意手卫生，不用脏手揉眼，经常户外活动，减少长时间电子产品使用，注意读书写字姿势等。

2. 异常儿童干预和眼保健指导

儿童眼病一般有最佳治疗窗口期，应在窗口期内给予有效的矫治，以免造成视觉发育停滞或其他不可逆的损害。告知家长儿童视觉发育的时限性和儿童眼病及时矫治的重要性。对儿童眼病进行矫治或转诊，对不同眼病进行针对性的眼保健指导。

3. 家长眼保健理念和技能指导

(1) 指导家长学会观察孩子视觉行为发育和异常表现。

(2) 告知家长儿童定期眼科检查的重要性。因为很多儿童眼病仅靠家长观察发现不了，只有通过专业的眼病筛查方法才能被发现，才能得到及时的治疗。

(3) 预防眼外伤。儿童安全意识差，而且生性爱动，易受眼外伤。在日常生活中，要让孩子远离对眼睛有潜在伤害的物品。

(4) 良好用眼习惯养成。告知家长哪些是正确的用眼习惯，纠正家长的爱眼护眼误区，让家长帮助儿童一起从小养成用眼习惯，促进正常视觉发育，减少眼病发生。

（三）异常儿童转诊随访与矫治

1. 儿童眼病筛查的作用与局限

眼病筛查可以及早发现儿童眼病，促进儿童视觉发育，减少可避免盲。但是，应认识到对任何疾病的筛查都可能出现假阳性或假阴性结果，筛查方法的敏感性和特异性与被检查儿童的年龄、检查方法、检查技巧和检查者的耐心都有关系。另外要明确筛查的目的是发现可能异常的儿童，不能代替诊断，确诊需要转诊到专业眼科进一步检查评估。

2. 转诊标准

(1) 眼部检查异常转诊标准：根据不同年龄和不同筛查方法制定相应的转诊标准，符合标准的及时转诊。转诊标准最好有较高的敏感性和特异性，但有时并不能两项都符合，就需要根据筛查目的（少漏诊或少误诊）来确定转诊标准，对于较严重的或需要尽快治疗的眼病要以少漏诊为原则。

(2) 问诊有眼病高危因素者，应及时转诊检查，如早产、家族遗传性眼病或能引起眼部异常的全身疾病或综合征等。

3.转诊通道与随访

转诊通道可以按三级妇幼保健网络进行，基层医院与具备确诊和治疗条件的医疗保健机构建立相对固定的转诊协作关系。筛查机构要做好转出儿童的登记，转入机构应将儿童诊治情况反馈给筛查机构，由筛查机构完成追访工作。筛查机构要定期对转诊儿童追访结果进行汇总分析，以提高本机构对儿童眼病的认知和诊断水平。

4.儿童眼病诊疗

根据本机构能够诊治的眼病制定诊疗规范，按规范进行诊断、治疗和康复训练。儿童眼病治疗效果取决于儿童和家长的依从性，要向患儿家长宣传治疗的重要性，指导家长配合、鼓励和监督患儿治疗，对于稍大一点儿童，医生也应将治疗的好处用孩子能听懂的语言讲解，以取得孩子的配合。儿童眼病治疗需注意的几个问题：儿童眼病一般有最佳治疗时期，应在最佳时期内治疗；应注意临床治疗和保健相结合，教会家长日常观察护理和正确的眼保健方法；注意对患儿和家长的心理支持，缓解他们的焦虑和压力，特别是对于一些预后差的眼病，与家长交流时要注意人文关怀；定期复查进行医学评估，及时调整治疗方案。

（四）儿童眼保健工作流程

见图 1-2。

四、儿童眼保健专业门诊要求

儿童眼保健专业门诊要求体现在儿童眼保健人员、设备、设施三个方面。

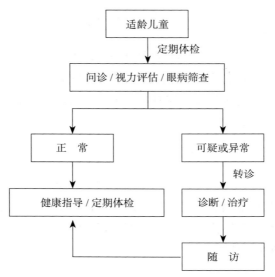

▲ **图 1-2　儿童眼保健工作流程**

（一）儿童眼保健专业人员要求

1. 专业岗位要求

　　儿童眼保健工作开展应配备专业的眼保健医生和护士，验光和特殊检查业务较多的科室还应配备专业的眼视光技师。工作人员数量多少要与眼保健工作量相匹配。

2. 技术技能要求

　　(1) 儿童由于年龄、疾病困扰等原因，语言表达能力和自我控制能力个体差异大，眼保健工作者必须有强烈的责任感、爱心和耐心。

　　(2) 眼保健工作者要有良好的沟通交流技巧，善于体会并理解儿童的语言表达及真实意图，善于用通俗的语言与家长沟通，以取得儿童和家长的信任。

(3) 眼保健工作者要具备丰富扎实的专业理论知识，熟练掌握儿童生长发育和视觉发育规律及常见眼病的诊疗规范。

(4) 眼保健工作者要具备熟练的小儿眼科检查和治疗技能，在儿童能配合的有限时间内完成检查和治疗。

(5) 眼保健工作者还应具备一定的健康教育技能，能对家长和儿童进行有效的健康指导。

（二）儿童眼保健门诊房间及设施要求

眼保健专业诊室的安置要符合院内控感要求、远离有传染性及感染性疾病的科室，考虑到眼科检查设备的使用条件，眼保健专业诊室应具有暗室和明室，诊疗环境应符合儿童的心理特点，温馨、安全，能缓解儿童的紧张恐惧。

（三）儿童眼保健专业设备要求

眼保健专业设备分为筛查设备、诊断设备和康复训练设备。设备的设计应符合儿童特点，筛查设备应操作简单、使用安全。每台设备有操作规范和参考值范围，并注意日常维护。

五、辖区儿童眼保健管理

0—6 岁儿童眼保健服务属于国家基本公共卫生服务内容，分为 0—3 岁婴幼儿和 4—6 岁学龄前儿童两个年龄段的眼保健服务工作，主要在社区卫生服务中心及托幼机构接受相应的服务。

（一）0—3 岁儿童眼保健服务管理

0—3 岁儿童眼保健的服务主要由社区卫生服务中心的儿童保健医师完成。医生应当定期接受儿童眼保健知识及筛查评估技术培训，掌握儿童眼发育的正常表现，随时了解眼保健知识的新动态及眼保健服务工作要求。在给儿童进行定期健康检查的同时，儿童保健医生需要按照《儿童眼保健技术规范》的要求，进行相应的眼部疾病筛查和视力评估，同时做护眼爱眼知识宣传。对发现的可疑眼病和视力不良儿童要做好登记，指导家长转诊至上级妇幼保健机构或其他医疗机构的眼保健专科门诊进一步诊治。

儿童保健医师要与家长沟通儿童视物行为表现，规范的完成儿童眼外观检查及相应筛查，填写儿童保健记录，将检查结果现场反馈家长。定期进行眼保健数据的汇总上报，对转诊后期结局进行追访记录。

（二）4—6岁儿童眼保健服务管理

4—6岁儿童眼保健的服务主要在托幼机构中由社区卫生服务中心或妇幼保健机构的儿童保健医师、眼保健医师完成。除进行眼外观的检查外，主要通过国际标准视力表或对数视力表灯箱对儿童进行视力测查，根据标准判断是否是视力低常儿童。幼儿园卫生保健人员需要接受眼保健知识的教育，一方面可以向儿童教授护眼知识，另一方面可以保教结合、家园配合的方式，与教师及家长共同合作做好儿童的视力保护工作。

托幼机构卫生保健人员对初次筛查结果为视力低常可疑儿童，需要进行2周后的复查，将视力测查最终结果填写在儿童保健记录上，并将结果反馈家长。对于复筛仍为可疑低常的儿童要进行登记，并通知家长转诊至上级妇幼保健机构或其他医疗机构的眼保健专科门诊进一步诊治。卫生保健人员要对转诊结局进行追访，对眼保健数据进行汇总上报。

（陈　巍　张佩斌　袁全莲）

第 2 章
儿童眼基础知识

　　儿童保健及眼保健医生了解和掌握眼的基础知识，是做好眼保健工作的前提。掌握了基础知识，才能更深刻地理解眼保健工作对儿童眼及视觉健康的意义，才能对眼保健工作中遇到的儿童眼病有深入的认识，从而更全面、更有针对性地对家长进行专业的指导。眼基础知识的掌握也是进行眼保健技能及儿童眼病诊疗内容学习的基础。本章主要介绍与儿童眼保健相关的眼结构、视觉功能、儿童眼及视觉发育方面的知识。

一、眼的结构与生理

　　眼是视觉器官，由眼球和眼附属器组成，其中眼球是视觉器官主要部分，对外界物体形成物象；眼附属器位于眼球周围，对眼球有支撑、保护等作用。此外还需要视路和视中枢共同形成视觉。

（一）眼球

　　眼球分为眼球壁和眼内容两个部分（图 2-1）。

1. 眼球壁

　　眼球壁由外层、中层和内层共三层构成。

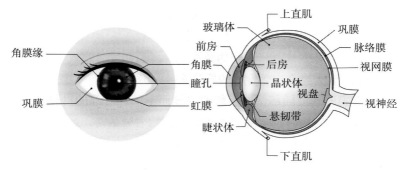

▲ 图 2-1　眼球结构示意图

(1) 外层：外层为纤维膜，由角膜和巩膜共同构成，主要功能是保护眼内组织和维持眼球形态。

① 角膜：位于眼球的最前端，约占眼外层的 1/6，透明、无血管，光线通过角膜进入眼内。角膜表面被泪膜覆盖。角膜由前向后分 5 层：角膜上皮层、前弹力层、基质层、后弹力层和内皮细胞层。其中角膜上皮层损伤后再生能力强，内皮层损伤后不能再生。角膜中央厚度最小，平均为 0.5mm，周边部最厚，平均为 1mm。

角膜是眼屈光系统中屈光力最大的组织，总屈光力为 43D，占全眼屈光力的 70%。角膜的屈光力有巨大的改变潜质，这是角膜塑形镜和角膜屈光手术矫正近视的基础。

角膜具有丰富的神经末梢，是人体最敏感的组织，若进入异物会出现明显的异物感、畏光、流泪等刺激症状。

② 角膜缘：临床上通常将透明的角膜与不透明的巩膜之间的移行区称为角膜缘，平均宽度约 1mm。角膜缘含角膜缘干细胞，对维持角膜上皮的再生具有重要作用。角膜缘内为房角组织，若发育异常导致先天性青光眼。

③ 巩膜：构成眼外层的后 5/6，主要由胶原纤维构成，呈白色。儿童因巩膜较薄，能透见脉络膜的部分颜色，所以呈蓝白色。有些儿童及成人巩膜表面还可见黑色斑点，是眼球壁色素沉着的表现，尤其在血管穿行的部分更容易出现。

巩膜的厚度随部位、年龄的差异而不同。后部的巩膜最厚，约 1mm，向前至赤道部逐渐变薄，肌肉附着处最薄，约 0.3mm。

巩膜承受眼内容向外的压力，构成眼球的外屏障；形成"暗箱"，保证光线只通过角膜进入眼内而成像；所有的眼肌都附着在巩膜上，改变肌肉的附着点时可改变眼球的位置和运动方向，这是斜视手术治疗的基础。

(2) 中层：中层为葡萄膜，位于巩膜与视网膜之间，是一层富含色素的血管性结构，由于颜色像葡萄而得名，又称色素膜或血管膜。葡萄膜由前向后分为虹膜、睫状体和脉络膜三个连续的部分。

① 虹膜：位于葡萄膜的最前部，后面有晶状体支撑，虹膜中央有一直径 2.5～4mm 的孔洞，称瞳孔。虹膜内有环形排列的瞳孔括约肌和放射状排列的瞳孔开大肌，分别使瞳孔收缩和开大。虹膜通过控制瞳孔的大小来调节进入眼内光线的多少。

② 睫状体：是葡萄膜的中间部分，前接虹膜，后端以锯齿缘为界移行于脉络膜。整个睫状体形成一带状环。前后切面，睫状体呈三角形，前部为隆起的睫状冠，后部为平坦的睫状体平坦部。睫状体内侧有纤细的晶状体悬韧带与晶状体连接。

睫状体内睫状肌是参与调节的主要肌肉，看近时睫状体环状肌收缩，瞳孔变小，晶状体变凸，看近清晰；反之看远时睫状体松弛，见图 2-2。睫状体的另一功能是通过分泌房水调节眼内压力。

③ 脉络膜：是葡萄膜的最后面部分，位于视网膜和巩膜之

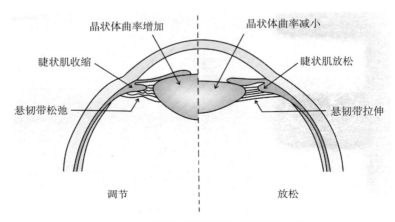

▲ **图 2-2** 调节时睫状体和晶状体的变化

间，是一层富含血管的棕色膜。脉络膜主要由血管组成，由外向内分为 4 层：脉络膜上腔、大血管层和中血管层、脉络膜毛细血管层、Bruch 膜。高度近视眼豹纹状眼底为透见脉络膜大血管所致。脉络膜的功能是给内层视网膜提供营养。

(3) 内层：内层为视网膜。视网膜是一层透明的膜，由内层的神经上皮和外层的色素上皮组成，其前界为锯齿缘，后侧止于视盘，内侧为玻璃体，外侧为脉络膜。视网膜上的感光细胞将眼球接收到的光线转化为神经信号通过视神经传输到大脑，形成视觉。正常儿童眼底见图 2-3。

① 视网膜上的重要结构：

- 视盘：位于视网膜后极部，边界清晰、橘红色圆盘状结构，又称视盘，是视神经穿出眼球的部位，大小约 1.5mm×1.75mm。视盘中央的凹陷区称视杯。视盘有视网膜中央动脉、中央静脉通过。

- 黄斑部：距视盘颞侧约 3mm 处视网膜后极部上下血管弓

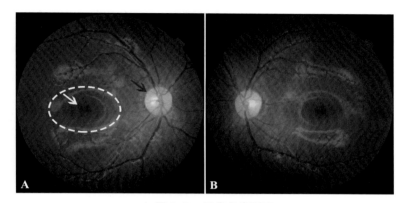

▲ 图 2-3　正常儿童眼底

A. 右眼，视盘（蓝箭）与黄斑部（黄箭）；B. 左眼
（此图彩色版本见书末彩图部分）

之间的区域称为黄斑。黄斑中央有漏斗状凹陷称中心凹，
此处仅有视锥细胞，是视力最敏锐处，在检眼镜下呈一明
亮反光点。

②视网膜的分层：除视盘、中心凹和锯齿缘外，视网膜由外
向内分多层。进入眼内的光线通过视锥和视杆细胞转化为神经信
号，从外向内传递至神经纤维层。

● 视网膜色素上皮：是神经视网膜和脉络膜之间含有黑色素
的单层上皮细胞层，细胞之间有紧密连接的连接小带，阻
断了水和离子的自由往来。

● 视锥细胞、视杆细胞层：由光感受器的内外节构成。

● 外界膜：由邻近光感受器细胞和 Müller 细胞结合处形成。

● 外核层：由光感受器核组成。

● 外丛状层：由视锥细胞、视杆细胞的终球和双极细胞的树
突及水平细胞的突起相连接的突触部位组成。

● 内核层：主要由双极细胞、水平细胞、无长突细胞及

Müller 细胞的细胞核组成。

- 内丛状层：主要由双极细胞、无长突细胞与神经节细胞相互接触形成突触的部位组成。
- 神经节细胞层：由神经节细胞核构成。
- 神经纤维层：由神经节细胞轴突构成。
- 内界膜：是视网膜和玻璃体间的一层薄膜，是 Müller 细胞的基底膜。

2. 眼球内容物

眼内容包括房水、晶状体和玻璃体。三者均透明且有一定屈光力，是光线进入眼内到达视网膜的通道，并与角膜一起构成眼的屈光系统。

(1) 房水：由睫状体的睫状突上皮产生，主要成分是水。房水处于动态循环中，起到维持眼压的作用，循环通道的任意部位受阻，将导致眼压升高，形成青光眼。另外房水还可营养角膜、晶状体及玻璃体，并清除上述组织产生的代谢产物。

(2) 晶状体：位于虹膜后，通过悬韧带与睫状体相连，由晶状体囊和晶状体纤维组成。在正常眼无调节状态下晶状体相当于 20D 的透明双凸透镜，是眼最主要的屈光介质之一。通过睫状肌的收缩与松弛改变自身厚度，改变屈折力，起到眼调节作用。

(3) 玻璃体：位于玻璃体腔内，是无色透明的胶体，由 98% 的水与 2% 的胶原和透明质酸组成，是眼屈光介质的组成部分，对晶状体、视网膜等周围组织具有支持、减震和营养作用。

（二）眼附属器

眼附属器包括眼睑、结膜、泪器、眼外肌和眼眶。

1. 眼睑

眼睑分为上睑和下睑，覆盖眼球前面。保护眼球免受外伤和防止刺眼强光进入眼内。

上下眼睑的游离缘，即皮肤和结膜交接处称睑缘，上下睑缘之间的裂隙称睑裂。睁眼时，上睑缘遮盖角膜上缘 1.5～2.0mm，下睑缘则与角膜下缘相切。若上睑缘遮盖角膜过多可能为上睑下垂。睑缘前唇有睫毛，后唇有一行排列整齐的睑板腺导管开口。上下眼睑外侧交接处称外眦，上下眼睑内侧交接处称内眦。

眼睑皮肤是全身皮肤最薄的部位，皮下组织疏松，容易发生水肿。

眼睑的眼轮匝肌以睑裂为中心环绕上下睑，由面神经支配，使眼睑闭合。上睑提肌是眼睑主要的收缩肌，由动眼神经支配，使眼睑开大。

睑板由致密的结缔组织、丰富的弹力纤维和大量的睑板腺组成。睑板内有垂直排列的皮脂腺，称睑板腺，上睑有 25～30 个，下睑约有 20 个，每个腺体中央有一个导管，彼此平行，垂直排列并开口于睑缘后唇，分泌的油脂构成泪膜的脂质层。睑板腺可发生急性化脓性炎症，称内睑板腺炎，如脂质物质在睑板腺管内堆积，发生慢性非化脓性肉芽肿性炎症，称为睑板腺囊肿。

2. 结膜

为覆盖于眼睑后面和眼球前面的透明薄层黏膜。结膜分为睑结膜、球结膜和两者移行部的穹隆部结膜三部分，并形成以睑裂为开口的囊状间隙，称为结膜囊。

(1) 睑结膜：覆盖于睑板内面，与睑板紧密粘连，不能被推动。

(2) 球结膜：覆盖于眼球前部巩膜表面，是结膜中最薄的部分，球结膜与其下方组织结合疏松，可被推动。

(3) 穹隆部结膜：介于睑结膜和球结膜之间。此部结膜组织疏松，多皱褶，便于眼球活动。

3. 泪器

泪器包括分泌泪液的泪腺和排泄泪液的泪道。泪腺分泌的泪液经排泄管排放到结膜囊后，经瞬目动作分布于眼球表面，并向内眦汇集于泪湖，再由泪小点、泪小管的虹吸作用，进入泪道（图 2-4）。

(1) 泪腺：位于眼眶外上方的泪腺窝内，正常时从眼部不能触及。泪腺司泪液分泌。

(2) 泪道：由泪点、泪小管、泪囊和鼻泪管四部分组成。泪液经泪道排出。

① 泪点：位于上下睑缘内侧端圆形隆起处中央的圆形小孔，为泪道的起始部位。直径为 0.2～0.3mm，正常情况下贴附于眼球表面。

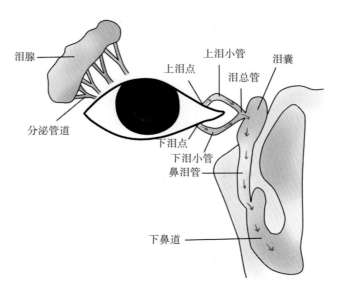

▲ 图 2-4　泪器

② 泪小管：为连接泪点和泪囊的小管，分上下两条，长约 10mm。起始部分垂直于睑缘，长约 2mm，然后呈水平转向泪囊。到达泪囊前，上、下泪小管多先汇合成泪总管后再进入泪囊。

③ 泪囊：位于内眦韧带后面泪囊窝内。上方为盲端，下方与鼻泪管相连续。

④ 鼻泪管：位于骨性鼻泪管的管道内，上接泪囊，下开口于下鼻道，长约 18mm。鼻泪管中有黏膜皱襞，下端的 Hasner 瓣膜为胚胎期的残物，如果出生后仍未开放可导致鼻泪管阻塞，继发新生儿泪囊炎。

4. 眼外肌

(1) 眼外肌名称及功能：每个眼球有六条眼外肌，分为四条直肌和两条斜肌，见图 2-5。除下斜肌起源于上颌骨鼻泪管开口外侧浅窝处外，其余均起自眼眶尖部的 Zinn 纤维环。直肌的止端附着于眼球赤道前部的巩膜上。斜肌止端附着于眼球赤道后部的巩膜上。六条眼外肌中，除外直肌受外展神经支配、上斜肌受滑

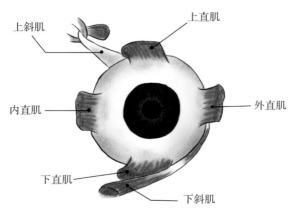

▲ 图 2-5 眼外肌示意图

车神经支配外，其余四条均受动眼神经支配。

① 内直肌：附着于鼻侧角膜缘后 5.5mm 处巩膜上，具有使眼球水平内转的作用。

② 外直肌：附着于颞侧角膜缘后 6.9mm 处巩膜上，具有使眼球水平外转的作用。

③ 上直肌：附着于上方角膜缘后 7.7mm 处巩膜上，上直肌肌肉平面与视轴形成 23° 夹角，在第一眼位时，上直肌主要作用是使眼球上转，次要作用是内转和内旋。

④ 下直肌：附着于下方角膜缘后 6.5mm 处巩膜上，下直肌肌肉平面与视轴形成 23° 夹角，在第一眼位时，下直肌主要作用是使眼球下转，次要作用是内转和外旋。

⑤ 上斜肌：附着于眼球外上方后部的巩膜上，在第一眼位时，上斜肌肌腱与视轴形成 51° 夹角，上斜肌主要作用是内旋，次要作用是下转及外转。

⑥ 下斜肌：附着于眼球外下方后部的巩膜上，在第一眼位时，下斜肌肌腱与视轴形成 51° 夹角，下斜肌主要作用是外旋，次要作用是上转及外转。

当眼球运动离开第一眼位时，眼外肌的主要作用和次要作用会发生相应的改变。

(2) 根据斜视诊断需要，将眼位分以下三种。

① 第一眼位：头位正直时，两眼注视正前方目标时的眼位。

② 第二眼位：当眼球转向正上方、正下方、左侧或右侧时的眼位。

③ 第三眼位：右上、右下、左上和左下四个斜方向的眼位。

在所有眼位，双眼协调一致地向同一方向注视为正常。正常眼位的维持需要双眼眼外肌协调运动，其中任一眼外肌功能异常则导致眼位异常，出现斜视。

(3) 双眼眼球运动：

① 根据双眼运动时各眼外肌的作用，将眼外肌分为以下几种：

- 主动肌：使眼球向一特定方向运动的主要肌肉称为主动肌。
- 对抗肌：同一眼产生与主动肌相反方向运动的肌肉。
- 协同肌：同一眼使眼球向相同方向运动的两条肌肉。如上斜肌和下直肌都能够使眼球下转，它们是协同肌。
- 配偶肌：两眼产生相同方向运动、互相合作的肌肉。两眼共有 6 组配偶肌，如右眼外直肌和左眼内直肌，右眼上直肌和左眼下斜肌等。

② 眼球运动定律：

- 神经交互支配定律：眼外肌在接受神经冲动产生收缩的同时其抑制肌相应抑制。
- 配偶肌定律：两眼向相同方向注视时，相应的配偶肌同时接受等量的神经冲动。

遵循以上两个定律，可以实现双眼向各方向的协调运动。

5. 眼眶

眼眶有保护眼球及眶内组织的功能，容纳眼球、眼外肌、泪腺、血管、神经和筋膜，它们之间有眶脂肪填充，起着软垫的作用。

眼眶有上、下、内、外 4 个壁，呈尖端向后底向前的椎体。眼眶外上壁有泪腺窝，内侧壁有泪囊窝。眶尖有视神经孔和眶上裂两个重要的通道。视神经孔有视神经和眼动脉通过。眶上裂有第 Ⅲ、Ⅳ、Ⅴ 对脑神经、感觉神经、自主神经以及眼静脉通过。外伤累及视神经孔和眶上裂，会导致明显的视力下降和脑神经损伤症状。

（三）视路及瞳孔光反射径路

1. 视路

视路是指从视网膜光感受器起到大脑枕叶皮质视觉中枢为止的全部视觉神经冲动传递的径路，是形成视觉的径路。从前向后依次为视神经、视交叉、视束、外侧膝状体、视放射和视皮质（图2-6）。视交叉前的视神经损伤表现为单眼视力障碍，视交叉损伤表现为双眼颞侧偏盲，视束损伤表现为同侧偏盲。

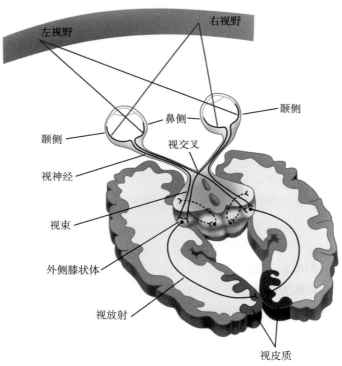

▲ 图2-6 视路示意图

2. 瞳孔光反射径路

瞳孔光反射指当光线照射一侧瞳孔时，引起被照眼瞳孔缩小，同时另一侧眼瞳孔也缩小。被照眼瞳孔缩小称为直接对光反射，对侧眼瞳孔缩小称为间接对光反射。

瞳孔光反射径路在外侧膝状体前与视路相同，在中脑交换神经元后发出的神经纤维经动眼神经传出。因此，单眼的视神经损伤可以表现为该眼直接对光反射消失而间接对光反射存在。

二、视觉功能

视觉功能在于识别外物，确定外物的方位，并确定自身在外界的方位。人眼感受可见光线，分辨不同颜色的光刺激和一定距离的物体，同时又通过眼球运动，主动对准物体，以形成清晰的视觉。视觉功能包括光觉、视力（形觉）、视野、色觉和立体视觉等。

（一）光觉

光觉是视觉中的最基本功能，是视觉系统对光的感知过程。视杆细胞在亮度较暗的环境中感知微弱光线变化，仅有灰色亮度感觉；视锥细胞对亮光下各种颜色起作用，主要对明适应和色觉反应。正常人从明处进入暗处时，无法马上辨认周围物体，随停留时间的增加，增加了对光的敏感度，逐渐能够辨认周围物体，这种过程称为暗适应。反过来，适应暗光的眼睛进到明亮处，也会出现视力障碍，需要产生明适应后才能感到视力清晰。

光觉异常主要表现为暗适应异常，产生夜盲现象，在黑暗的地方无法辨认周围物体。广泛的视网膜病变会出现暗适应明显减退，如视网膜色素变性，全身病变如维生素 A 缺乏、肝脏疾病也会伴有暗适应异常。

暗适应检查可以用对比法粗略评估。被检者和正常检查者同时进入暗室，记录两人在暗室内可辨别测试光或物体所需要的时间。精确的检查需要暗适应仪。

（二）视力

视力是眼睛对物体两点间最小距离的辨别能力，也称视敏度。通常视力指中心视力，代表视网膜黄斑中心凹处的视敏度。视力测定是最基本和最重要的视功能检查，与日常生活密切相关。

视力异常是不同眼病的共同表现。屈光不正（近视、远视、散光）、屈光间质混浊（角膜病变、白内障、玻璃体混浊）、视网膜及视神经病变等均会导致视力下降。

视力测定：视力测定最常用的方法是视力表测定。视力表分为远视力表和近视力表，远视力表检查距离 5m，近视力表检查距离一般 30cm。国内常用的远视力表有标准对数视力表和国际视力表。国际视力表采用小数记录法，视标为 0.1～1.5，标准对数视力表采用五分记录法，视标 4.0～5.3。标准对数视力表"4.0"相当于国际视力表的"0.1"，"5.0"相当于"1.0"。远近视力配合检查有助于疾病的诊断，检查方法参见第 3 章"儿童眼病筛查基本技能"。

儿童视力测定：对于 3 岁以上儿童，经过教认多能配合进行远视力表检查，不能配合的儿童可以使用动物或其他图形的视力表。不能使用视力表的婴幼儿，根据年龄大小可以用光照反应、追视、视动性眼震、选择性注视等方法评估视力，这些视力不是严格意义上的黄斑中心凹视力。检查方法详见第 3 章"儿童眼病筛查基本技能"。也可以用图形视觉诱发电位（VEP）检查客观视力。

（三）视野

视野是指单眼或双眼所能看到的范围。正常人视野有一定范围，当眼睛注视某一物体时，不仅能看清该物体，眼的"余光"还能注视目标以外的一定空间的物体。正常的视野对于生活和学习也非常重要。不少疾病可以表现为视野异常，如青光眼、视网膜色素变性、视神经及颅内病变等。视野检查有助于一些疾病的诊断和鉴别诊断。视野检查可以用检查者与被检查者面对面的大致评估，精确的视野需用视野计检查。

盲和低视力标准包括视力和视野两部分，世界卫生组织于 1973 年提出盲和视力损伤的分类标准：一个人较好眼的最好矫正视力＜ 0.05 时为盲，较好眼的最好矫正视力＜ 0.3 但≥ 0.05 时为低视力，不论中心视力是否损伤，如果以中央注视点为中心，视野半径≤ 10°但＞ 5°为 3 级盲，视野半径≤ 5°时为 4 级盲。

（四）色觉

色觉是对颜色的辨别能力，是眼功能的一个基本而重要的组成部分。人眼视锥细胞能感受到波长 380～760nm 范围的可见光。人群中色觉异常率为 4%～8%，男性的色觉异常明显高于女性，男∶女约 10∶1。

多种职业要求有正常的色觉，如医学、美术、化工等。因此，在体格检查时，色觉检查是常规项目。色觉障碍包括色弱和色盲两大类，按照原因分为先天性和后天性两大类。先天性红绿色觉异常，是一种 X 性连锁隐性遗传病，眼底检查无异常，其他视功能无影响，双眼对称，患者出生时已有，男性多呈显性发病，而女性多呈隐性。先天性色觉异常一般为红绿色觉异常，其中以绿色弱最常见。后天性色觉异常为某些眼病或全身疾病所致，视神经炎及脑垂体瘤以红绿色觉异常为主，而视网膜病变多以蓝、黄色觉异常为主。

色觉检查最常用的方法是假同色图（色盲本）检查，用于色盲的筛选。正常人很容易以颜色分辨出背景中隐藏的图形或数字等，而色觉异常者只能以明暗来判断。色盲本检查在自然光线下进行，一般 5s 认出。色盲本检查的优点是快速简便，适用于色觉异常的筛查，但有时对色弱或色盲这种程度上的差异不易判断。色觉镜检查是目前最为准确的色觉检查仪，可以对色觉异常进行定性和定量诊断，对于先天性高色觉异常者可细分为色盲、重度色弱、轻度色弱。

（五）立体视觉

立体视觉即三维空间视觉，是指感知深度的功能，是双眼视觉中的最高级功能。

由于人两只眼睛之间有一定距离，在观察立体目标的时候，两只眼睛从两个不同角度观察这个目标，左眼看物体左边部分多一些，右眼看物体右边部分多一些，两眼视网膜上的物像存在一定的差异，即双眼视差。两眼略有差异的像传到大脑皮层发生融合便产生立体视觉，见图 2-7。

立体视觉与人们的日常生活密切相关。在立体视觉的作用下，人类可以分辨自身与客观环境之间的位置关系，判断物体的远近、凹凸、高低等。很多职业均要求良好的立体视觉，如机动车驾驶员、外科医生、运动员、制造工人、飞行员等。如果双眼视觉发生障碍，如弱视、斜视等，将影响立体视觉的发育，造成空间分辨能力差甚至立体视觉丧失等。

立体视力也称立体视锐度，是立体视觉的分辨力，指人们能

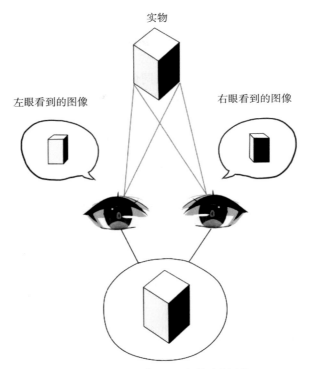

实物

左眼看到的图像　　　　右眼看到的图像

大脑合成双眼画面信息后重新构建的图像

▲ **图2-7　立体视形成**

察觉的最小深度差，以弧秒为单位。成人正常立体视锐度≤60弧秒，儿童立体视是逐渐发育成熟的。

　　常用的立体视觉检查有轮廓立体图和随机点体视图。轮廓立体图检查局部立体视，有单眼线索，可猜测，儿童检查有假阴性可能；随机点体视图检查的是整体立体视，在复杂视差图像中产生立体视，无单眼线索，不能猜测。但局部立体视产生立体视的过程简单，儿童易辨认；整体立体视产生过程复杂，儿童辨认慢。儿童立体视检查时应选择合适的方法，并注意排除假阴性。

三、儿童眼及视觉发育

（一）眼的胚胎发育及常见发育性眼病

眼的胚胎发育较早，基本贯穿了胚胎发育的整个过程，因此易受孕期因素影响导致眼发育异常。

在第 3 周时在前脑两侧即形成视泡。视泡逐渐由远端和下方向内凹陷，形成视杯。视杯下方停止生长和内陷，形成胚裂。胚裂于胚胎第 5 周时开始封闭，于胚胎第 7 周时完全闭合。当胚裂封闭时，胚眼已具有眼的各个部位，眼睑形成，眼外肌开始分化、睫状前动脉、睫状后动脉出现，视神经发育，虹膜基质产生，泪小管以细胞索形式出现。如果胚裂不封闭，出生后眼部在此处形成缺损，可表现为虹膜缺损、脉络膜缺损或牵牛花综合征，见图 2-8。

1. 视网膜的发育

视杯分为两层，内层高度分化形成视网膜神经上皮层，外层形成视网膜色素上皮层，胚胎第 4 周视网膜开始出现色素颗粒，胚 7 周视网膜后极部细胞开始分化，但黄斑部在胎儿 7—8 个月时才开始迅速分化，7 个月时中心凹出现，9 个月时视网膜血管分支到达锯齿缘，出生时黄斑尚未发育完全，直至生后 4 个月。

2. 视神经的发育

视神经纤维由胚裂进入视茎。视神经逐渐向中枢系统方向生长，形成视交叉及视束。胎儿 5 个月时，视神经脑端出现髓鞘，逐渐向前生长到达巩膜筛板，如髓鞘过度生长，则可在眼底出现

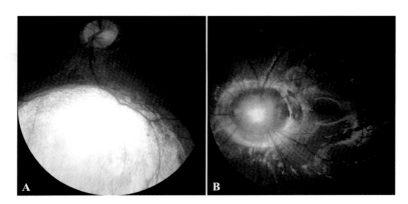

▲ 图 2-8　胚裂闭合异常

A.脉络膜缺损；B.牵牛花综合征（此图彩色版本见书末彩图部分）

有髓鞘神经纤维。

3. 晶状体的发育

胚胎第 4 周形成晶状体泡，与表面外胚叶完全分离。分离后，晶状体立即开始分化。胚胎第 8 周时形成晶状体原始纤维，位于晶状体的中央部，即晶状体胚胎核。晶状体赤道部的上皮细胞不断增生和伸长，产生新的晶状体纤维，围绕中央核层增殖，终生不停。各种原因造成的胚胎期晶状体纤维分化缺乏或晶状体发育异常将导致先天性白内障的产生。如母亲营养或代谢失调（维生素 A 缺乏、甲状旁腺功能障碍、钙质代谢异常）、妊娠早期病毒感染（风疹、麻疹、水痘、腮腺炎等）、中毒、接受过量有害射线等。

4. 角膜的发育

晶状体泡从表面外胚叶分离后，表面上皮融合为一层立方上皮，形成角膜上皮，间充质细胞形成角膜基质层，神经肌细胞形成角膜内皮细胞。

5. 玻璃体的发育

玻璃体发育分三个阶段。

(1) 原始玻璃体：由原始视泡和晶状体之间的原生质形成，充满血管系统。

(2) 次级玻璃体：胚胎 3 个月，血管系统逐渐萎缩，视杯内产生无血管的透明玻璃体，原始玻璃体被挤到眼球中央和晶状体后面。透明样血管于胚胎 8 个半月时完全萎缩，如原始玻璃体纤维和血管残留，存在于视神经表面与晶状体之间，即形成永存原始玻璃体增生症（PHPV）。

(3) 三级玻璃体：即晶状体悬韧带，胚胎 10 周时出现于睫状突部。8 个月时成为细小纤维组成的束状，连接到晶状体赤道部及前后的晶状体囊上。

6. 虹膜和瞳孔的发育

形成虹膜的中胚叶组织中央部薄，名瞳孔膜，最终完全消失，露出瞳孔。如瞳孔膜吸收不完全，在出生后晶状体前囊上残存一部分，称为永存瞳孔膜。新生儿期虹膜未发育成熟，基质色素细胞产生的色素较少，虹膜表面可见放射状分布的红色血管暴露，见图 2-9。虹膜部的神经外胚叶组织（即虹膜色素上皮层）沿着瞳孔板周边向中部生长，到瞳孔缘形成虹膜色素皱褶，如色素上皮层发育异常可形成瞳孔缘虹膜色素上皮外翻。

7. 泪器的发育

(1) 泪腺：于胚胎 3 个月内出现，出生后 3～4 个月发育完全。

(2) 泪道：外胚叶组织在胚胎 6 周时在外侧鼻突和上颌突之间下陷成沟。此处上皮组织与表面上皮脱离，呈柱状逐渐向上向下生长，进入眼睑和鼻内，中央形成管腔。胚胎 7 个月时，上下泪点开放，8 个月时鼻泪管下口开放。如鼻泪管下端 Hasner 瓣膜出生时未吸收，将导致鼻泪管阻塞，继发感染可形成新生儿泪囊

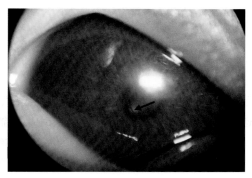

▲ **图 2-9　虹膜血管暴露**

（此图彩色版本见书末彩图部分）

炎。鼻泪管远端的阻塞，羊水存留在泪囊，导致囊性扩张形成泪囊膨出。

（二）儿童眼的发育

1. 眼轴

新生儿眼轴较短，前后径长度为 17～18mm。出生后前 3 年眼球生长较快，2—3 岁时平均达 21.9mm。以后生长速度逐渐变缓，青春期再次快速增长，到 20 岁左右则逐渐停止生长，成年时为 24mm 左右。

2. 角膜

新生儿角膜比较大，横径为 9～10mm，3 岁左右角膜直径接近成人，横径为 11～12mm。婴儿角膜弯曲度较大，随年龄增加逐渐变平。角膜弯曲度的变化与晶状体、眼轴长度变化保持平衡，使眼球向正视化发展。

3. 巩膜

婴儿的巩膜比成人柔软，厚度为 0.45mm，成人的巩膜厚度增加到 1.09mm。

4. 葡萄膜

新生儿葡萄膜和虹膜前层色素较少，睫状体平坦部短，所以视网膜就在睫状肌的后面。随眼球发育睫状体平坦部逐渐延长，7 岁时才达成人的形状。

5. 前房及前房角

新生儿前房浅，深度为 1.8～2.4mm，前房深度持续增长到青少年期结束，然后逐渐变浅。青少年期的前房深度平均为 3.25mm。新生儿房角窄，在出生后逐渐增宽。正视眼的前房加深停止较早，近视眼由于晶状体和眼轴的变化，前房会相应加深。

6. 晶状体

新生儿晶状体略较成人的圆，由于前表面突出，所以前房浅。晶状体在第 1 年生长很快，逐渐变为扁平。

7. 眼底

新生儿眼底色素的分布尚不具备成人的特征，呈"椒盐状"眼底。出生 6 个月以后，眼底才近似成人视网膜的表现，见图 2-10。

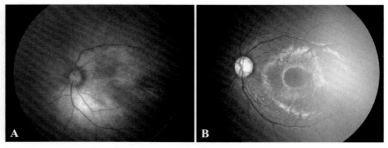

▲ **图 2-10 儿童视网膜发育**

A. 足月新生儿；B. 6 月龄儿童眼底（此图彩色版本见书末彩图部分）

8. 黄斑

出生时黄斑部的分化明显落后于视网膜其他部位，尚无精细功能，生后 4 个月，黄斑中心凹发育完全，检眼镜下可见中心凹反光。

（三）儿童视觉发育

视觉功能是出生后在外界环境刺激下逐渐发育形成和完善的。光觉和外界物像的形觉刺激是视觉发展的必备基础。

视觉发育的敏感期大约从出生到 6 岁，这个时期，视觉系统的形态和功能逐渐发育完善。从出生到 3 岁是人类视觉系统发育最快、对环境的变化最敏感的时期，这个时期称为视觉发育的关键期。在这些时期内，视觉系统对异常的视觉刺激非常敏感。因此，影响双眼视功能形成的眼病，如屈光不正、形觉剥夺（上睑下垂、先天性白内障等）及其他新生儿眼病等，需要在视觉发育的关键期和敏感期内进行才有效，如果错过这段时间，治疗效果有限。

1. 正常的视力发育

足月新生儿，有光感，对强光照有闭睑反应。

2 月龄，可以和父母对视。

3 月龄，注视功能出现，眼睛可以追随物体移动。

4 月龄，能看见自己的手，有时能用手接触物体。

6 月龄，眼外肌能够协调运动，不再出现眼球偏斜。

8 月龄，能区分生人和熟人，可以用拇指、示指对捏小物品。

1 岁，可以看图片。

2 岁，对远处的物体感兴趣，视力可达 0.5。

3 岁，能辨认细小物体，视力可达 0.6。

4 岁，视力可达 0.8。

5—6 岁，视力可达 1.0。

2. 正常的双眼视觉发育

正常双眼视觉的发育依赖于双眼协调运动。儿童出生时双眼具有水平运动功能；2 月龄可稳定注视，垂直运动功能发育，融合辐辏开始出现；3 月龄调节功能开始发育；6 月龄辐辏调节功能发育成熟。部分儿童 3 月龄内双眼运动不协调，多表现为轻度外斜，6 月龄后双眼运动协调，不应再出现斜视。

立体视觉是双眼视觉的高级形式。立体视觉的发育依赖于准确协调的眼球运动和双眼黄斑中心凹注视，刚出生时立体视觉的神经通路并没有发育完全，需要充分的视觉刺激来促进其正常发育，人的立体视觉发育开始于生后 3~4 个月，双眼立体视觉发育成熟有敏感时间段，高峰时间出现在 1—3 岁，6—9 岁时发育达到成熟，在这之前双眼立体视觉破坏后仍有可能重新建立。发生在儿童立体视觉发育敏感期的眼病，如各种类型的斜视、单眼弱视等均可导致双眼立体视功能损害。

（四）儿童屈光发育

儿童屈光发育是由远视逐渐向正视转变的过程，是角膜、晶状体和眼轴协调变化的结果。婴幼儿期角膜和晶状体弯曲度大、屈光力强，而眼轴偏短，正常屈光状态仍为远视，但一般不高于 3.0D。随着眼球发育，角膜和晶状体逐渐变平、屈光力变弱，但眼轴增长，眼球向正视化发展，至青春期可完成正视化。若屈光发育过度则进展为近视。

儿童期较为理想的屈光范围：3 岁为 +2.75D，4—5 岁为 +2.00D～+1.50D，6—7 岁为 +1.50D～+1.00D，8—10 岁为 +1.00D～+0.50D，11—12 岁为 +0.50D～0D。

眼轴在 3 岁前快速增长，新生儿眼轴约 17mm，3 岁时平均达 21.9mm，3 岁以后增长缓慢，平均每年增长约 0.1mm，15 岁时基本稳定。

新生儿角膜曲率高，足月新生儿的角膜曲率为 47.00D～48.00D，随年龄增长，逐渐降低，6 月龄时 45.20D，至 3 岁以后，基本接近成人水平，成人平均角膜曲率为 43.00D，垂直径较水平径变化缓慢。

儿童眼散光较普遍，绝大多数为规则性散光。其特点是散光多为复性远视散光。随着年龄增长，复性远视散光演变为混合性散光，混合性散光演变为复性近视散光。有散光者近视发展较快。

（刘新丽）

四、儿童视觉与脑发育

眼睛是人类心灵的窗口，是人类工作和学习的重要感觉器官。儿童在信息接收过程中，80%～90% 的信息是靠眼睛获取的，外界的信息通过双眼的视觉传递给大脑，再由大脑进行处理，人们才能获得对外界的认识。视觉功能对儿童的智力和生活能力的发展有着非常大的影响，儿童视觉是个体最重要的感知觉之一，个体对外部环境的大多数感知信息都由视觉提供。良好的视觉能力使儿童在生活中，能够观察细微、判断精确、分析明晰、记忆牢固、反应迅速、手眼脑动作协调，从而很好地促进儿童的大脑发育，对于儿童的身心健康具有十分重要的意义。

（一）儿童视觉发育的敏感期和关键期

儿童的视觉从出生到发育成熟要经过一个相当长的过程，在这个过程中有两个发育的重要阶段，即儿童视觉发育的关键期和敏感期。

孩子在出生时视力很弱，只对光有感觉，还没有建立起双眼视觉功能。眼球运动的自由控制能力在出生后 6 个月左右完成，视觉功能首先发育，引导了精细运动能力的发育，并使其更加精细准确、更为协调迅速。婴幼儿的视觉功能发育尚未完善，需在外界环境不断刺激下才逐渐发育成熟。在外界环境的不断刺激和眼睛自身组织结构正常发育的基础上，视力和双眼视觉功能逐渐发育起来。一般认为 3 岁以前的视觉发育最为重要，称为关键期，3—10 岁为敏感期。在这两个时期，人眼视觉的发育尚未成熟，有很大的可塑性，而且年龄越小，可塑性就越大，一旦等到视觉发育成熟后再进行干预就不可逆转了。因此，一切影响到视力和双眼视觉发育的不良因素都应在这两个时期内进行纠正，才有可能得到最佳的矫正效果。

（二）儿童视觉功能的发育

1. 黑白视觉期

0—6 月龄的视觉只能看到 18～70cm 左右的模糊光晕、物体，视觉完全是平面的。当婴儿 4 个月大以后，可以粗略辨别物体之间的距离。

2. 彩色视觉期

6 月龄至 1 岁视觉系统经过丰富多样、颜色鲜艳的图案刺激，加速了脑部视觉区的发育，视觉系统察觉边缘、对比敏感能力增强，从而启发更高层次认知能力。

3. 立体视觉期

1—3 岁视觉观察与认知能力发展迅速，不但已经能够辨认简单的颜色和形状，也开始对立体产生感知。

4. 空间视觉期

3—7 岁随着视觉经验的丰富，几乎所有视知觉能力都已经成熟。除了能分辨线条、色彩、立体外，进一步能以自己为中心，去感受周围环境的事物，逐渐发展出空间概念。

（三）儿童视觉对脑发育的影响

视觉发育对儿童的智力发展有很大的促进作用，可以促进儿童粗大运动，精细动作，认知，语言及社会个人交往能力的发展。如果视觉存在问题就会严重影响儿童的智力。婴儿期如果没有丰富的视觉刺激，不但视觉通路无法形成，甚至会使大脑视觉潜能完全丧失。如果存在视觉 – 空间障碍的儿童，由于缺乏精确的知觉辨别能力，通常不能在某些背景上识别字或图形；不能鉴别一个字是否反转或倒转，如上与下，6 与 9 等的分辨有困难，从而影响儿童大脑认知和分辨能力的发育。如果患先天性白内障的婴儿，由于出生后即双目失明，大脑视觉皮层的神经细胞得不到刺激而逐渐萎缩和死亡，从而影响儿童的脑发育。由于视觉发育有关键期，儿童视觉异常如斜视和弱视等，都要尽可能早纠正，以避免影响大脑发育。

（四）加强儿童眼及视力的保健，促进儿童身心健康

眼睛是儿童感受外部世界的重要器官，通过"看"这一视觉直接感知，获得周围的一切知识，继而促进大脑认知的发展。婴儿刚出生时视觉未发育完全，视觉功能比较弱，尚未获得正常视觉的感知，认知水平有限，不会表述，而大多数眼病没有明显的疼痛与不适，家长难以发现视力问题。这些因素都会影响婴幼儿的视力发育，造成眼部疾病的发生。

儿童时期为眼发育最快的时期，在孩子生长发育的过程中，

各种眼部疾病（如远视、弱视、斜视、近视等）都会影响视觉发展，同时还会影响美观及孩子的心理健康。家长应该要了解孩子眼发育的相关知识，才能在养育孩子的时候，及时发现眼结构和功能有无异常，避免外界因素对眼的不利影响，及时让患眼病的孩子得到治疗的良机，更好地保护眼部，加强眼部保健，对儿童视力发育起非常重要的作用。

儿童眼及视力保健是儿童家长根据儿童眼及视力生长发育特点，掌握儿童眼部及视力发育的相关知识，能够判断儿童视力异常。同时，按照儿童健康体检要求定期进行早期视力评估和相关眼病的筛查，及时发现儿童视力异常及早期发现影响儿童视觉发育的眼病，进行眼部常见病的防治，在最佳年龄阶段及时矫治，减少儿童眼部疾病的发生，保护和促进儿童视功能的正常发育。并教育儿童养成良好的用眼卫生习惯，避免眼部外伤，提高对爱眼、护眼的认识，让儿童拥有良好健康的视力，才能保证儿童的生活质量，促进儿童的身心健康。

（李荣萍）

第3章
儿童眼病筛查基本技能

眼病筛查是用适宜的检查方法，评估视觉发育或筛选出可疑异常的儿童以便进一步确定诊断。许多儿童眼部检查方法是针对儿童视觉和心理发育特点设置的，与成人眼部检查有所不同。对于儿童来说，要注意检查的针对性和灵活性，以获得较为完整和可靠的检查结果。

不同级别的医疗卫生机构在儿童眼保健分级诊疗和管理中的职责和定位不同，因此采用的眼病筛查方法各有侧重。各机构可以根据自己的职责和能力水平，从中选择本单位适宜的眼病筛查技术。

一、儿童交流技能与问诊

（一）儿童交流技能

眼科医生和检查人员要了解儿童的心理，学会与儿童沟通的"艺术"，这是顺利检查的基础。

1. 与儿童建立互动，消除恐惧。儿童对来医院和见医生是比较害怕的，首先要先消除恐惧。诊室和检查室增加儿童元素，用玩具缓解儿童紧张。检查者与儿童建立目光交流，夸奖孩子的某件物品或服饰可以让他们放松下来，直接叫出儿童的姓名也会增加亲切感，也可以询问儿童几岁了，若他们能回答，接下来的检查就容易进行了。

2. 将检查游戏化。用屈光筛查仪检查时可以说"给宝贝照张大眼睛照片"，遮盖法检查眼位时可以说"试试看，我挡上你一只眼睛，还能找到灯泡吗"等。将专业的检查比作儿童日常生活场景或当作游戏让儿童参与其中，会增加儿童的配合度。

3. 合理安排检查顺序。先做简单、无痛苦的检查，再做复杂、有痛苦的检查。

（二）问诊

1. 问诊的作用

(1) 问诊是眼健康检查的重要步骤之一。

(2) 提供眼病重要线索。因为孩子一般不会表达，且在医院停留的短暂时间内有些症状不一定表现出来，通过问诊了解危害儿童眼睛和视力的危险因素，了解婴儿的视觉发育情况。

(3) 有助于建立医患互信。问诊是眼保健人员同家长和儿童培养感情、建立信任的途径，病史询问可以缓解儿童到医院后的紧张情绪，有利于配合接下来的眼科检查。

2. 问诊内容

(1) 询问儿童家庭成员的眼病史，具有先天性白内障、先天性青光眼、视网膜母细胞瘤、代谢性疾病或遗传性疾病等高危因素家族史的儿童应尽早进行小儿眼科全面检查。

(2) 询问儿童可能发生的眼睛和视力问题，如是否有眼位偏斜、眼球震颤、持续性流泪、分泌物、眼红、畏光、歪头、眯眼、视力下降、学习困难等，是否有神经系统疾病或神经发育延迟或其他影响眼睛的系统性综合征等。

(3) 对于小婴儿还应询问是否具有了与年龄相符的视觉行为，以辅助评估儿童的视力发育情况，如 2 月龄婴儿能否和父母对视、6 月龄能否伸手抓物等。

(4) 另外应询问母亲怀孕史、分娩史、出生情况、体格和智力发育情况等。

3. 问诊技能

(1) 儿童注意力有限，有时需要边观察边问诊，或边检查边问诊，在儿童进入诊室的第一时间即对孩子进行观察，根据观察情况再追问病史。

(2) 眼保健医生应该熟悉小儿眼病常见的症状，对症状和体征要有一定的观察分析能力，才能有效利用问诊提供的信息，或进行更深入、有针对性的询问，然后进行相关的检查和最终的诊断。

（陈　巍）

二、常用儿童眼部检查技能

（一）视觉评估及视力检查

准确判断单眼视力是最重要的检查项目，但是对于婴幼儿来说也是最难完成的，婴幼儿的视力检查只是对视力的大致评估。

1. 光照反应（图 3–1）

(1) 检查目的：评估 3 月龄以下小婴儿是否有光感，并观察眼外观。

(2) 检查设备：手电筒。

(3) 操作方法：①在半暗室房间检查。②用手或遮眼板挡住

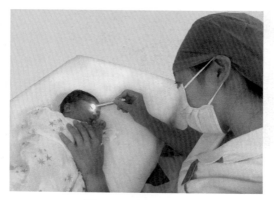

▲ **图 3-1　光照反应检查**

左眼，将手电筒光快速移至婴儿右眼前照亮瞳孔区，若婴儿出现闭目动作为光照反应正常。在光照下观察眼睑、结膜、角膜和瞳孔等结构是否有异常。③同样方法检查左眼。④光照反应正常说明婴儿的视力为"有光感"。

(4) 注意事项：①检查房间太亮或手电筒光线太暗不能引起婴儿闭眼动作。②婴儿闭眼睡眠时照射眼部也可以引起挤眼或皱眉动作，说明有光感。

2. 红球试验（图 3-2）

(1) 检查目的：用来评估 3 月龄婴儿的近距离视力和注视能力。

(2) 检查设备：直径 5cm 红球。

(3) 操作方法：①在明亮的房间，婴儿平卧或坐位。②用直径 5cm 左右鲜艳的红球在婴儿眼前 30cm 左右缓慢移动，婴儿出现转眼睛或转头追随红球的表现为正常。③单眼评估时分别遮盖一眼检查。

(4) 注意事项：①红球直径 5cm 左右，不能带有声响，以免

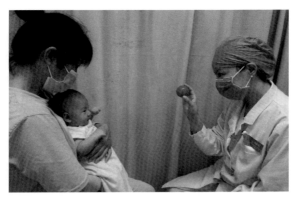

▲ **图 3-2**　红球试验

婴儿根据声音追踪。②红球放置眼前观察到婴儿有注视后再缓慢移动。

3. 单眼遮盖厌恶试验

(1) 检查目的：评估婴幼儿是否单眼视力明显低下。

(2) 检查设备：吸引婴幼儿注意的玩具或物品。

(3) 操作方法：①当儿童注视他喜欢的远处或近处的玩具或物品时，用手轮流遮挡儿童两只眼睛，观察两眼对遮盖的反应是否一致。②若遮盖左眼时明显抗拒或移动身体避开遮挡去看，遮盖右眼时却没有抗拒或移动身体，说明右眼视力低下，反之则说明左眼视力低下。

(4) 注意事项：①若儿童对遮盖任一只眼均表现为厌恶，则不能判定为单眼视力低下。②当两眼视力差别不太大时没有明显的单眼遮盖厌恶。

4. 中心稳定持久注视（central, steady, maintained fixation, CSM）

(1) 检查目的：评估婴幼儿是否单眼视力低下。

(2) 检查设备：手电筒或小玩具。

(3) 操作步骤：①当儿童注视手电筒或小玩具时，用手分别遮盖儿童两只眼睛，观察未遮盖眼的注视情况。②正常表现：未遮盖眼能正视手电筒或玩具（中心注视），注视是稳定无震颤的（稳定），而且当另一眼去掉遮盖后该眼仍能注视（持久）。③如果未遮眼没有正视目标，为非中心注视；若出现眼球震颤或摆动寻找物体，为非稳定注视；若另一眼去掉遮盖后原未遮盖眼立即偏斜为非持久注视。④非中心注视、非稳定注视提示该眼视力很差，非持久注视提示两眼视力有差异。⑤用 CSM 评估斜视儿童的视力。若去掉遮盖后斜视眼立即恢复到原来的偏斜位，说明斜视眼视力差可能有弱视；若分别去掉遮盖后两只眼均可以交替持久注视，说明两眼视力均衡。

(4) 注意事项：① CSM 分级对于诊断斜视性弱视是有用的，但对屈光参差性弱视敏感性差。② CSM 分级结果不能单独作为儿童弱视诊断的可靠的依据，应该和其他检查结果相结合来分析，如屈光不正程度、斜视的类型和程度等。

5. 视动性眼震检查（图 3-3）

(1) 检查目的：评估婴儿的近距离视力。

(2) 检查设备：视动性眼震仪。

(3) 操作方法：①在明亮的房间，环境安静，检查背景干净。②婴儿清醒，平卧或坐位。③视动性眼震仪竖直放在婴儿眼前顺时针慢慢转动，观察婴儿的眼球运动。正常表现为婴儿眼球先顺着鼓转动方向缓慢转动，随之急骤回转，出现眼球水平震颤。④再逆时针转动转鼓，观察婴儿眼球运动。⑤该检查引起眼震振幅细小，有节律，两眼对称。⑥引出眼震后可以更换空间频率更高（条栅更细）的条栅鼓重复上述检查，能引起眼震的条栅越细，说明视力越好。

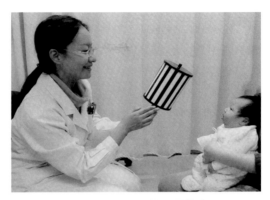

▲ **图 3-3**　视动性眼震检查

(4) 注意事项：①检查 2 个月内的小婴儿时应注意条栅鼓转动速率要慢，约 30°/s，随月龄增大，转速可以逐渐加快。②如果孩子本身有水平眼球震颤，可以将条栅鼓横放在双眼前旋转，观察能否引出垂直眼球震颤。③用视动性眼震评估的视力是包括黄斑在内的较大范围的视网膜的视力，与 E 字视力表检查的黄斑中心凹的视力意义有所不同。

6. 优先注视检查（图 3-4）

(1) 检查目的：评估婴幼儿视力，适用于 3 岁以内的婴幼儿视力检测，多用于 1 岁内的婴儿。

(2) 检查设备：选择性观看卡。

(3) 检查原理：婴儿倾向于注视带有图像的画面而非无图像的平面，因此利用各种不同的空间频率（宽度）的黑白条栅画面，来观察婴儿的注视反应，称为优先注视法检查（选择性观看）。

(4) 操作方法：①明亮的房间，检查环境安静，检查背景干净。②儿童面对检查者。③检查者双手分别拿两个亮度、色泽、大小均一致的图案重叠放置婴儿的前方约 57cm 处，其中一个是

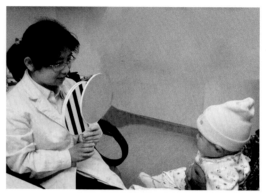

▲ **图 3-4** 优先注视检查

黑白条栅图案，另一个是均匀灰色图案，灰色板在前，条栅板在后，将两个检查板分开后观察婴儿目光是否追随条栅图案。④重复 3 次检查，若有 2 次追视条栅板则记录此条栅板的视力。⑤更换更细的条栅板重复上述检查，直到婴儿不再选择追视条栅板。⑥根据条栅宽度评估视力，能追视的条栅越细，视力越好。

(5) 注意事项：①小婴儿检查时两个检查板部分重叠且分开速度要慢，对半岁以上儿童两个检查板可完全重叠且分开要快。②因婴儿注意力易分散，检查时要尽量减少周围环境人、物及声音的干扰。③为防止检查时间过长孩子失去观看的兴趣，可以从不同年龄儿童正常视力的上一级条栅开始检查，或者可以依次用隔一个倍频宽度的条栅检查。④评估单眼视力时应遮一眼检查。⑤视力结果与检查距离有关，常用检查距离：57cm（6 月龄以内）、85cm（6—12 月龄）、115cm（1—3 岁）。

附：选择性观看视力记录方法

① 条栅空间频率 F= 周 / 厘米（cycle per centimeter，CPCM），指每厘米内的黑白条栅数，1 周为 1 对黑白条栅。

② 视角与条栅空间频率：条栅空间频率 F= 周 / 度（cycle per degree，CPD），指每度视角内的黑白条栅数。

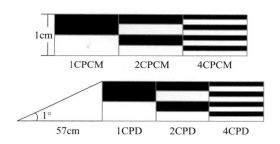

③ CPD 与 CPCM 换算（表 3–1）：CPD= $\dfrac{实际检查距离}{57cm}$ × CPCM。

表 3–1　视角与条栅空间频率和条栅空间频率换算表

检查距离（cm）	0.25 CPCM	0.5 CPCM	1.0 CPCM	2.0 CPCM	4.0 CPCM	8.0 CPCM
57	0.25CPD	0.5CPD	1.0CPD	2.0CPD	4.0CPD	8.0CPD
85	0.4CPD	0.75CPD	1.5CPD	3.0CPD	6.0CPD	12.0CPD
115	0.5CPD	1.0CPD	2.0CPD	4.0CPD	8.0CPD	16.0CPD

④ 条栅视力通用记录单位 CPD：若用 CPCM 记录则必须写明检查距离。例如：在 57cm 距离检查时，若婴儿通过 1.0CPCM 条栅，则记录为 1CPD，或记录为 1CPCM/57cm。

⑤ 条栅视力（CPD）与 E 字视力表小数视力换算关系：小数视力 = CPD/30。条栅视力是包括黄斑在内的较大范围的视网膜的视力，与 E 字视力表检查的黄斑中心凹的视力意义有所不同。所以不建议换算成小数视力。

⑥ 婴幼儿条栅视力正常参考值范围：见表 3–2。

表 3–2　婴幼儿条栅视力正常参考值范围

条栅视力	1M	3M	6M	9M	12M	18M	24M	36M
CPD	0.55	1.88	4.80	9.13	12.86	18.86	23.72	30.95

M. 月龄

7. 儿童远视力检查（图 3–5）

(1) 检查目的：评价儿童视力是否正常。

(2) 检查设备：远距（5m）标准对数视力表或国际标准视力表，不能辨别 E 字视力表的儿童可以用儿童图形视力表。

(3) 操作方法及程序

① 教认视标：视力检查若想得到准确、可靠的结果，检查前需要教会孩子熟练地指认视标。

- "E" 字视标：用儿童能听懂的语言进行教认，比如可以将 "E" 比作小板凳，让小朋友用手指出板凳腿的方向；或者把 "E" 比作小手，让小朋友用自己的小手模仿 "E" 的方向。

- 儿童图形视力表视标：教认图形视标，若小朋友能自己说

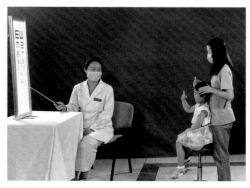

▲ **图 3-5**　远视力检查

出视标名称，如果小朋友说✿是"杯子"，就不要再纠正说是"花"，否则敏感的儿童就不愿再指认。

② 检查时家长或老师帮助遮盖眼睛：儿童自己遮眼，很容易出现歪头、"偷看"的情况，特别是两眼视力差别大的儿童在遮盖健眼时"偷看"，易导致漏诊。遮盖时家长一手扶头一手拿遮眼板，确保孩子歪头或遮盖不严时能及时发现。

③ 视力检查

- 检查房间应宽敞明亮，视力表照明良好，视力表放置在没有眩光的位置。

- 视力表距离为 5m。

- 视力表 1.0 一行应尽可能与儿童眼睛高度同一水平。

- 双眼分别检查，先查右眼，后查左眼，检查时用挡眼板遮盖对侧眼。

- 如儿童戴眼镜，应先查裸眼视力，再查矫正视力。

- 检查者用指示棒指着视力表的视标，嘱儿童用手势表示该视标的缺口方向，由上至下检查，若儿童指认顺畅准确，可以直接跳转到该年龄段应有视力的上 1~2 行进行检查，以免检查时间过长儿童失去耐心。儿童能辨认超过一半以上视标的最小视标一行为该眼视力，记录。

- 如果儿童最大的视标也不能辨认，可向视力表移近，直到识别最大视标后停止。视力计算公式：视力 = $0.1 \times \dfrac{\text{儿童与视力表距离（m）}}{5}$，例如在 3m 处能辨认 0.1，则视力为 $0.1 \times 3/5 = 0.06$。

- 如在 1m 处仍不能辨认 0.1 视标，则检查指数。嘱儿童背光而坐，检查者伸手指让患者辨认手指数目，记录其能辨认指数的最远距离，如"指数 /15cm"。

- 如果手指移到眼前 5cm 处仍不能辨认指数，则检查者在患者眼前摆动手，询问是否可以看到手动，记录能看到手动的距离，如"手动 /10cm"。

- 对于不能辨认眼前手动者应测试有无光感。在暗室内两眼分别进行，另一眼严格遮盖。检查者手持手电，让被检者辨认有无光，记录"光感"或"无光感"。

(4) 注意事项：①如果检查室距离不够 5m，可以用平面反光镜，视力表置于儿童座位后上方。反光镜放置距离计算：反光镜至视力表距离 + 反光镜至儿童眼距离 =5m。②检查单眼时，另一眼务必要遮盖严实，但也不要压迫眼球。③检查时被检者头位要正，不要歪头或眯眼。④检查室安静，避免声音的干扰和误导。⑤每个字母辨认时间为 2～3s。⑥检查者要态度温和，鼓励儿童尽量辨认小的视标。儿童指认错误时不要当时指出，以免孩子不敢再指认或随便指认。⑦视力检查是心理物理检查，检查者要注意辨别儿童是辨认出的还是随便指认。

8. 儿童近视力检查

(1) 检查目的：评估近视力情况，远视力异常的儿童若近视力正常可能为近视或近视散光。

(2) 检查设备：近距视力表。

(3) 操作方法：①光线明亮，注意避免眩光。②两眼分别检查，先查右眼后查左眼。③检查距离一般 30cm 或按近距视力表设计的距离。

(4) 注意事项：①每个视标辨认 2～3s。②单眼检查时另眼遮盖要完全，不能歪头或偷看。

9. 小孔视力检查

(1) 检查目的：排除屈光不正引起的视力异常。

(2) 检查设备：远距视力表，小孔镜。

(3) 操作方法：①按常规方法检查远视力，若视力低于该年龄段正常视力，在该眼前增加小孔镜，再指认视力。记录为小孔视力。②加小孔镜后视力若能提高，说明该眼可能有屈光不正；若不能提高，说明该眼有弱视或其他器质性眼病。

(4) 注意事项：①屈光不正度数较高时小孔视力可以提高但不能达到正常视力。②验光时若矫正镜片上增加小孔镜视力继续提高，提示验光度数可能不准确。

10. 色觉检查

(1) 检查目的：检查是否有先天性或后天性色觉异常。

(2) 检查设备：俞自萍色盲检查图或空军后勤部卫生部编印的色觉检查图。色盲测试图根据假同色原理设计，通过多种类型的检查图式，包括几何图形、数字图形、线条图形、物体图形等，检测红绿及蓝黄等色觉异常（图3-6）。

(3) 操作方法：①在明亮弥散光线下检查，光线不可直接照到图谱上，要保证受检者独立完成测试。②检查要求双眼距离图谱60～80cm，可酌情放宽范围，受检者不得戴有色眼镜，时间一般3s内说出答案，最长不得超过10s。③图片随机选择，防止重复使用，有可疑者，应反复检查，以求确实。④红绿色觉图及

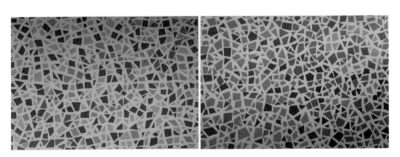

▲ **图 3-6** 色觉检查图

（此图彩色版本见书末彩图部分）

蓝黄色觉图都要检查。⑤记录方法：记录为正常（－）、色弱（＋）或者色盲（＋＋）。

(4) 注意事项：①不能分辨自然光谱中的各种颜色或某种颜色为色盲，而对颜色的辨别能力差的则称色弱。②依据色盲图谱辨认情况进行诊断。不能以一图或一字之差作为判断，判断色盲和色弱的图都要检查到再做综合判断。③检查者要熟悉各个图的用法及意义。④对于初次检查者一般先用示教图教以正确读法。⑤色觉异常程度分级，见表3-3。

表3-3　色觉异常分级

名　称	级　别	类　型
色　盲	重级（Ⅰ级）	红绿色盲
	次重级（Ⅱ级）	红色盲或绿色盲
色　弱	轻级（Ⅲ级）	红色弱或绿色弱
	次轻级（Ⅵ级）	极轻型红色弱或绿色弱

（二）屈光状态检查

1. 单目屈光筛查仪检查（图3-7）

(1) 检查目的：初步评估婴幼儿是否存在屈光不正。

(2) 检查设备：单目屈光筛查仪。

(3) 操作方法：不同型号仪器操作方法有所不同，下面以Suresight筛查仪为例说明。①半暗室内，环境安静。②儿童与检查者面对面，距离约40cm，儿童眼睛与仪器注视孔同高。③开机后确认检查程序在儿童模式，先检测右眼，嘱儿童注视闪烁绿灯中央的红灯，检查者透过观察孔，调整十字准线在儿童瞳孔中央位置，慢慢将屈光筛查仪向儿童移近。④根据仪器距离提示音

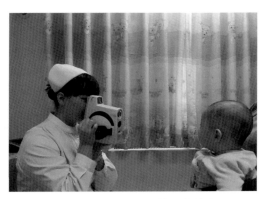

▲ 图 3-7 单目屈光筛查仪检查

节奏的快（过近）和慢（过远）调整仪器与儿童的距离，至正确距离提示音响起时在被测眼瞳孔周围轻微移动仪器，听到测量提示音时保持仪器稳定，至测量完成。⑤右眼检测完成后，1～2s后，测试自动切换到左眼重新开始。重复上述操作测量左眼。⑥双眼检测结束后，将屈光筛查仪的红外连接口对准打印机的红外接收口，长按打印键 2s 即可打印出检查结果。

（4）注意事项：①因儿童模式与成人模式测量结果不同，检查前应确认检查模式以便对应相应的正常参考值。②检测时确保儿童眼睑没有遮盖瞳孔，保持头位正直不动，眼睛盯着注视孔。③注意测量结果数据可靠性，可信次数≥6次，结果可靠；≤4次需重新进行测量；若儿童检查配合较好，但重复多次测量可信次数一直偏低，排除了仪器故障后，要考虑被检者屈光不正程度过高或眼部疾病可能。④测量结果显示 +9.99 或者 −9.99 提示测得的结果超过了仪器的测量范围。⑤若儿童配合较好，操作方法正确但未测量出数据，有可能是屈光度数远超仪器的测量范围或存在眼部疾病，可以转换为成人模式后重复测量。例如，一眼儿童模式测不出，换成成人模式后测量结果为 +9.99DS，则可以判断该眼为高度远视。⑥根据筛查目的设定不同年龄段儿童转诊标准。测不出数据的和显示 9.99 的儿童应及早转诊。

2. 双目屈光筛查仪检查（图 3-8）

(1) 检查目的：初步评估婴幼儿是否存在屈光不正、斜视及瞳孔不等大。

(2) 检查设备：双目屈光筛查仪。

(3) 操作方法：不同型号仪器操作方法有所不同，下面以 Spot 筛查仪为例说明。①暗室或半暗室内，环境安静。②儿童与检查者面对面，距离约 1m，儿童眼睛与仪器同高。③输入或导入儿童基本信息，选择年龄段，开始测量。④嘱儿童注视测量镜头内的闪烁灯光，缓慢前后移动仪器，观察面板上远或近的提示并根据提示改变距离，直至屏幕变灰，再稍稍移动，直到灰色

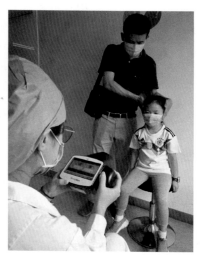

▲ 图 3-8　双目屈光筛查仪检查

屏幕上出现转动光圈，显示测量结果。⑤单个或批量打印检查结果。⑥检查结果可以根据仪器设定的参考值自动判断正常或异常，正常结果以灰色表示，异常以红色表示。参考值范围可以根据筛查目的设定并导入仪器。

(4) 注意事项：①当儿童瞳孔太小时难以测量，应调暗室内光线。②检查时儿童应保持头位正直，且保持稳定不动。③ Spot 筛查仪屈光结果评估中注意：与散瞳后的屈光度比较，球镜的平均值偏负值，平均低估远视度数约 1.32D，而散光度数两者差异＜ 1.00D 的吻合率为 84.5%；若筛查结果异常，应重复检查 2～3 次；转诊指征参见第 4 章中"婴儿期眼保健"相关内容。④由于 Kappa 角的影响，眼位检查有时会有假阳性或假阴性，斜视判断应结合眼位检查综合分析。

3. 检影镜屈光筛查

(1) 检查目的：筛查 6 月龄以上儿童是否有屈光不正，可同时观察屈光间质混浊（如先天性白内障）及斜视等。

(2) 检查设备：带状光检影镜或点状光检影镜（检影镜投射光斑不同）。带状光检影镜介绍：由检影镜头、聚焦套管和手柄三部分组成。转动聚焦套管可以改变带状光方向，套管上下移动可以改变投射光线宽度和性质。投射光线分为散开光线、平行光线和会聚光线，会聚光线看到的视网膜反射光的移动方向与散开及平行光线相反。不同品牌检影镜套管位置与光线聚散的关系不同。

(3) 检查原理：检影验光是一种可靠的客观验光方法，在儿童眼保健工作中也是一项效率较高的多用途检查方法。它利用检影镜发出的光投射到被检查者的眼球内，光线从视网膜反射回来，通过检影镜观察瞳孔区内视网膜反射光来判断眼球的屈光状态。根据瞳孔区反射光带的宽窄、明暗、顺动和逆动来初步评估其屈光状态，而且可以通过检影镜来观察眼位是否有斜视和屈光间质是否混浊。

因儿童的屈光状态不同，检影时眼底反射光带会出现顺动、逆动或中和（不动）；若检影时眼底反射光和检影镜摇动的投射光带方向相同即为顺动，反之则为逆动，若检影时瞳孔反光满圆呈橘红色而不动则为中和状态，见图3-9。

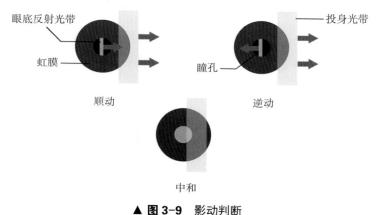

▲ **图 3-9　影动判断**

（此图彩色版本见书末彩图部分）

（4）操作方法：以带状光检影镜为例，投射光线调整为散开光线。

① 半暗室环境。

② 评估屈光状态，检查者与儿童之间距离常为 1m，如果仅观察婴儿有无红光反射，可以移近至 40cm。

③ 检查者与儿童相对端坐，检者眼睛与检影镜窥孔和儿童眼睛处于同一高度。

④ 打开检影镜开关，将光带投射到儿童瞳孔区，分别顺着儿

童眼睛水平轴和垂直轴方向摆动检影镜，频率约每秒 1 个来回，并观察瞳孔区反射光带的移动方向。

⑤ 通过转动检影镜上的套管来改变投在眼球各子午线上的光带方向，以检查是否有散光。转动过程中若出现破裂现象或厚度现象提示有散光，见图 3-10。

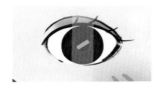

破裂现象

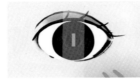

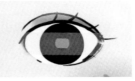

厚度现象

▲ **图 3-10　破裂现象和厚度现象**

（此图彩色版本见书末彩图部分）

⑥ 检影发现瞳孔区较暗时，可以上下移动检影镜的套管来调整光带宽窄和亮度，以便更好地观察视网膜反射光带的移动方向。

⑦ 带状光检影结果初步判断。

- 反射光带如为顺动表示有远视、轻度近视或正视，如逆动表示有大于 1D 近视，如中和表示为 1D 近视。
- 反射光带较亮、较窄、移动快，表示有低度远视或低度近视；光带较暗、较宽、移动慢，表示有高度远视或高度近视；若不同子午线方向的光带宽窄不同、影动不同，表示有散光；两眼反光光带的宽窄、明暗程度或移动方向不一致提示有屈光参差。

● 学龄前儿童正常屈光状态为生理性远视，小瞳孔检影表现为反射光带顺动，宽度约1/3瞳孔直径，较亮、移动较快。随着年龄增长逐步正视化，瞳孔区中央多呈橘红色反光，微顺动。

(5) 注意事项：①检影屈光筛查不能判断准确屈光度数，若检影筛查为屈光不正的儿童需进一步给予睫状肌麻痹散瞳验光，以确定其屈光度数。②检查者如有屈光不正，应戴矫正眼镜，以免观察儿童瞳孔区的反光不清晰而导致错误的判断。③检查时尽量避免儿童直接看检影镜的光源，以免引起瞳孔缩小和调节，应让儿童注视检查者身后远处小红灯或小玩具。④儿童哭闹时不宜检查，对哭过的儿童需擦干眼泪后再检查。⑤通过观察检影镜灯光在角膜上的映光点是否居瞳孔中央，初步判断是否有斜视。⑥屈光间质混浊的判断参见"红光反射检查"部分。

4. 儿童验光方法

见第7章"儿童验光与配镜"。

（三）斜视检查

1. 角膜映光法

(1) 检查目的：检查是否有显斜视。角膜映光法适用范围广，可用于其他方法不配合的低龄儿童。

(2) 检查设备：手电筒。

(3) 操作方法：①检查者与儿童相对而坐，将手电筒放在儿童双眼正前方约33cm处（检查远距眼位时放在5m处），照射鼻根部偏下方，嘱儿童注视灯光。②检查者观察其角膜上的映光点位置。如光点位于双眼瞳孔中心，表示无斜视。若一眼的光点位于瞳孔中心，而另一眼不在瞳孔中心，说明有显性斜视，光点偏向颞侧为内斜视，偏鼻侧为外斜视，偏上方为下斜视，偏下方则为上斜视，见图 3-11。③斜视角评估。斜视眼映光点位于瞳孔缘斜视 10°～15°，位于瞳孔缘与角膜缘中间为 25°～30°，位于角膜缘为 45°，见图 3-12。

(4) 注意事项：①检查时儿童头位保持正直。②斜视角受

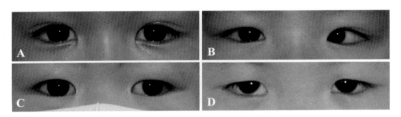

▲ **图 3-11**　角膜映光法判断斜视性质

A. 正常；B. 左眼内斜视；C. 左眼外斜视；D. 右眼外上斜视

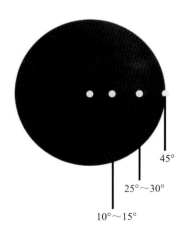

▲ **图 3-12**　角膜映光法示意图

Kappa 角的影响。③畏光儿童可以在保持手电筒与眼睛同高的位置将光线照射儿童鼻尖处。

2. 遮盖试验（图 3-13）

◆ **交替遮盖试验**

(1) 检查目的：检查有无隐斜和斜视。反复交替遮盖可以最

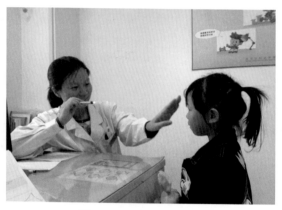

▲ **图 3-13　交替遮盖法检查**

大限度地分离眼位，从而发现斜视。

(2) 检查设备：手电筒，调节视标或小玩具，遮眼板。

(3) 操作方法：①检查者与儿童相对而坐，头位正直，将手电筒放在儿童双眼正前方约 33cm 处，照射鼻根部偏下方，嘱儿童注视灯光。②检查者用手或遮眼板先遮盖一只眼 2～3s，迅速将遮眼板移到另外一只眼。观察去掉遮盖的眼睛是否有移动。交替遮盖两只眼反复几次。③眼位判断：如果两只眼均不动，说明双眼正位。若出现运动则说明有斜视或隐斜。根据运动方向判断斜视方向，从内侧向中间运动为内斜视和内隐斜，从外侧向中间运动为外斜视或外隐斜，从上方到中间运动为上斜视。

(4) 注意事项：①适用于双眼均有黄斑注视能力的儿童。②遮盖两眼间交替时速度要快，确保总有一只眼被遮盖。③可以用调节视标代替手电筒测量调节状态下的斜视度，更易暴露出内斜视。④检查远距离眼位时让被检儿童注视 5m 外的物体做遮盖检查。⑤微小斜视可能会漏诊。⑥判断是斜视还是隐斜需要再进行遮盖 – 去遮盖试验。

◆ **遮盖 – 去遮盖试验**

(1) 检查目的：检查斜视，鉴别隐斜视与显斜。

(2) 检查设备：手电筒，调节视标或小玩具，遮眼板。

(3) 操作方法：

① 遮盖试验：检查者与儿童相对而坐，头位正直，将手电筒放在儿童双眼正前方约 33cm 处，照射鼻根部偏下方，嘱儿童注视灯光。检查者用手或遮眼板遮盖右眼，观察左眼是否有运动及运动方向。若左眼出现运动，说明患者存在显斜视，根据左眼移动方向确定斜视方向。同样方法遮盖左眼，观察右眼是否有运动及运动方向。如果右眼也出现运动，则患者为交替性斜视。如果只有一只眼运动，则为单眼斜视。如未遮盖眼没有眼球移动，则无显性斜视，可能是正位眼，也可能有隐斜，需要用去遮盖试验鉴别。

② 去遮盖试验：对于遮盖试验中非遮盖眼不动的患者可用去遮盖试验检查有无隐斜。在以上遮盖试验的基础上，去掉遮盖后观察被遮盖眼的运动及方向，若去遮盖后被遮盖眼出现运动则为隐斜，根据运动方向判断隐斜方向，然后再同样对另一只眼进行检查。

(4) 注意事项：①双眼均为黄斑注视的斜视遮盖 – 去遮盖试验出现眼球运动，非黄斑注视的斜视可能不出现眼球运动，但会发现角膜映光点不在角膜中央位置。②可以用调节视标代替手电筒测量调节状态下的斜视度。

3. 眼球运动检查（图 3-14）

◆ **双眼同向运动**

(1) 检查目的：通过双眼同向运动发现不平衡，判断某条眼

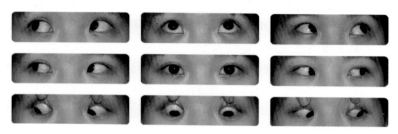

▲ **图 3-14　正常眼球运动**

外肌肌力不足或亢进。

(2) 检查设备：手电筒，调节视标或小玩具。

(3) 操作方法：检查者与儿童相对而坐，头位正直。将手电筒或小玩具分别放在儿童正前方、上、下、左、右、右上、右下、左上和左下九个方位，嘱儿童注视。正常为双眼运动协调一致，若不一致说明有眼外肌亢进或不足。根据两眼球角膜缘位置差距的毫米数，可以半定量判断单条眼外肌功能不足或亢进。例如，双眼注视左上方，左眼下角膜缘与下睑缘相切，右眼下方角膜缘距下睑缘 2mm，记录为 2+ 右眼下斜肌亢进。

(4) 注意事项：①要注意排除内眦赘皮、上睑下垂造成的假性异常。②当观察斜肌异常时可以用手指或遮眼板挡在两眼之间，更易使内转眼的斜肌异常暴露出来。③双眼运动发现眼球转动不到位时需检查单眼运动。

◆ **单眼运动检查**

(1) 检查目的：检查单眼眼外肌最大转动功能，判断是否有

麻痹或限制。

(2) 检查设备：手电筒，调节视标或小玩具，遮眼板。

(3) 操作方法：检查者与儿童相对而坐，遮盖一眼，另一眼注视手电筒或小玩具，使未遮盖眼尽量转动，分别检查向内、外、上、下四个方向的最大转动范围。单眼运动正常的标志：内转时瞳孔内缘到达上下泪小点连线，外转时角膜缘到达外眦角，上转时角膜下缘到达内外眦连线，下转时角膜上缘到达内外眦连线。不能转到位记为单眼转动受限。

(4) 注意事项：检查时需完全遮盖一眼；一般用来判断转动不足而不判断亢进。

4. 娃娃头试验

(1) 检查目的：鉴别眼球外转运动受限制的真伪。

(2) 检查设备：手电筒或小玩具。

(3) 操作方法：让患儿注视手电筒或小玩具，将患儿的头突然被动地迅速转向外转"受限"眼的对侧，观察眼球外转能否到达正常位置。如外转到位说明不是真正的外转受限。

(4) 注意事项：此检查常用于先天性内斜视患儿，由于先天性内斜视习惯性向内注视，内直肌收缩加重，导致外转受限，娃娃头试验可以使眼球外转到位。

5. 歪头试验

(1) 检查目的：鉴别斜肌麻痹还是直肌麻痹。

(2) 检查设备：手电筒或小玩具。

(3) 操作方法：有代偿头位的患儿，注视手电筒或小玩具时，将头歪向代偿头位相反方向，观察眼球上转情况。若原高位眼上转明显，称为歪头试验阳性，提示高位眼上斜肌麻痹而非对侧眼上直肌麻痹。

（四）双眼视功能检查

1. 立体视检查

(1) 检查目的：评估儿童立体视是否正常。主要用于检查斜视、弱视、屈光不正儿童立体视功能，也可用于正常儿童立体视发育的评估。

(2) 检查设备：远立体视用同视机或远距立体视检查图，近立体视用近距立体视检查图。

(3) 操作方法：远立体视检查见同视机检查，以下为近距立体视检查方法。

① 检查前准备：先给受检儿童说明检查方法，使受检儿童充分理解检查内容。

② 检查在良好的自然光线和安静环境下进行，检查距离40cm。立体图的识别时间为 10s 内，超过 10s 判断为不能通过。

③ Titmus 立体图检查：检查时戴配套的偏振光眼镜，先检查随机点"蝴蝶"图形，若不能辨认记录为"立体盲"，若能辨认再进行"圆圈"辨认，辨认时提示儿童"请将凸出来的圆圈按下去"，从最大弧秒数开始依次辨认，将儿童能够通过的最小秒数作为最终结果。有的立体盲图为"苍蝇"，则让儿童去捏"苍蝇"翅膀，若能在立体图平面以上捏则说明有立体视，再进行"圆圈"辨认，见图 3–15。

④ 颜氏三代立体视觉检查图检查：检查时无须戴双眼分离眼镜，检查图上端后倾 10° 避免反光，检查图放于受检儿童前方，与儿童面部平行，同时出示包含立体视图案的各种图案示教板，让受检儿童在示教板上指出随机点内隐藏的图案。先检查第 1 页立体盲筛查图，若不能辨认记录为"立体盲"，若能辨认再依次进行第 3 页、第 4 页的检查，将儿童能够辨认的最小秒数作为最

终结果，见图 3-16。

(4) 注意事项：①有屈光不正者戴镜检查。②Titmus 立体图为轮廓立体图，有单眼线索，患儿有可能猜出结果，出现假阴性。颜氏三代立体视觉检查图为随机点立体图，没有单眼线索，不能猜测，一般无假阴性。但随机点立体图较 Titmus 图辨认难度大。

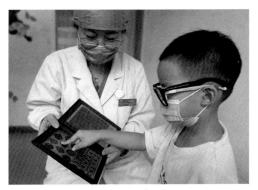

▲ 图 3-15　Titmus 立体图检查

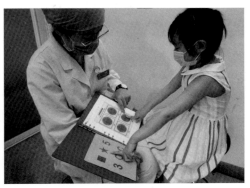

▲ 图 3-16　颜氏三代立体视觉检查图检查

2. 同视机检查（图 3-17）

(1) 检查目的：检查双眼视觉功能，测定斜视角，检查视网膜对应情况。一般用于 4 岁以上能配合的儿童。

(2) 检查设备：同视机。

(3) 操作方法：

① 检查前将左右镜筒所有刻度"归零"。

② 调整仪器的高度让被检者有一个舒服的坐姿，调整两个目镜中心距离与患者瞳距一致。

③ 检查前用画片演示向被检儿童说明如何配合检查，比如 I 级同时视检查时，被检儿童要把小狗推到房子中央，II 级双眼融合力检查时，要同时看到一枝花、两只蝴蝶，当看到花分成两枝时需要告诉检查者。

④ I 级同时视功能检查：使用同时知觉画片（例如小狗和房子），分别放置在同视机左右镜筒内，将"房子"一侧镜筒固定在"0"刻度处。

● 主观斜视角测定：令被检者注视"小狗"画片，并推动"小

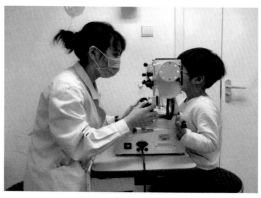

▲ **图 3-17** 同视机检查

狗"侧手柄使"小狗进入房子",此时斜视角为主观斜视角,此位置为重合点,见图3-18。

- 客观斜视角测定:令被检儿童一眼注视"房子",检查者推动"小狗"侧镜筒集合或分开,使被检儿童的角膜反光点恰好位于瞳孔中心时,交替点灭左右画片灯,观察眼球有无恢复注视位的运动,如仍有眼球运动,检查者继续推动镜筒,直到被检儿童双眼不再移动,此时的斜视角为客观斜视角。

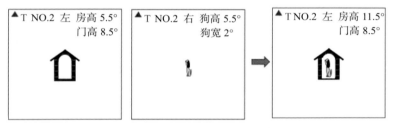

▲ **图3-18** 同视机一级画片

⑤ Ⅱ级融合功能检查:

- 在Ⅰ级重合点位置锁定镜筒。
- 用一对Ⅱ级画片分别插入左右镜筒。Ⅱ级融合画片为两个相似的画片,其中不同的部分称为控制点。例如,"花和蝴蝶"画片,蝴蝶为控制点。
- 如果被检儿童能把两张画片看成一张完整画面(一枝花、两只蝴蝶),即表示具有融合功能(图3-19),若不能融合则停止下面检查。
- 先检查分开融合范围,转动左右镜筒同步旋转手轮使镜筒外展,当融合在一起的"一枝花"突然变成"两枝花"时记录刻度盘读数,此为散开范围。再使左右镜筒同时

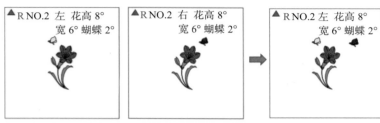

▲ **图 3-19** 同视机二级画片

内收，当融合的"一枝花"又变成"两枝花"时记录刻度盘读数，此为集合范围。正常集合为 20°～30°，分开 4°～6°，垂直分开 2°～4°，旋转 15°～25°。

⑥ Ⅲ级立体视检查：可以用图形定性画片或随机点定量画片检查。

● 在Ⅰ级重合点位置锁定镜筒。

● 定量检查：使用随机点立体视觉的画片，一侧镜筒放入母图画片，另一侧镜筒依次按秒角从大到小放入画片，检查是否能准确读出隐藏的数字或图形，并记录立体视秒数。

● 定性检查：用一对定性立体视画片，分别放入左右镜筒，询问儿童看到的图像或者说出画片中某图案的远近，见图 3-20。

(4)注意事项：①检查时注意观察患者是否专心观看及眼位变化，以评估检查结果的可靠性。如有测量数值过高或过低应多次反复测量。②尽量使用通俗易懂、儿童可理解的话语讲解图片的变化，使儿童明白。③同视机为模拟看远，检查的是远距斜视度和立体视。但是由于心理上的近感知集合，检查的内斜度数比实际要大，外斜度数比实际小。④视网膜对应判断。主观斜视角等于客观斜视角为正常视网膜对应，否则为异常视网膜对应。⑤可以测量不同诊断眼位上的斜视度。⑥有的同视机有训练功能，可

▲ L　NO.2　左　大圈 7.5°　中圈 4°

▲ L　NO.2　右　黑点 2°　小圈 2.5°

▲ **图 3-20**　同视机三级画片（定性）

用来进行斜视和弱视患者的康复训练。

3. 调节及聚散检查

见第 8 章 "双眼视功能障碍与视觉训练" 相关介绍。

（五）眼部一般检查

1. 眼外观检查

(1) 检查目的：观察眼睑、结膜、角膜、瞳孔等有无异常。

(2) 检查设备：手电筒。

(3) 检查方法

① 可在自然光或手电筒照射下观察。

② 按从前向后、先右眼后左眼顺序检查。

③ 眼睑：观察眼睑皮肤是否有红肿、结节；双眼睑裂大小是否对称，眼睑上抬是否困难，若上睑上抬困难为上睑下垂主要征象，要检查上睑是否遮盖瞳孔，是部分遮盖还是完全遮盖；下眼睑是否有内翻及倒睫。

④ 泪器：检查泪囊区是否有膨出、红肿或瘘管，挤压泪囊区是否有分泌物自泪小点溢出，泪小点是否有外翻或缺如。

⑤ 结膜：正常结膜应透明，睑结膜可透见其下结膜血管，球结膜可透见其下瓷白色巩膜。检查结膜是否充血，结膜囊是否有分泌物。睑结膜是否有乳头、滤泡或瘢痕。球结膜充血时观察充血类型：

结膜充血表现为周边充血，颜色鲜红，越近角膜缘越浅，多见于结膜炎；睫状充血为角膜缘周围血管充血，颜色暗红，多见于角膜炎或虹睫炎；混合充血两种充血状态均有。

⑥ 角膜：正常角膜是透明的，可以透见虹膜和瞳孔。观察双眼角膜大小是否一致，角膜是否过大或过小，角膜是否有混浊或新生血管。

⑦ 虹膜和瞳孔：虹膜色素是否均匀一致，虹膜是否可以看到血管，瞳孔是否圆形且黑色，光照瞳孔是否缩小，瞳孔区是否有残膜。

⑧ 眼球：双眼眼球大小是否一致，眼球是否有不自主震颤等。

2. 瞳孔对光反射检查

(1) 检查目的：评估视网膜和视神经功能。

(2) 检查设备：手电筒。

(3) 操作方法

① 直接对光反射：在半暗室，检查者用手电筒照射儿童一只眼瞳孔区，观察该眼瞳孔大小及对光反应，正常表现为光照后瞳孔立即缩小，停止照射后瞳孔复原，称为瞳孔直接对光反应灵敏。同样方法检查另一只眼。比较两只眼的反应速度和程度是否相同。若瞳孔不能随光照缩小称为直接对光反射消失，提示该眼视网膜或视神经病变或散瞳药物的作用。

② 间接对光反射：在半暗室，用手或遮眼板挡在两眼之间，用手电筒照射一眼瞳孔，观察另一眼瞳孔是否缩小。若另一眼瞳孔缩小，为间接对光反射存在。根据双眼直接对光反射和间接对光反射的不同表现，可以定位诊断视觉传导通路和瞳孔光反射传导通路的病变。

(4) 注意事项：检查时应保证光源只照射了一侧眼，对侧眼不应受到光的照射。

3. 瞳孔红光反射检查（图 3−21）

(1) 检查目的：筛查视轴上的混浊。

(2) 检查设备：直接检眼镜或检影镜，因检影镜可以同时较方便的筛查屈光不正推荐使用。

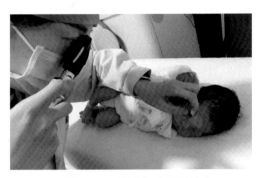

▲ **图 3−21**　瞳孔红光反射检查

(3) 操作方法：①在半暗室内。②检查距离 50cm 左右。③直接检眼镜屈光度调至 0，照射光斑调至大光斑。带状光检影镜照射光调至横向。④将光斑同时照射儿童双眼，观察双眼瞳孔区的眼底红色反光。因眼底色素多少不同，反光可以显示为黄色或偏红色。正常应为双眼对称一致的明亮反光，若两眼反光亮度不一致，或者反光很暗或者红光反射中出现黑斑，均表示异常。需要转诊进一步检查，见图 3−22。

(4) 注意事项：①检查时光斑应同时罩住双眼，以便观察两眼反光的一致性。婴儿睡眠时单眼检查也需比较两眼的一致性。②反光中有暗影时应排除角膜上分泌物，分泌物随眼球转动或眨眼时可移动。

4. 眼前节裂隙灯检查（图 3−23）

(1) 检查目的：放大检查眼前部细节，包括眼睑、结膜、泪

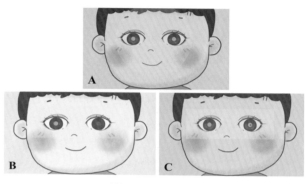

▲ 图 3-22　红光反射

A. 正常；B. 双眼亮度不同；C. 左眼瞳孔区有暗点
（此图彩色版本见书末彩图部分）

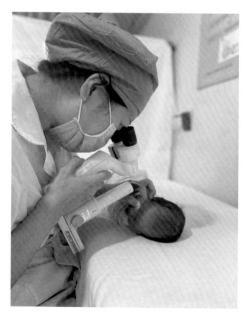

▲ 图 3-23　眼前节检查

膜、角膜、前房、虹膜、瞳孔、晶状体和前部玻璃体。

(2) 检查设备：裂隙灯显微镜（包括台式裂隙灯、手持双目裂隙灯、手持单目裂隙灯）。

(3) 操作方法：①婴幼儿选择手持裂隙灯，2 岁以上合作儿童可以选择台式裂隙灯。②弥散照明法快速初步检查眼前节组织，发现异常病变再用细的裂隙直接焦点照明法详细检查或其他针对性照明法检查。

(4) 注意事项：检查者应熟知眼前节解剖结构，熟练掌握裂隙灯观察组织层次。单目手持裂隙灯无立体感，观察层次感不强。

5. 眼后节检查

(1) 检查目的：检查眼后节病变，包括玻璃体、视网膜、视盘和脉络膜。

(2) 检查设备：可选用直接检眼镜、间接检眼镜、眼底照相机、裂隙灯前置镜。

(3) 操作方法及注意事项

① 直接检眼镜检查（图 3-24）

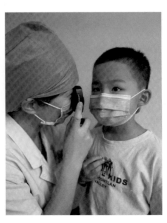

▲ **图 3-24** 直接检眼镜检查

- 优点：直接检眼镜眼底像为正像，放大约16倍，较易学习掌握。
- 缺点：直接检眼镜观察范围小，不能看到周边眼底。因儿童配合程度差，一般需要散瞳检查。早产儿等屈光间质混浊时影响观察。高度屈光不正患者眼底难调清晰，戴矫正镜片检查可以增加眼底清晰度。
- 检查步骤：a.暗室或半暗室检查。b.检查者右手持检眼镜用右眼观察被检者右眼，左手持检眼镜用左眼观察被检者左眼。c.转动透镜盘上的透镜至眼底聚焦清晰。检查视盘、血管、视网膜和黄斑区。d.光栏圈调至注视性质光斑，嘱被检者注视光斑中心标记，检查注视性质。

② 间接检眼镜检查（图3-25）。

- 优点：间接检眼镜检查是早产儿视网膜病变检查的金标准。眼底有立体感，检查范围广，配合巩膜压迫器可以看到全部视网膜。照明度强，可以穿透部分混浊的屈光间质。
- 缺点：成像倍数小，不易发现细微病变。成像为倒像，技能掌握偏难。

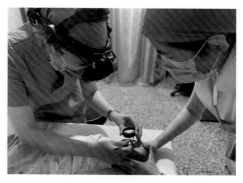

▲ 图3-25　间接检眼镜检查

- 检查步骤：a. 需要散瞳检查。暗室或半暗室检查。b. 检查者调整好间接检眼镜头带、镜架和瞳距。左手持非球面物镜，右手可持巩膜压迫器。物镜常用 +20D，早产儿视网膜病变筛查用 +28D。物镜凸面向检查者。c. 先以较弱光线从眼底中周部开始检查，让被检儿童适应光线。检查时根据屈光间质透明程度调整照明强度。d. 按顺序尽量全面检查眼底，检查远周边部眼底时需要巩膜压迫器辅助检查。早产儿视网膜病变筛查时要看到周边血管止端。e. 绘图记录检查结果。

③ 广域眼底成像系统检查（图 3-26 和图 3-27）

- 优点：操作简单，检查范围广，可拍照留下客观资料。适用于早产儿视网膜病变筛查及婴幼儿眼底检查。

- 缺点：成像无立体感，细微病变不易发现。

- 检查步骤：a. 需散瞳检查。注意检查前半小时儿童应禁食水，以免检查时哭闹呛咳。b. 被检婴儿用包被包裹四肢，助手协助固定患儿头部。c. 调节仪器光亮度，调整焦距。d. 先右眼后左眼检查，点表面麻醉药，安放开睑器。e. 先

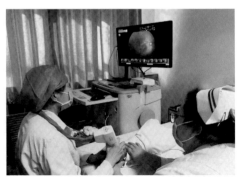

▲ **图 3-26** 广域眼底成像系统检查

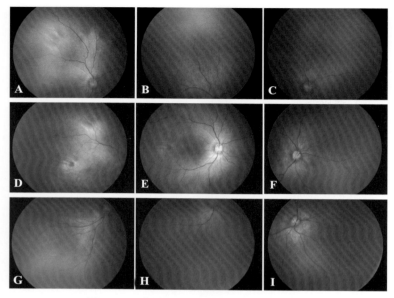

▲ **图 3-27　广域眼底成像系统检查图像（右眼）**

A. 颞上方；B. 上方；C. 鼻上；D. 颞侧；E. 后极部；F. 鼻侧；G. 颞下方；H. 下方；I. 鼻下方（此图彩色版本见书末彩图部分）

查看外眼，拍摄瞳孔红光反射，然后眼睛涂氧氟沙星凝胶（或其他可用作检查介质的透明眼用凝胶），对儿童进行眼底检查，采集后极部（以黄斑为中心和以视盘为中心）和周边眼底图像（颞侧、颞上、上方、鼻上、鼻侧、鼻下、下方、颞下）。必要时可拍摄记录眼前节（角膜、房角、虹膜、瞳孔、晶状体）。f. 使用生理盐水棉球将镜头上的凝胶擦拭干净，75% 酒精棉球擦拭消毒。g. 打印眼底照片，出具检查报告。

（陈　巍　娄志武　王立华）

三、儿童眼病处置基本技能

（一）点眼药水和眼膏的方法

1. 适应证

经医生诊断后需要滴眼液或眼膏治疗者。

2. 点眼药前准备

洗手，核对患者和眼别，核对药名和有效期。

3. 操作方法

(1) 点药时瓶口与眼睑距离应在 2cm 以上，避免瓶口与眼睑和睫毛接触，以防污染眼药。

(2) 患儿取仰卧位或坐位，头向后仰，眼向上看，轻轻扒开下眼睑，将眼药水滴入下眼睑内或内眼角处，不要直接滴在黑眼球上以免刺激角膜，闭眼 1～2min。

(3) 某些有全身作用的药物，如散瞳药等，用药后需压迫内眼角泪囊部 3min，以避免药物流入口鼻引起全身不良反应。

(4) 涂眼膏时，将绿豆大小药物直接挤入下眼睑结膜囊内，闭眼 2～3min 待眼膏溶化分布，用棉签擦净睑缘及睫毛上的眼膏。

4. 注意事项

(1) 如同时用多种药物，两种药物间隔应在 5min 以上，滴眼的顺序依次为：水溶性、悬浊性、油性。先滴刺激性弱的，再滴刺激性强的。

(2) 使用阿托品眼用凝胶前应向患儿家长讲清用法，强调泪囊区按压的重要性，讲明用药后注意事项。

（二）泪囊按摩

1. 适应证

新生儿泪道阻塞、新生儿泪囊炎及泪囊囊肿的患儿。正确的手法可以提高按摩的成功率。

2. 泪囊按摩前准备

剪指甲，洗手，核对眼别、药名和有效期。

3. 操作方法

(1) 将食指或小指指腹放在内眦（内眼角小结节）内下方的泪囊区，从下向上按摩，挤出泪囊内的分泌物。用棉签擦净分泌物。

(2) 在下眼睑内或内眦处滴 1 滴抗生素滴眼液，待眼药水进入泪囊，3～5min 后进行泪囊按摩。

(3) 按摩前泪囊区皮肤可涂眼膏以保护皮肤，减少宝宝的不适感。

(4) 用示指或拇指压紧内眦处防止泪囊内眼药水从泪小管溢出，指腹在泪囊区从上向内下方挤压，按摩要有一定力度，每组按摩 3～5 次，每天 3～4 组。

(5) 按摩成功的标志是宝宝不再出现溢泪，眼部分泌物明显减少或消失。

4. 注意事项

(1) 注意找准泪囊区位置：位于内眦韧带稍偏下方。

(2) 注意按摩时手指不要在皮肤上滑动或搓动，以免损伤泪囊区皮肤，而应用拇指或示指紧贴皮肤垂直作用于皮下的泪囊区按压。

(3) 若按摩不能成功，需要进行泪道冲洗或探通。

（三）泪道冲洗

1. 适应证

溢泪、新生儿泪囊炎、慢性泪囊炎的明确诊断，泪道探通术前术后，内眼手术前。

2. 禁忌证

急性泪小点炎、有凝血功能障碍或其他严重全身疾病者。

3. 治疗前准备

(1) 家长签署治疗同意书，告知泪道冲洗的目的。

(2) 患儿在治疗前半小时禁食水，避免治疗过程中因哭闹反流导致误吸。

(3) 准备所需物品：泪道冲洗针头、注射器、泪点扩张器、生理盐水、表面麻醉滴眼液、抗生素滴眼液。

4. 操作方法

(1) 表面麻醉；蜡烛包固定婴儿四肢，助手固定患儿头部和躯干。

(2) 用棉签或棉球轻扒开下眼睑内侧，暴露下泪小点。

(3) 将冲洗针头垂直插入下泪小点 1～2mm 后，水平转向鼻侧进入泪小管 5～6mm。

(4) 将生理盐水慢慢注入泪道。

(5) 注射过程中观察患儿有无吞咽，若听到患儿明显吞咽或鼻孔有液体流出，表示泪道畅通。

(6) 在注射过程中未听到患儿吞咽，并观察到冲洗液反流，可根据冲洗液反流情况判断堵塞部位。

(7) 治疗完毕后滴用抗生素滴眼液 1 滴。

5. 注意事项

(1) 进针时若泪小点较小，可先使用泪点扩张器扩大泪小点。

（2）操作时注意动作轻柔，进入泪小点后进针不使用强力，以免形成假道，若遇到阻力先回退后再试行前推。

（3）操作过程中注意观察患儿表情变化，若出现嘴唇发绀、哭闹突然停止、眼睑肿胀等立即停止操作将患儿直立抱起、拍背。

（四）泪道探通术

1. 适应证

泪道阻塞经泪道冲洗不通畅者；新生儿泪囊炎，经泪囊按摩和泪道冲洗不通者。

2. 禁忌证

急性泪囊炎急性期，怀疑泪道肿物者，有凝血功能障碍或其他严重全身疾病者。

3. 术前准备

（1）家长签署治疗同意书，告知泪道探通的风险，探不通的可能性。

（2）患儿在治疗前半小时禁食水，避免治疗过程中因哭闹反流导致误吸。

（3）治疗所需物品：泪道冲洗针头、注射器、泪点扩张器、泪道探针、生理盐水、表面麻醉滴眼液、抗生素滴眼液。

4. 操作方法

（1）表面麻醉；蜡烛包固定婴儿四肢，助手固定患儿头部和躯干。

（2）用棉签或棉球轻扒开下眼睑内侧，暴露下眼睑泪小点，先进行泪道冲洗，确认泪道不通后进行探通。

（3）根据患儿年龄选择不同型号泪道探针，一般用6号或7号探针。先垂直插入泪小点1～2mm，再水平转向鼻侧，进入泪小管，慢慢向前推进，直到探针碰到坚硬的骨壁。

(4) 将探针头部轻抵骨壁，以所抵骨壁处为支点，将探针尾部向患儿头顶部方向进行 90° 旋转，旋转过程中另一只手将内眦部皮肤轻拉向鼻侧，避免阻挡探针旋转，且旋转探针时探针尾部应紧贴前额，不要抬起。

(5) 探针转至垂直位后，向后下方向轻轻推进，进入鼻泪管，遇韧性阻挡穿透后有突破感，若遇到较大阻力不可强行推入。

(6) 将生理盐水慢慢注入鼻泪管。注射过程中观察患儿有无吞咽，若有明显吞咽或鼻腔流水，表示泪道探通成功，将探针留置 5min 后拔出。

(7) 治疗完毕再次用生理盐水冲洗泪道，明确探通结果，最后滴用抗生素滴眼液。

5. 注意事项

(1) 若泪小点较小，可先使用泪点扩张器扩大泪小点。

(2) 探通时注意使泪小管处于被拉紧变直状态，以利于探针进针，避免形成假道，若遇到阻力先回退后再试行前推。

(3) 旋转探针时要紧贴前额，支点不能移动。

(4) 操作过程中注意观察患儿表情变化，若出现嘴唇发绀、哭闹突然停止、眼睑肿胀等立即停止操作将患儿直立抱起、拍背。

(5) 治疗后建议连续滴抗生素滴眼液至少 3 天，每天 3 次。

（五）睑板腺囊肿切除术

1. 适应证

睑板腺囊肿较大，眼睑皮肤明显隆起；睑板腺囊肿已形成肉芽组织者。

2. 禁忌证

睑板腺囊肿继发感染处于炎症期；角膜炎或结膜炎急性炎症期。

3. 术前准备

(1) 家长签署治疗同意书，告知睑板腺囊肿切除术的风险，有复发的可能性。

(2) 患儿在治疗前半小时禁食水，避免治疗过程中因哭闹反流导致误吸。

(3) 治疗所需物品：表面麻醉滴眼液、抗生素滴眼液/眼膏、利多卡因注射液、手术尖刀、睑板腺夹、齿镊、刮匙、组织剪、碘伏消毒液。

4. 操作方法

(1) 常规消毒手术眼，铺手术洞巾，再次检查囊肿部位及数量。

(2) 睑板腺囊肿周围皮下及结膜下注射利多卡因局部麻醉。

(3) 用睑板腺夹夹紧睑板腺囊肿。若睑结膜面切口将睑板腺夹的环面放在睑结膜面；若皮肤切口则放在皮肤面，肿块位于环的中央。

(4) 囊肿切开。睑结膜面切口：用手术尖刀在囊肿中央切口垂直睑缘方向刺入切开睑结膜及囊壁，注意切时刀背冲睑缘方向，刀刃冲穹隆结膜方向。皮肤面切口：用尖刀平行于睑缘方向切开眼睑皮肤及囊壁。

(5) 刮除囊壁。见囊肿内容物流出后用刮匙将囊壁刮除干净，用弯剪将囊壁与眼睑组织分离后剪除；皮肤面切口用6/0可吸收线缝合1～2针，睑结膜面切口不用缝合。

(6) 去除睑板腺夹，纱布按压止血。

(7) 确认无出血后结膜囊涂抗生素眼膏，加压包扎术眼。

5. 注意事项

(1) 囊壁尽量剪除干净以避免囊肿复发。

(2) 术毕加压包扎后可嘱家属或本人继续手掌按压术眼

15min。

(3) 术后次日复查，给予换药，根据眼部情况决定是否继续包扎。

(4) 术后继续滴抗生素滴眼液 3 天，每天 4 次。

（六）浅层角膜异物取出术

1. 术前准备

(1) 麻醉：患眼点表面麻醉剂（盐酸奥布卡因滴眼液）。

(2) 准备物品：7 号针头、棉签、生理盐水、抗生素滴眼液。

(3) 将棉签用生理盐水浸湿后备用。

2. 手术步骤

(1) 患者坐于裂隙灯前，将下颌置于下颌托，额头顶住额托，告知患者在取异物过程中头不能乱动，并保持眼球固定不动。

(2) 术者一手撑开患者眼睑，另一只手用含有生理盐水的棉签轻轻擦拭角膜上的异物，部分浅层异物可被擦至棉签上，不能擦拭掉的异物进一步用一次性注射针头剔除。

(3) 术者一手撑开患者眼睑，另一只手用针头剔除异物，注意针头的口向上，用针头口的斜边去剔除，针头的方向尽量与角膜相切，针尖指向角膜缘方向，异物松动后用含有生理盐水的棉签蘸取异物。

(4) 若异物取出后角膜上留有锈环不能一次取干净，可于 24h 后进行第 2 次去除。

(5) 患眼滴入抗生素滴眼液 1 滴。

3. 注意事项

(1) 操作时动作轻柔，避免伤及健康组织。

(2) 若角膜上皮去除较多，告知患者待麻药作用消失后会有异物感。

(3) 异物取出后继续点抗生素滴眼液及眼膏。

(4) 若异物较深，不可强行剔除以免穿透角膜，应在手术显微镜下角膜板层切开取出。

（仝　欢　陈　巍　董立萍）

第 4 章
各年龄段儿童眼保健内容

一、概述

儿童眼球结构及功能发育处于动态变化过程中，各年龄段眼保健侧重点及筛查方法各不相同。

1. 新生儿期（出生至生后满 28 天）

足月新生儿出生时已具备完整的眼球结构，但黄斑区不成熟，新生儿视力仅为光感且无注视能力，随后逐渐出现追光、追人、追物，到满月时视力达 0.01。而早产儿、低体重儿由于视网膜发育不成熟，可能发生早产儿视网膜病变，如不能及早发现、及时治疗，可以引起视力严重受损甚至致盲。另外先天性白内障、先天性青光眼及其他先天性遗传性眼病等致盲性眼病在生后即对视力产生影响。分娩引起的眼部压力变化以及器械助产可以引起产伤性眼病。分娩过程沾染细菌、泪道发育不全、新生儿的免疫功能还未成熟致新生儿泪囊炎、眼表炎症常见。

新生儿期保健重点：早产儿视网膜病变及其他致盲性眼病筛查，泪囊炎、新生儿结膜炎的治疗和护理指导。

2. 婴儿期（生后 28 天至满 1 岁）

生后 1 年内，婴儿的眼球快速生长，视功能也快速发育。视力从出生时的光感至满 1 岁时 0.1～0.2，双眼协调运动、调节能力、立体视能力也快速发育，此期儿童有稳定的注视，与家人有大量的眼神交流，是家长发现眼病的重要时期。

保健重点：继续进行先天性可致盲性眼病的筛查，随着眼球协调运动能力稳定，此期可以开始进行斜视、屈光不正的筛查。另外，这一阶段是新生儿泪囊炎进行干预治疗的最佳时间。

3. 幼儿期（1—3 岁）

视力继续发育至 0.5，立体视也快速发育，屈光不正和斜视会影响视觉发育，需要及时发现和矫治。随着幼儿学会走路，活动范围增大，但安全意识差，眼外伤增多。

保健重点：严重屈光不正和斜视的筛查和矫治，预防眼外伤。

4. 学龄前期（3—6 岁）

视力逐渐发育至成人水平，立体视发育完成，这一时期是屈光不正、斜视、弱视治疗的最佳时机。此期儿童用眼增多，远视储备消耗过多，容易引起近视。活动范围进一步增大，眼外伤机会增加。开始了集体生活，眼部感染机会明显增加。

保健重点：继续进行视力、屈光度及眼位筛查，及早发现异常，及时矫治，避免弱视发生；培养良好的用眼习惯，预防近视；预防眼外伤及感染眼病也是这一阶段的保健重点之一。

5. 学龄期（6—13 岁）

随着儿童进入学校，近距离用眼负荷增加，远视储备逐渐减少，近视发病增加；传染性眼病在集体环境中易传播。

保健重点：进行视力检查、沙眼筛查，预防近视发生，控制近视进展，预防眼外伤及沙眼等传染性眼病。

（王立华）

二、新生儿期眼保健

(一)问诊

询问新生儿出生孕周、体重、母孕期健康情况及是否有遗传性眼病家族史,如先天性白内障、先天性青光眼及遗传性眼底病等。

(二)新生儿眼病筛查内容和方法

1. 眼前节筛查

(1) 眼外观检查:观察眼睑有无缺损,结膜是否充血,结膜囊有无脓性分泌物,角膜是否透明,瞳孔是否居中、形圆、两眼对称、黑色外观。

(2) 光照反应:判断新生儿有无光感,大致评估视力情况。

(3) 红光反射检查:筛查先天性白内障等屈光间质混浊。

2. 新生儿眼底筛查

筛查早产儿视网膜病变及眼病高危新生儿眼底疾病,可采用间接眼底镜或数字化广域眼底成像系统进行检查。

(1) 间接眼底镜检查:全面检查眼底情况,是早产儿视网膜病变筛查的金标准,双眼检查图像有立体感。周边视网膜检查借助巩膜压迫器顶压后进行检查,要求检查范围达到锯齿缘。

(2) 广域眼底成像系统检查:操作简单易掌握,可全面检查眼底情况。

(三)新生儿期眼健康咨询指导

1. 早产儿眼健康咨询指导

出生胎龄≤32周或出生体重<2000g的早产儿或低出生体重儿,于出生后4～6周或矫正胎龄31～32周进行首次眼底检查,

根据筛查结果确定复查间隔，直至视网膜完全血管化或矫正胎龄至 40 周后。

2. 其他眼健康咨询指导

(1) 日常生活中若发现孩子双眼球的大小不一致、瞳孔区发白、眼分泌物多，应眼科就诊检查。

(2) 婴儿视力发育需要光线刺激，白天保证室内光线明亮，避免遮盖眼睛。

(3) 保持眼部卫生、预防感染，单独使用干净的小毛巾清洗面部，不直接用纸巾、湿纸巾等擦眼，眼部分泌物用干净棉签擦拭，若分泌物多应及时就诊。

(4) 家长评估新生儿视力方法：生后一个月内婴儿视觉逐渐从光感发展到注视，家长观察婴儿追光的能力，是否可以与父母有目光接触和对视。

（四）转诊

1. 早产儿视网膜病变筛查转诊及随访时间

(1) 转诊标准

① 阈值病变：Ⅰ区或Ⅱ区 3 期病变，累计 8 个钟点位或连续 5 个钟点位。

② 1 型阈值前病变：Ⅰ区伴 plus 病变任何一期病变，Ⅰ区不伴 plus 病变 3 期病变；Ⅱ区 2 期或 3 期伴 plus 病变。

③ 达到阈值病变或 1 型阈值前病变儿童需要及时转诊至上一级医院治疗，开具转诊单并记录随访。

(2) 随访及间隔时间：

① 未成熟视网膜：Ⅰ区无 ROP，每周检查 1 次；Ⅱ区无 ROP，每 2～3 周检查 1 次，直至周边视网膜血管化或进展至阈前病变。

②2 型阈值前病变：指 I 区不伴 plus 的 1 期、2 期病变；II 区不伴 plus 病变 3 期病变，每周复查，至 ROP 退行；若进展至阈值病变，必要时每周 2 次复查。

2. 其他需要转诊治疗的眼病

单眼或双眼有脓性分泌物、角膜混浊、瞳孔区发白、瞳孔不圆或双眼不等大、眼底红光反射异常等需转诊到眼科进一步诊疗，开具转诊单并记录随访。

3. 具有眼病高危因素的新生儿应尽早到专业眼科检查

眼病高危因素包括新生儿重症监护病房住院超过 7 天并有连续吸氧（高浓度）史；临床上存在遗传性眼病家族史或怀疑有与眼病有关的综合征，例如先天性白内障、先天性青光眼、视网膜母细胞瘤、先天性小眼球、眼球震颤等；巨细胞病毒、风疹病毒、疱疹病毒、梅毒或毒浆体原虫（弓形体）等引起的宫内感染；颅面形态畸形、大面积颜面血管瘤，或者哭闹时眼球外凸；出生时难产、器械助产。

（王立华）

三、婴儿期眼保健

（一）满月至 42 天婴儿

1. 问诊

询问家长婴儿能否和父母对视，是否可以追视眼前左右运动的东西，家长是否发现宝宝眼睛异常，是否早产，是否有家族眼病史。

2. 视力及眼病筛查内容和方法

进行追视检查、视动性眼震或选择性观看评估视力，眼底红光反射筛查先天性白内障，眼外观除继续观察双眼大小、结膜、角膜及瞳孔情况外，还应注意是否有溢泪及分泌物。

3. 眼健康咨询指导

(1) 观察婴儿是否与家人有良好的对视，若不能对视应到眼科做进一步的检查。

(2) 若发现孩子双眼球的大小不一致、瞳孔区发白、经常有溢泪和眼部分泌物，应到眼科就诊检查。

(3) 筛查发现的眼病应及时到眼科确诊治疗。

(4) 告知家长定期眼保健检查的重要性及下次眼科检查时间。早产儿应遵医嘱按时进行眼底检查直至视网膜发育成熟。

(5) 保持眼部清洁，眼部分泌物用干净棉签擦拭，不直接用纸巾、湿纸巾等擦眼。

(6) 进行黑白卡及鲜艳玩具追视练习，训练婴儿注视及追视能力，培养视觉敏感性。

（二）3—4 月龄儿童

1. 问诊

询问婴儿是否可以追视，家长是否发现宝宝眼睛异常，是否早产，是否有家族眼病史。

2. 视力评估及眼病筛查

继续进行眼外观检查，追视或选择性观看评估视力，眼底红光反射筛查先天性白内障。眼部超声筛查视网膜母细胞瘤或其他视网膜、玻璃体结构异常。婴儿超声检查耦合剂可以用生理盐水或滴眼凝胶代替。采用轴位扫描、横扫和纵扫方法，观察玻璃体和视网膜是否有异常回声，判断异常回声位置及可能的病变性质。

3. 眼健康咨询指导

(1) 注意观察 3 月龄婴儿能否稳定地注视和追随玩具。

(2) 若发现孩子双眼大小不一致、瞳孔区发白、经常有溢泪和眼部分泌物，应到眼科就诊检查。保持眼部清洁，眼部分泌物用干净棉签擦拭，不直接用纸巾、湿纸巾等擦眼。

(3) 预防眼内异物。小婴儿的瞬目反射尚不健全，如刮风天外出，应在小儿脸上蒙上纱巾，扫床时将小儿抱开，以免风沙或异物进入眼内。

(4) 预防内斜视。若将玩具固定悬挂在小婴儿床中间，婴儿的眼睛较长时间内转有引起内斜视的风险。正确的方法是把玩具悬挂在围栏的周围，并经常更换玩具的位置。

(5) 追视练习可以增加上下的追视，训练婴儿用手抓物，促进手眼协调能力。

(6) 筛查发现的眼病应及时到眼科确诊治疗。

(7) 告知家长定期眼保健检查的重要性及下次眼科检查时间。

（三）5 月龄至 1 岁儿童

1. 问诊

5 月龄时能否有目的地伸手抓面前的东西，8 月龄能否用拇指示指捏住小丸（0.5cm）。家长是否发现宝宝眼睛异常，如分泌物、溢泪、对眼、瞳孔区发白等。是否有家族眼病史。

2. 视力评估及眼病筛查

眼外观检查增加观察有无眼球震颤，用选择性观看评估视力，屈光度检查筛查屈光不正，眼位检查筛查斜视，眼位检查时注意婴儿对两眼遮盖的反应是否一致。眼部超声筛查视网膜母细胞瘤或其他视网膜、玻璃体结构异常。

3. 眼健康咨询指导

(1) 注意观察婴儿的视觉发育情况，5 月龄婴儿应具备手眼协调能力，6 月龄婴儿双眼球位置正且随物体协调运动。

(2) 家长日常观察眼部有无异常，若发现孩子双眼大小不一致、瞳孔区发白，经常有溢泪和眼部分泌物，对眼或总是歪头视物，应眼科就诊检查。若有新生儿泪囊炎，此时期应进行泪道探通治疗。

(3) 家长自查儿童视力，交替遮盖两眼，观察婴儿对两眼的遮盖反应是否一致。若遮盖一眼时婴儿总是抗拒，而遮盖对侧眼无抗拒，则提示对侧眼可能视力较差。

(4) 勿长时间遮挡眼睛，婴儿期是小儿视觉发育最敏感的时期，如果眼睛由于各种原因被遮挡一段时间，就有可能造成被遮盖眼发生弱视。如果婴儿一只眼睁眼困难，应找眼科医生排查先天性上睑下垂。

(5) 用玩具向各个方向及远近距离追视，追视物由大到小，训练儿童眼球运动的灵活性和协调性，继续训练手眼协调能力。

(6) 白天室内保持光线明亮，夜间睡觉应关灯。

(7) 增加户外活动时间。

4. 转诊与随访

转诊指征：双眼大小不一致，结膜充血及分泌物、持续溢泪，角膜有浑浊，瞳孔区发白，瞳孔不圆或双眼不等大，眼球震颤；视物明显歪头或距离近；视力评估或眼病筛查异常。屈光度和视力参考值范围见表4-1和表4-2。

表4-1 Suresight 屈光筛查参考值范围（6—12 月龄）

分　类	球镜度（DS）	柱镜度（DC）	处　理
正常值	$-0.50 \sim +3.50$	$-2.50 \sim 0.00$	半年至1年复查
可疑异常	≤ -0.75 或 $\geq +3.75$	≤ -2.75	3个月复查
异常	± 9.99 或测不出	-9.99 或测不出	转诊

表 4–2　选择性观看视力评估转诊标准（LEA 条栅卡）

月　　龄	正常视力	复查或转诊标准
1 月龄	0.5CPD	＜ 0.25CPD
3 月龄	2CPD	＜ 1CPD
6 月龄	5CPD	＜ 2CPD
9 月龄	8CPD	＜ 4CPD

选择性观看检查受婴儿配合程度的影响，是对视力的大致评估，筛查异常者需先复查

四、幼儿期眼保健

（一）问诊

能否认识颜色，是否有眼睛异常表现，如夜间走路困难、视物凑得很近、总是歪头视物、畏光或眯眼等，家族是否有眼病史。

（二）眼病筛查和视力评估

进行眼外观检查、屈光度筛查屈光不正、眼位检查和眼球运动筛查斜视。有条件的机构可以用点状视力仪或图形视力表检查幼儿视力。

（三）眼健康咨询指导

1. 注意观察幼儿的视功能发育情况。2 岁幼儿不但可以看近的东西，而且对远的东西也开始有兴趣，双眼视觉功能也逐渐完善，看东西会有立体感，能认识红、黄、绿等颜色。

2. 观察视力和眼部异常。视物距离过近或眯眼、暗处行走困

难、一眼或两眼睁开困难、瞳孔区发白、眼位偏斜或歪头视物、眼球震颤、眼红、有分泌物等均为异常表现，应及时就诊。

3. 预防眼外伤。应加强对孩子的安全教育，如避免拿着剪刀、铅笔、筷子等尖锐物品跑跳，以免摔倒时扎伤眼睛。家长在使用强酸、强碱等洗涤剂时，要避开孩子，以免液体溅入孩子眼内，造成化学烧伤，一旦溅入眼内，应立即用大量清水冲洗，并尽快就诊。注意玩具的安全性，不给孩子购置激光玩具。

4. 预防传染性眼病。教育和督促儿童经常洗手，不揉眼睛。不要带领患有传染性眼病的儿童到人群聚集的场所活动。接触宠物后及时洗手，警惕宠物寄生虫引起的眼病。

5. 养成良好用眼习惯。在良好的照明环境下看书、游戏。2岁以下儿童尽量避免操作各种电子视频产品。

6. 积极治疗斜视。斜视影响视力和立体视的发育，斜视儿童应尽早进行专业的检查，遵医嘱配戴眼镜或手术治疗，不要延误治疗，以免视功能发育受到影响。

7. 定期进行眼病筛查。幼儿视力低下、屈光不正等眼病靠家长观察难以发现，应定期到正规医疗机构进行眼科检查，每年至少 1 次，及早发现异常，及时治疗。

8. 增加户外活动时间。户外活动有助于预防近视，建议每天不少于 2 h。

（四）转诊

转诊指征：双眼大小不一致、结膜充血及分泌物、角膜浑浊、瞳孔区发白、瞳孔不圆或双眼不等大及眼球震颤；视物明显歪头或距离近；视力评估或眼病筛查异常。不同年龄段屈光度参考值范围见表 4-3。

表 4-3　Suresight 屈光筛查正常参考值范围（1—3 岁）

年　　龄	球镜度（DS）	柱镜度（DC）	屈光参差
1—2 岁	+0.00 ～ +3.00	−2.00 ～ 0	双眼球镜度差≤ 1.50D
2—3 岁	+0.50 ～ +3.00	−1.50 ～ 0	或双眼柱镜度差 ≤ 1.00D

（邢杉杉）

五、学龄前期眼保健

（一）问诊

是否有眼睛异常表现，如视物凑得很近、内斜或外斜视、歪头视物等，询问日常用眼习惯及户外活动时间。

（二）视力检查和眼病筛查

用视力表检查视力，进行眼外观检查、屈光筛查、眼位筛查和眼球运动检查。

（三）眼健康咨询指导

1. 观察视力和眼部异常情况

视物距离过近或眯眼、眼位偏斜或歪头视物、眼球震颤、眼红、有分泌物等均为异常表现，或自己表述眼部有不适，应及时就诊。

2. 发现和治疗弱视

此年龄段是弱视筛查和治疗的最佳时期。定期（每半年）接受眼病筛查、视力评估和屈光、眼位筛查，评估视力发育情况，筛查弱视。筛查异常儿童及时转诊到具有相应资质的医疗机构进一步全面检查，明确诊断。若患儿伴有弱视，需尽早遵医嘱行相应的弱视治疗，以避免耽误最佳治疗时机；若患儿伴有斜视，遵医嘱进行戴镜治疗或手术治疗。

3. 正确认识散瞳验光和眼镜的作用

散瞳验光是准确检查儿童屈光不正度数、明确诊断的重要步骤，正确使用散瞳药物对眼睛和身体无损害。若经医生综合判断后需要戴镜矫正的儿童，应及时配戴眼镜。眼镜是治疗大部分弱视和一部分斜视安全有效的光学手段，可帮助儿童解决眼睛聚焦缺陷、提高视力。如果家长不愿意接受儿童戴眼镜矫治，则会影响孩子视觉发育，甚至会留下终身遗憾。已戴镜矫正的儿童需定期到正规医疗机构复查，根据眼屈光度变化调整眼镜度数，不使用劣质或不合格眼镜。

4. 培养良好的用眼习惯，预防近视眼

减少电子视频产品使用时间，每次 20min，每天累积不要超过 1h。减少近距离用眼时间，做到保护视力三个"20"法则：20min 近距离用眼后远眺 20 英尺（约 6m）外的景物 20s。增加户外活动时间，每天 2h 以上"目"浴阳光的室外活动。掌握正确的读书、写字姿势和正确的握笔姿势，做到三个"1"：眼睛距离书本 1 尺，身体距离桌子边缘 1 拳，握笔时手指指尖距离笔尖 1 寸。均衡营养，不偏食不挑食。养成良好睡眠习惯，保证每天充足睡眠时间。不要盲目使用眼保健产品，要在专业医师指导下合理、适度使用。

5. 预防眼外伤

儿童活动场所不要放置锐利器械、强酸强碱等有害物品，注意玩具的安全性，并远离烟花爆竹，避免眼外伤的发生，若儿童眼内进异物或眼球撞伤、扎伤要及时到有眼科的医疗机构就诊。

6. 预防传染性眼病

教育和督促儿童经常洗手、不揉眼睛,脸盆、毛巾、手帕必须专人专用,应经常日晒或煮沸消毒。对患有传染性结膜炎患儿应暂停托幼机构看管,待痊愈后入园。

(四)转诊

转诊指征:歪头或眯眼视物;儿童自己表述视物不清或眼部不适;视力检查或眼病筛查异常。屈光筛查正常参考值范围见表 4-4。

正常视力标准:3 岁 0.6,4 岁 0.8,5 岁及以上 1.0。

表 4-4 Suresight 屈光筛查正常参考值范围(3—6 岁)

年 龄	球镜度(DS)	柱镜度(DC)	屈光参差
3—6 岁	+0.00 ~ +3.00	-1.50 ~ 0	双眼球镜度差≤ 1.50D 或双眼柱镜度差≤ 1.00D

(冯晶晶)

六、学龄期眼保健

(一)问诊

是否有眼睛异常表现,如视物不清、眼疲劳等不适,是否戴眼镜及何种类型眼镜。

(二)视力检查和沙眼筛查

1. 视力检查

检查方法同前。学龄期儿童视力检查注意事项如下。

(1) 场地选择：有大于 5m 的空间（也可利用镜子缩短距离），视力表应避免阳光或强光直射，明确画出 5m、1m 线。

(2) 检查前向受检者说明检查目的和意义，要求他们检查中不偷看、不背表、不围观提示、不眯眼、不揉眼，检测者随时注意监督。

(3) 若受检者觉得视物模糊，可允许休息片刻再查。

(4) 学生刚结束上课、考试等紧张的状态，或参加剧烈运动或劳动后，不要马上检查，应先休息 15min。从室外进入后也应有 15min 左右适应时间。

(5) 对初次接受检查的小学生，应预先教给辨认视标的方法。

(6) 可先从 5.0 一行视标认起。如看不清逐行上查，如辨认无误则逐行下查。每个视标的识别时间不超过 5s。4.0～4.5 各行视标中，每行不能认错 1 个；4.6～5.0 各行中，每行不能认错 2 个；5.1～5.3 各行中，每行不能认错 3 个。超过该规定就不再往下检查，而以该行的上一行记为该受检者视力。

(7) 视力不良的分度：凡视力小于 5.0 者即为视力不良，其中 4.9 为轻度视力不良，4.6～4.8 为中度视力不良，4.5 及 4.5 以下为重度视力不良。

2. 沙眼筛查（图 4-1、图 4-2）

(1) 沙眼诊断及分级：参见第 6 章。

(2) 检查器材：2～2.5 倍放大器，皂液或快速手消毒液。

(3) 检查方法：①检查沙眼应在良好自然光线下进行，必要时增加人工照明，见图 4-1。发现沙眼体征时，应使用 2～2.5 倍放大镜进一步检查，见图 4-2。每只眼应分别进行检查，一般是先右后左。②检查时将上睑轻轻上推，暴露睑缘，检查有无倒睫。然后应仔细检查角膜有无浑浊。③翻转上睑检查上睑结膜，嘱被检查者向下看，用拇指和食指捏住上睑皮肤，轻柔地将上睑向下

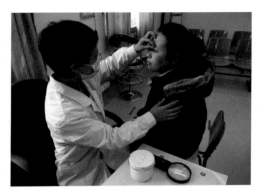

▲ **图 4-1**　自然光线下沙眼检查

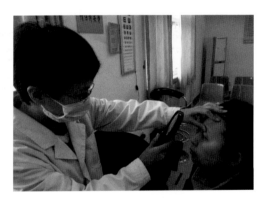

▲ **图 4-2**　放大镜沙眼检查

向前翻转，用拇指固定于眶上缘，检查上睑结膜有无滤泡、炎症及瘢痕。检查完毕后轻轻将上睑复位。④记录方法，将沙眼的体征以左右眼分别记录在体检表沙眼栏内。

(4) 注意事项：①体检通知应标明检查时不得戴隐形眼镜，翻转眼睑前要确认受检者未戴隐形眼镜。②严格按照规定手消毒，消毒后要等手干燥后再进行检查。③检查者要穿白衣，戴口罩。

3. 色觉检查

色觉检查的目的是筛查儿童是否有色觉异常。

色盲是指由于视锥细胞中的光敏色素异常或不全导致的色觉紊乱，以致缺乏辨别某种或某几种颜色的能力。不能分辨自然光谱中的各种颜色或某种颜色为色盲，而对颜色的辨别能力差的则称色弱。先天性色觉异常一般为红绿异常，后天性色觉异常中视神经炎及脑垂体瘤以红绿色觉异常为主，而视网膜病变多以蓝、黄色觉异常为主。

色觉检查方法及色觉异常程度分级见第3章"儿童眼病筛查基本技能"。

4. 学校眼健康检查顺序

视力→色觉→电脑验光→屈光矫正→沙眼检查→发现异常发放复查通知→卫生宣教。

（三）学龄期儿童眼健康指导

1. 儿童眼病早期发现，及时就诊

(1) 儿童如出现眼红、畏光、流泪、分泌物多、视物不清、眼位偏斜等异常情况等，应当及时到医院检查。

(2) 儿童应当定期接受眼病和视力检查。

2. 注意用眼习惯，预防近视

(1) 培养良好的用眼卫生习惯，包括培养正确的看书、写字姿势，正确的握笔方法，在良好的照明环境下读书写字。

(2) 儿童持续近距离用眼时间不宜超过30min，电子产品使用遵循"三个20"法则（使用电子产品20min，看20英尺20s），每天累计时间不建议超过1h。眼睛与各种电子产品屏幕的距离建议为屏面对角线的5～7倍，屏幕略低于眼高。

(3) 经常进行"目"浴阳光的户外活动，每天不少于2h，每

周不少于 10h。

(4) 不要盲目使用眼保健产品，要在专业医师指导下合理、适度使用。

3. 科学矫正近视，延缓近视进展

到目前为止，真性近视尚无一种理想、确切、有效的治疗方法。

(1) 对于生长发育期的儿童来说，戴眼镜仍然是最有效的矫正方法。

(2) 视力不良或屈光不正的儿童要到具有相应资质的医疗机构进一步检查确诊，进行规范散瞳验光，调整眼镜屈光度，不要使用劣质及不合格眼镜。

(3) 渐进多焦镜对于低度近视的患者有一定的疗效，但需要眼科医生根据眼部综合情况确定是否适合验配。

(4) RGP 是高透氧硬性角膜接触镜，可矫正各种类型的屈光不正，因其高透氧性、良好的湿润性和抗沉淀性，对角膜损伤小，适合于任何年龄段儿童长时间戴，RGP 对近视进展的控制效果不确定。

(5) 角膜塑形镜（OK 镜）是一种特殊设计硬性角膜接触镜，通过夜间配戴，渐进式地改变角膜中央表面的形状，从而在白天不戴镜时获得良好的视力，适合于中、低度近视患者。OK 镜可以延缓大部分儿童近视的进展。OK 镜验配需要到医疗机构详细检查后验配。

4. 防止眼外伤

眼外伤是世界范围内儿童单眼致盲和致残的主要因素，也是儿童进行眼球摘除手术的主要病因。预防儿童眼外伤首先要强调安全教育，保证儿童安全的生活学习环境，防止眼外伤的发生。

(1) 锐器伤的预防：教育和管好儿童，不要玩弄棍棒、刀剪和其他带尖带刃的锐利物品（如带有针头的注射器、弹弓、弓箭、气枪等）。

(2) 儿童眼部爆炸伤的预防：控制或禁止儿童燃放烟花爆竹等。

(3) 动物伤的预防：教育儿童尽量避免与动物近距离接触。

(4) 儿童化学性眼外伤的预防：不要让孩子撒弄石灰和洁厕剂等家庭用化学物品。

(5) 儿童眼进异物，或眼球扎伤、撞伤，要及时到设有眼科的医疗机构就诊。

5. 预防传染性眼病

(1) 教育和督促学生经常洗手，不揉眼睛。

(2) 患有传染性眼病时不去学校及人员聚集的场所活动。

(3) 注意隔离患有传染性眼病的学生，防止疾病传播蔓延。

(4) 开展对学生、家长的沙眼防治知识宣传，采取干预措施改变学生的不良卫生行为。提高家庭卫生水平，提倡一人一巾一盆，有条件的要用流动水洗脸，避免交叉感染，防治沙眼。

（四）转诊

出现以下情况之一，应当予以及时转诊至设有眼科的医疗机构的进一步诊治。

1. 眼睑、结膜、角膜、瞳孔等检查发现可疑异常。

2. 具有任何一种视物行为异常的表现。

3. 筛查发现视力低下、屈光不正、沙眼、疑似沙眼者。

4. 根据每年保健所体检的结果，对患病学生建档，敦促患病学生进行治疗，并将体检结果及时通知家长，以取得家长的理解和配合。

（端木红艳）

第5章
儿童眼保健分级诊疗及管理

儿童眼保健三级网络的架构和服务能力的建设，对于儿童眼保健工作全面、有序、规范开展起到至关重要的作用，各级妇幼保健机构根据国卫办妇幼发〔2015〕59号《国家卫生计生委办公厅关于印发各级妇幼健康服务机构业务部门设置指南的通知》要求，基层社区卫生服务中心、乡（镇）卫生院防保科设置儿童眼及视力筛查室，区、县（市）妇幼保健所（院）设置儿童眼及视力保健门诊，省（市）妇幼保健院设置儿童眼及视力保健专科门诊；按照相应的人员和设施设备要求进行规范化建设，落实儿童眼保健三级网络的分级分工和分级诊疗。

一、社区卫生服务中心（乡镇卫生院）眼保健工作

（一）工作职责

1. 为辖区内0—6岁儿童提供合格的眼保健基本公共卫生服务。

2. 对辖区内0—6岁儿童进行阶段性眼病筛查和视力评估，发现影响儿童视觉发育的眼病，及时转诊，并做好转诊后的随诊工作。

3. 开展儿童眼保健健康教育，提高辖区内居民的儿童眼健康意识。

4. 对辖区儿童眼保健数据进行记录和统计，掌握辖区儿童眼健康状况，按要求及时上报眼保健数据。

（二）工作内容及方法

根据不同年龄段儿童的眼及视觉发育特点，结合儿童健康管理服务时间，分别在新生儿、满月、3月龄、6月龄、8月龄、12月龄、18月龄、24月龄、30月龄和3岁、4岁、5岁、6岁进行儿童眼保健和视力检查及随访服务。工作内容主要包括眼病相关高危因素询问、儿童常见眼病筛查、视力评估、转诊及随访、健康教育、眼保健数据统计等。具体筛查操作步骤参见第3章"儿童眼病筛查基本技能"。

1. 不同阶段视力评估及眼病筛查

(1) 新生儿期（出院后7天内和满月）

① 筛查内容及方法

● 通过眼外观检查，筛查新生儿结膜炎及眼部结构异常：观察眼部有无脓性分泌物，角膜是否透明，瞳孔是否居中、形圆、两眼对称、黑色外观，眼睑有无缺损，巩膜是否黄染。

● 满月访视增加光照反应检查：检查者将手电灯快速移至婴儿眼前照亮瞳孔区，重复多次，两眼分别进行，出现反射性闭目动作为正常。

● 询问病史，如有以下眼病高危因素，转诊至眼科进一步检查。

➢ 出生体重＜2000g的早产儿或低出生体重儿。

➢ 眼部持续流泪、有大量分泌物。

➢ 新生儿重症监护病房住院超过 7 天并有连续吸氧（高浓度）史。

➢ 临床上存在遗传性眼病家族史或怀疑有与眼病相关的综合征，例如先天性白内障、先天性青光眼、视网膜母细胞瘤、先天性小眼球、眼球震颤等。

➢ 巨细胞病毒、风疹病毒、疱疹病毒、梅毒或毒浆体原虫（弓形体）等引起的宫内感染。

➢ 颅面形态畸形、大面积颜面血管瘤，或者哭闹时眼球外凸。

② 转诊指征：眼部有脓性分泌物、角膜有浑浊、瞳孔区发白、瞳孔不圆或双眼不等大、眼睑缺损、巩膜黄染等，光照反应检查异常。出生体重 < 2000g 的早产儿和低出生体重儿未按要求进行眼底检查者。若存在眼病高危因素，未做过眼科专科检查，告知家长尽早去眼科检查。

(2) 3 月龄

① 筛查内容及方法

● 检查眼外观：筛查新生儿泪囊炎及眼部结构异常。观察两眼大小是否对称，结膜有无充血及分泌物、是否持续溢泪、角膜是否透明呈圆形，瞳孔是否居中、形圆、两眼对称、黑色外观。

● 评估视觉发育情况：用红球试验，评估婴儿的注视及追随能力。用直径 5cm 左右色彩鲜艳的红球在婴儿眼前 20～33cm 距离缓慢移动，可以重复检查 2～3 次。婴儿出现短暂寻找或追随注视红球的表现为正常。

● 询问视物行为：询问儿童是否能与家人对视，能否追人追物。

② 转诊指征：双眼大小不一致，结膜充血及分泌物、持续溢

泪，角膜有浑浊、瞳孔区发白、瞳孔不圆或双眼不对称，红球试验异常两周后复查仍不通过。

(3) 6—12 月龄

① 筛查内容及方法

- 询问视物行为：询问儿童在视物时是否有异常的行为表现，例如对外界反应差，对前方障碍避让迟缓，暗处行走困难，视物明显歪头或距离近等。

- 检查眼外观，筛查新生儿泪囊炎及眼部结构是否有异常：观察两眼大小是否对称；结膜有无充血，结膜囊有无分泌物及溢泪；角膜是否透明呈圆形；瞳孔是否居中、形圆、两眼对称、黑色外观；有无眼球震颤。

- 检查眼位，筛查是否存在斜视：将手电灯放至儿童眼正前方 33cm 处，吸引儿童注视光源，用遮眼板分别遮盖儿童的左右眼，观察眼球有无水平或上下的移动。正常儿童两眼注视光源时，角膜反光点位于双眼瞳孔中心，分别遮盖左右眼时没有明显的眼球运动。

② 转诊指标：观察双眼大小不一致、结膜充血及分泌物、持续溢泪，角膜有浑浊、瞳孔区发白、瞳孔不圆或双眼不等大，眼球震颤；眼位检查异常；视物明显歪头或距离近等。

(4) 幼儿期（12—36 月龄）

① 筛查内容及方法

- 询问视物行为：询问儿童在视物时是否有异常的行为表现，例如对前方障碍避让迟缓，暗处行走困难，视物明显歪头或距离近，畏光或眯眼等。

- 检查眼外观：观察眼睑有无红肿或肿物，有无睫毛内翻，两眼大小是否对称；结膜有无充血，结膜囊有无分泌物，持续溢泪；角膜是否透明呈圆形；瞳孔是否居中、形圆、两眼对称、黑色外观；有无眼球震颤。

- 眼位检查：筛查是否存在斜视。检查方法同 6 月龄。
- 眼球运动检查：判断儿童双眼运动是否平衡，有无眼位异常。自儿童正前方，分别向上、下、左、右慢速移动手电灯。正常儿童两眼注视光源时，能够同时同方向平稳移动。
- 有条件单位可增加屈光筛查或建议家长到县级以上妇幼保健机构进行屈光筛查，以便及早发现远视、散光、近视等弱视危险因素。

② 转诊指征：双眼大小不一致、眼睑肿物、结膜充血及分泌物、溢泪、角膜有浑浊、瞳孔区发白、瞳孔不圆或双眼不对称、眼球震颤；眼位检查和眼球运动检查异常；屈光异常；视物明显歪头或距离近，畏光或眯眼等。

(5) 学龄前儿童（3—6 岁）

① 筛查内容及方法

- 询问视物行为：是否存在视物不清、看电视及图画时距离过近、歪头或眯眼视物等。
- 检查眼外观：观察眼睑有无红肿及肿物，眼睫毛是否内翻，两眼大小是否对称；结膜有无充血及分泌物、角膜是否透明呈圆形；瞳孔是否居中、形圆、两眼对称、黑色外观、有无眼球震颤。
- 眼位检查：参见 6 月龄检查。
- 眼球运动检查：参见 12 月龄检查。
- 视力检查：采用国际标准视力表或对数视力表检查儿童视力，检测距离 5m，视力表照度为 500Lux，视力表 1.0 行与受检者眼睛等高。检查时，遮挡一眼，但勿压迫眼球，按照先右后左顺序，单眼进行检查。自上而下辨认视标，直到不能辨认的一行为止，其前一行即可记录为被检者的视力。4岁儿童视力正常：国际标准视力表为0.8（或标准对数视力表为4.9）；5岁及以上儿童视力正常：国际标准视力为1.0（或标准对数视力表为5.0）。若4岁儿童≤0.6、5岁及以上儿童≤0.8，或两眼视力相差两行及以上为低常，应两周后复查。

● 有条件单位可增加屈光筛查或建议家长到县级以上妇幼保健机构进行屈光筛查和视力评估。

②转诊指征：双眼大小不一致、眼睑肿物、眼睫毛内翻、结膜充血及分泌物、角膜有浑浊、眼球震颤；眯眼或歪头视物；眼位检查和眼球运动检查异常；视力复查后仍4岁儿童≤0.6、5岁及以上儿童≤0.8，或两眼视力相差两行及以上。

2. 转诊和随访

未见异常的儿童进行眼健康指导，并告知下次健康管理的时间。可疑眼病或视力低常儿童，应当填写转诊单，转诊至上级妇幼保健机构相关专科门诊进一步诊治，对于条件不足的县（区）级妇幼保健机构，需要转诊到其他医疗机构进行诊断和治疗，并对诊疗结果进行追踪随访并及时登记筛查结果。

3. 咨询指导及健康教育

告知家长儿童眼及视力发育特点、护理要点、异常表现以及定期眼科检查的重要性，促进儿童眼及视力正常发育。

(1) 指导家长对儿童视觉行为的观察，若发现可疑斜视或视物行为异常及时与儿童保健医生联系。

(2) 告知不同阶段眼及视力护理要点，包括预防传染病、防止眼外伤以及近视的预防等。具体内容参照第4章"各年龄段儿童眼保健内容"。

(3) 告知家长儿童眼及视力发育特点以及定期眼科检查的重

要性，促进儿童眼及视力正常发育。告知下次眼保健随访时间。

(4) 1 岁以上儿童可建议到有条件的县级以上妇幼保健机构进行屈光筛查和视力评估，可以早期发现远视、散光、近视、弱视等危险因素。

(5) 根据儿童各年龄段的视觉发育和常见眼病，通过多种形式，向儿童家长宣传科普知识，增强儿童眼保健意识。

4. 眼保健数据登记及统计

每次服务后及时记录相关检查结果信息，纳入儿童健康档案进行管理。各级专业机构儿童眼保健工作人员按照规定的儿童眼保健及视力检查筛查表、筛查结果登记表，定期将筛查信息汇总上报到辖区妇幼保健机构。

5. 社区卫生服务中心（乡镇卫生院）眼保健工作流程

见图 5-1。

（三）检查设备、设施及人员要求

1. 检查设备

检查所需设备有聚光手电灯、红球（直径 5cm 左右）、遮眼板、国际标准视力表或对数视力表灯箱，见图 5-2 和图 5-3。有条件的基层医疗卫生机构可以根据扩展的服务项目增加必要的设备，如视力筛选仪（屈光筛查仪）、检影镜等。

2. 检查场地

要求有明亮的自然光线。视力检查距离 5m，若房间距离不够，可以用反光平面镜，但房间距离也应至少 2.8m，平面镜距视力表距离与人至平面镜距离之和为 5m。

3. 人员要求

从事眼保健及视力检查的人员应为接受过地市级以上卫生健康相关技术培训并合格的医务人员。

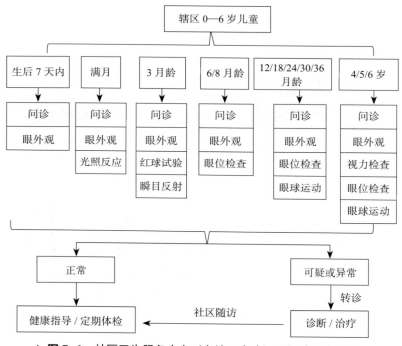

▲ **图 5-1** 社区卫生服务中心（乡镇卫生院）眼保健工作流程

（四）眼保健指标

1. 7 岁以下儿童眼保健和视力检查覆盖率

以区（县）为单位，统计期限内辖区 7 岁以下儿童眼保健和视力检查人数 / 统计期限内辖区 7 岁以下儿童数 ×100%。

2. 6 岁儿童视力不良检出率

统计期限内 6 岁儿童视力不良检出人数 / 统计期限内辖区 6 岁儿童视力检查人数 ×100%。

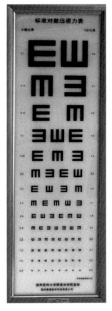

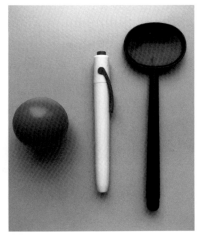

▲ 图 5-2 标准对数视力表　　▲ 图 5-3 红球、聚光手电筒、遮眼板

3. 6 岁儿童视力不良判断标准

6 岁儿童裸眼视力≤ 4.9（标准对数视力表）/0.8（国际标准视力表），或两眼视力相差两行及以上。

（浦佳宁　陈　巍）

二、区县妇幼保健院眼保健工作

（一）工作职责

1. 开展儿童眼病筛查及视觉发育监测，早期识别具有眼病和视觉发育高危因素的儿童，提供干预和随访服务。

2. 对眼病患儿和视觉发育异常儿童进行早期诊断及治疗，对疑难病例进行转诊及随访。

3. 开展健康教育，预防儿童近视及可控性眼病的发生发展。

4. 对辖区社区卫生服务中心或乡镇卫生院儿童眼及视力保健服务提供技术指导和质量控制。

（二）工作内容及方法

1. 收集、分析、上报和反馈辖区儿童眼及视力保健相关数据和信息

收集整理辖区卫生服务中心和乡镇卫生院儿童眼保健数据，并对数据进行分析，将辖区信息上报省市级妇幼保健机构。掌握辖区儿童常见眼病状况和影响因素，了解辖区儿童眼及视力保健服务现状，制订工作方案并实施，为眼健康政策制定提供依据。

2. 接受基层和幼儿园转诊

使用转诊单或电子预约通道，建立完善的转诊通道，接受社区卫生服务中心、乡镇卫生院、幼儿园筛查异常儿童转诊。建立通畅的反馈机制，将转诊结果反馈给基层或幼儿园，方便其对眼病或视力异常儿童进行管理。

3. 提供儿童视力和常见眼病筛查

除了基本筛查外，开展屈光不正筛查、先天性白内障筛查、新生儿眼病筛查，有条件的机构开展早产儿视网膜病变筛查（具体筛查操作步骤参见第 3 章"儿童眼病筛查基本技能"）。筛查异常的儿童，接受专科检查及诊断。检查结果正常者进入定期筛查流程。

4. 儿童常见眼病的诊疗和转诊

有能力的妇幼保健院应开展常见儿童眼病诊疗。

(1) 制定儿童常见眼病诊疗规范，对儿童常见眼病进行规范诊疗。对弱视、斜视、屈光不正及眼部常见的感染性及过敏性疾病（包括新生儿眼炎、泪囊炎、结膜炎、角膜炎等）进行早期诊断和治疗。指导患儿家长开展家庭弱视训练。

(2) 对不能诊治或疑难病例进行转诊。超出本机构诊疗能力的病例进行转诊、不能进行早产儿视网膜病变筛查的机构，应按早产儿视网膜病变筛查规范及时转诊到上一级医疗机构；建立畅通的转诊通路和随诊制度，进行追踪随访。

5. 基层工作指导及质量控制

建立培训指导制度，利用预防保健基地项目、学术会议、卫生保健工作例会及现场指导等形式，对社区和幼儿园眼保健人员进行相关知识的业务培训，指导基层 0—6 岁儿童眼保健工作规范开展。制定质量控制标准，利用现场督导、报表等方式对社区和幼儿园进行眼保健工作质量控制。

6. 对辖区内托幼机构、学校和社区儿童及其家长进行眼及视力保健健康教育与咨询指导

建立健康教育网络，制订健康教育工作计划，多形式、多渠道开展眼保健健康教育并对健康教育效果进行评价。可以使用宣传折页、眼保健手册、绘本、视频、口袋书等，通过健康讲座、宣传栏、展板、微信公众号以及主题活动等开展健康教育。通过对患者、家长和基层工作人员宣教的反馈和健康知识知晓率的抽查，进行评价与总结，不断促进健康教育工作的提高与完善。

7. 开展科研工作和学术交流活动

开展视力保健及相关眼病防治的科研工作和学术交流活动，推广儿童眼及视力保健适宜技术和新技术。

8. 区县妇幼保健院眼保健工作流程

见图 5-4。

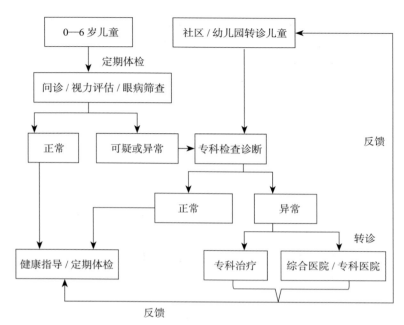

▲ 图 5-4　区县妇幼保健院眼保健工作流程

（三）检查设备、设施和人员要求

1. 检查设备

区县妇幼保健院必须配备基本的视力、屈光和眼病筛查设备，其他可根据本机构业务开展情况进行配备。

（1）必备设备：红球（5cm 直径）、国际标准视力表或对数视力表灯箱、聚光灯泡手电筒、遮眼板、屈光筛查仪、直接检眼镜。开展儿童眼病诊疗机构必须配备裂隙灯、检影镜、验光镜片箱、全自动电脑验光仪。

（2）可选设备：视动性眼震仪、选择性注视检测卡、儿童图形视力表灯箱、点状视力检测仪、间接眼底镜或视网膜照相系统、眼压计、手持裂隙灯、眼底照相仪、视觉诱发电位检测仪、眼科超声诊断仪、立体视觉检测图、同视机、综合验光仪、焦度计、弱视矫治设备等。

2. 房屋设施

(1) 眼保健专科门诊诊室配置应当与所开展业务相适应，建议设置诊室、检查室、验光室和治疗室。

(2) 各功能区应当布局合理，视力检查需要环境明亮，屈光筛查需要半暗室，诊室内可安置遮光窗帘，根据诊疗需求改变室内亮度。

(3) 环境设计上符合儿童年龄特点，凸显温馨，消除儿童惧怕心理。

(4) 专科门诊应当相对独立分区，与感染性门诊分隔。

3. 人员配备及资质

(1) 眼保健门诊应当至少配备 1 名眼保健医师，开展儿童眼病诊疗的妇幼保健院应至少配备 1 名眼科执业医师，1～2 名执业护士，1 名验光师。

(2) 执业医师应当具备儿童眼及视力保健、眼科临床的专业知识与技能。验光师必须为眼视光专业毕业并取得相关资质。专科所有人员均应当定期接受儿童眼及视力保健相关知识和技能的培训。

（王立华）

三、省市妇幼保健院的三级网络建设与分级诊疗

省（市）妇幼保健院设置儿童眼及视力保健专科门诊，按照相应的人员和设施设备要求进行规范化建设，落实儿童眼保健三级网络的分级分工和分级诊疗。基层筛查有疑似或明确有视力异

常和眼病的儿童，如超出服务范围和服务能力，按照分级诊疗的相关要求转诊到省市妇幼保健院的儿童眼保健专科进行诊治，达到早筛查、早诊断、早矫治的目的，以保护和促进儿童视觉功能的正常发育。

（一）工作职责

1. 儿童眼保健工作职能

承担协助卫生主管部门做好儿童眼保健的宏观管理、基层儿童眼保健培训指导以及儿童眼保健特色专科建设三个方面工作，具体职责如下。

(1) 参与卫生行政部门制定全省（市）儿童眼保健工作发展规划，完成卫生健康委员会委托的儿童眼保健相关业务的督导检查、质量控制和考核评估。

(2) 负责制订全省（市）儿童眼保健工作规范及技术常规，做好适宜技术的推广和使用，开展专业理论培训与技术指导。

(3) 掌握本省（市）儿童常见眼病、近视、弱视等眼病的流行病学特征，做好相关资料的统计分析及报告，提出防治意见和建议，为卫生行政部门决策提供依据。

(4) 建立完善的儿童眼保健三级网络，为机构管辖或服务范围内的0—6岁儿童定期进行眼及视力保健，为3—6岁儿童建立视力健康电子档案，落实儿童眼病的早预防、早发现、早干预、早治疗、早康复的闭环管理，推行并实施儿童眼保健三级网络管理和分级诊疗。

(5) 加强儿童眼保健专科能力建设，开展各年龄阶段的儿童眼病诊治，对早产儿视网膜病变等新生儿眼病筛查。

(6) 开展儿童视觉发育、斜弱视和近视等儿童眼病防治的应用研究，开展对家长、幼儿园老师的儿童眼保健科普宣传和健康教育。

2. 建立儿童眼保健工作管理制度

通过建立健全相关的管理制度，实现儿童眼保健的全人群筛查，提高儿童眼保健工作质量，保证信息资料统计上报。管理制度主要包括儿童眼保健专科工作制度、健康教育制度、儿童眼及视力筛查管理制度、设备管理制度、专科档案管理制度、培训工作制度、基层指导工作制度及信息资料管理制度。体现在相关的工作指标、技术指标和管理指标如下。

(1) 工作指标

① 0—6 岁儿童眼及视力筛查覆盖率：儿童眼及视力筛查是儿童眼保健的基本要求和基础工作，已经纳入基本公共卫生服务内容，各级妇幼保健机构根据相关规定和服务能力开展筛查工作，评估儿童眼及视力筛查覆盖率是反映儿童眼保健管理的基本工作指标。

以区（县）为单位，0—6 岁儿童实际筛查人数占同期应筛查儿童人数的百分比，筛查覆盖率可根据各地具体情况制定分阶段目标，按照各年龄段的筛查要求，可分别评估新生儿、婴儿和幼儿的眼及视力筛查覆盖率。

② 6 岁儿童视力健康电子档案建档率：按照国家相关要求，0—6 岁儿童在定期接受眼保健和视力检查的基础上，建立能及时更新的儿童青少年视力健康电子档案，随儿童青少年入学实时转移，3—6 岁入园儿童视力健康电子档案建档率要求达到 100%，在建立视力健康电子档案基础上，结合屈光检查可调查 6 岁儿童近视率。

(2) 技术指标

① 儿童眼及视力筛查异常率：发现眼及视力异常的儿童是筛查工作的主要目的，是基层社区卫生服务中心、乡（镇）卫生院

防保科的儿童眼及视力筛查室（一级眼保健机构）的主要工作任务，发现异常对于儿童眼病的早诊断、早治疗至关重要，按照国家下发的、各省（市）制定的技术规范开展筛查，各个年龄段的儿童眼及视力筛查异常率在 10%（7%～15%）左右，过高和过低的筛查异常率都不符合正常人群的儿童眼病发病规律，对筛查异常情况进行统计分析和筛查工作质量进行评估。

② 弱视矫治率：我国儿童的弱视发病率为 0.81%～2.80%，弱视是影响儿童视觉发育的最常见眼病，是 6 岁前需要并能够治愈的儿童眼病，是区、县（市）妇幼保健所（院）的儿童眼及视力保健门诊（二级儿童眼保健机构）的主要工作内容。对眼及视力筛查异常的儿童复查、进一步眼科检查及散瞳验光，诊断为弱视的儿童按照《弱视诊治指南》等技术规范要求进行矫治及随访，弱视矫治率可根据各地具体情况制定分阶段目标，用来评估二级儿童眼保健机构的服务能力和技术水平。

③ 视网膜病变及眼病高危新生儿筛查率：对视网膜病变及眼病高危新生儿的筛查是省（市）妇幼保健院的儿童眼及视力保健专科门诊及符合相应条件医院（三级儿童眼保健机构）的重要工作内容，推广采用广域儿童眼底成像系统早期筛查是预防视网膜病变导致的盲和早期发现新生儿眼病的关键措施，视网膜病变筛查率要求达到 100%，是对妇幼保健院等接产医院普遍开展视网膜病变筛查工作的考核。

(3) 管理指标

① 登记台账：筛查机构按照规定登记或填报儿童信息、眼及视力筛查结果、随访或转诊情况；儿童眼保健门诊按照规定登记或填报筛查异常或基层转诊的儿童信息、弱视儿童的矫治和随访记录；儿童眼保健专科门诊按照规定登记基层转诊、视网膜病变及眼病高危新生儿的筛查、复查信息。

② 信息上报：将筛查信息汇总上报到辖区妇幼保健机构，妇幼保健机构定期收集、审核辖区内上报的眼及视力筛查工作报表，定期监督指导基层工作。

（二）工作内容及方法

1. 工作内容

(1) 掌握辖区儿童常见眼病及视觉发育状况和影响因素，了解辖区视力及眼保健服务提供现状，制订工作方案并实施。

(2) 对辖区的学校、托幼机构和散居儿童进行眼保健健康教育，提供儿童眼及视力常见问题的咨询与指导；对弱视、斜视、屈光不正及眼部常见的感染性及过敏性疾病进行早期诊断和治疗；对近视开展早期预防、干预与矫治。

(3) 对出生的新生儿进行常规的眼病筛查，对早产儿和高危新生儿根据国家相关规范使用广域儿童眼底成像系统或间接眼底镜进行眼底筛查；对发现的早产儿视网膜病变、视网膜母细胞瘤、先天性白内障、先天性青光眼等眼病患儿进行早期诊断，或转诊到相应级别的儿童医院、专科医院、综合性医院眼科进一步诊治。

(4) 指导辖区开展儿童眼病筛查及视力异常早期干预，建立基层转诊绿色通道，为基层提供技术支持，对辖区的儿童眼保健工作进行督导检查、质量控制和考核评估。

(5) 按照儿童眼保健分级管理的内容和要求，对基层人员专业理论培训，推广儿童眼及视力保健适宜技术和新技术。

(6) 收集、分析、上报和反馈辖区儿童眼保健服务相关数据和信息，开展对弱视、近视等眼病流行病学调查，对儿童眼病的防治开展应用研究。

2. 工作方法

儿童眼保健门诊对适龄儿童按照规范规定的时间定期开展

眼及视力筛查的筛查服务，经筛查疑似有视力或眼病的儿童以及早产、低出生体重等眼病高危儿进行专科检查及诊断，检查结果正常者进入定期筛查流程，检查结果异常者进行专科治疗或转诊临床眼科，并及时追踪随访。儿童眼保健专科门诊服务流程见图5-5。

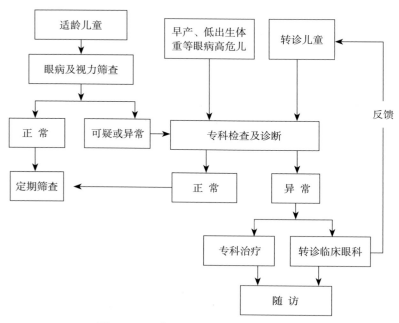

▲ **图 5-5** 儿童眼保健专科门诊服务流程图

（三）检查设备、设施和人员要求

1. 儿童眼保健专科门诊至少配备 3 名眼科或眼保健执业医师，2 名执业护士，1～2 名验光师。

2. 儿童眼保健专科门诊场地使用面积不低于120m²，至少应设置门诊室、验光室、检查室、治疗室和示教室，诊间不少于8间。

3. 儿童眼保健专科门诊设备配置应当与专科功能相适应。基本设备为儿童眼保健专科必备设备。

基本设备包括国际标准视力表或对数视力表灯箱、儿童图形视力表灯箱、检影镜及验光设备、焦度计、小儿屈光筛查仪、全自动电脑验光仪、色盲检查图谱、点状视力检测仪、同视机、直接检眼镜、间接检眼镜、手持眼压计、三棱镜组、便携式免散瞳眼底照相仪、立体视觉检测图、眼位板、台式裂隙灯、手持裂隙灯、视觉诱发电位检测仪、台式眼压计、弱视矫治系列设备、广域儿童眼底成像系统等。有条件可配备角膜地形图仪、综合验光仪、眼科超声诊断仪、生物测量仪等。

（张佩斌）

四、三级综合医院及儿童医院的儿童眼保健职能

（一）工作职责

三级综合医院及儿童医院眼科在儿童眼保健工作中的职责主要包括接收妇幼保健机构和基层卫生服务机构筛查异常儿童的转诊，进行疑难病例的诊疗；对基层眼保健工作者提供专业的培训和指导。三级综合医院及儿童医院眼科接诊的每个人的情况不同，病情严重程度也不同，针对每种眼病做个性化专业检查，进行综合分析、准确诊断和有效治疗。三级综合医院的各级医护人员努力规范诊疗技术，提高整体医治水平，精心打造专业专家学术团队诊疗特色专长，更好地为各类疑难疾病患者服务。

（二）工作内容及方法

1. 采集病史

家长代诉为主，要记录相关主要病史，可以使用段落式或表格式。既往史包括产前和产后史，出生体重、孕周、外伤史、手术或疾病治疗史，生长发育以及其他家族史、遗传疾病史等。

2. 常规眼科检查

(1) 视力检查：患儿年龄越大越能配合详细检查视力。

① 3 岁以上儿童通过教认视标可配合视力表检查。

② 不合作儿童根据需要选择定性筛查：眼外观、瞳孔光照反射、眼底红光反射、瞬目反射、注视与跟随、红球试验、中心注视、稳定注视和保持注视等。视物行为（抓取大夫手中的糖果小豆等）；拒绝遮盖试验：评估两眼视力不平衡的检查。

③ 其他视力检查方法：视动性眼球震颤，Teller 视力表，条栅视力表、图形视力表、Snellen 视力表和 LogMAR 视力表等，视觉诱发电位。

(2) 儿童眼视光检查：

① 屈光筛查：感光筛查技术（光反射照相）目的在于发现弱视原因，例如斜视、屈光介质混浊及屈光不正。目前常用 Spot 双目筛查仪、伟伦单目筛查仪等。自动验光仪利用自动检影验光或波前像差技术评估每只眼的屈光不正，例如散光、屈光参差、远视、近视等。小瞳孔下视网膜检影对婴幼儿屈光评估也有重要意义。

② 睫状肌麻痹验光：睫状肌麻痹剂包括1%阿托品眼用凝胶、0.5% 环喷托酯、复方托吡卡胺眼液。1% 阿托品眼凝胶适用于6 岁以下初诊儿童、有内斜视儿童和怀疑中高度远视屈光不正者。0.5% 环喷托酯和复方托吡卡胺滴眼液常用于 6 岁以上无斜视和复

诊患儿。自动验光仪应用目前比较普遍。客观的视网膜检影技术仍然是确定婴幼儿屈光状态的最佳方法。

③ 调节功能、聚散功能检查。

(3) 眼位和眼球运动检查：常用方法是角膜映光法、交替遮盖、遮盖 – 去遮盖试验，三棱镜加遮盖试验，三棱镜角膜映光法（Krimsky 法）。双眼眼球运动和单眼眼球运动，各方向诊断眼位眼球运动。麻痹性斜视分别检查右眼注视和左眼注视 33cm 和 6m 的斜视角。

(4) 裂隙灯检查、眼压检查、眼底检查和眼底照相。

3. 眼科特殊检查

(1) 复视像分析、牵拉试验（主动收缩和被动牵拉），远近立体视觉检查包括同视机 3 级视功能和九个诊断眼位，Titmus 立体视和颜少明教授立体图检查。

(2) 眼眶 CT 或磁共振影像学检查。

(3) 全麻下眼底早产儿视网膜病变等专业检查。

(4) 院内科内疑难病例讨论。

4. 儿童眼病常规诊疗基本项目

见表 5–1。

表 5–1　儿童眼病常规诊疗基本项目表

普通门诊及各项专业门诊	专家门诊
视力，眼压，眼视光 * 裂隙灯，眼底，视功能，验光配镜 门诊小治疗，门诊手术 影像学检查	眼前节、后节各专业专科特色检查 遵循各项眼病诊疗指南 全麻检查，疑难病例讨论，住院手术 确诊手术，随访复查，院内会诊

*.统一实行医疗措施、教学查房、学术交流和科研创新等联动机制

5. 三级综合医院及儿童医院的儿童眼保健工作流程

见图 5-6。

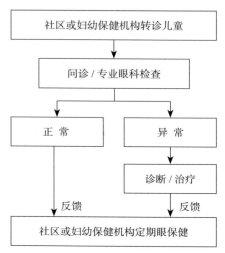

▲ **图 5-6** 三级综合医院及儿童医院的儿童眼保健工作流程图

（三）检查设备、场地和人员要求

配置与本地医院能开展的儿童眼病诊疗项目相适应的设备、设施和人员。

（吴　夕）

五、幼儿园眼保健管理

（一）工作职责

1. 根据国家和各地区对幼儿园眼保健工作要求，承担集体儿童眼保健工作。

2. 协助进行儿童眼睛健康检查，做好异常儿童管理，降低弱视等儿童常见眼病发生率，保护和促进儿童视功能的正常发育。

3. 利用保教结合的工作方法，为集体儿童创造安全的用眼环境，培养儿童良好的用眼卫生习惯，预防近视、眼外伤和传染性眼病。

4. 开展健康教育和健康促进工作，普及儿童眼保健知识，提高儿童和家长眼健康意识和能力。

5. 做好眼科数据记录和上报，按要求使用妇幼信息系统，及时、准确录入幼儿眼睛检查结果。

6. 幼儿园卫生保健人员应接受妇幼保健机构眼保健业务培训与指导，不断提高业务水平，定期对托幼机构内工作人员进行眼保健知识的培训。

（二）工作内容及方法

1. 眼健康检查

(1) 查看入园（所）健康检查中眼部检查结果，了解儿童眼健康情况，完善异常儿童的追踪管理，督促其进一步检查，发现问题，及早干预。

(2) 晨午检及全日健康观察，发现眼部异常。

(3) 协助妇幼保健院及其他承担幼儿园儿童健康体检的医疗卫生机构进行定期视力检查和眼病筛查。

① 每年的眼科体检前制订体检工作方案。包括视力检查场地和物品准备、人员分工、班级配合工作、现场组织工作、数据登记统计、复查矫治、数据录入上报工作等。

② 指定专人负责与眼科体检医疗机构协调检查事宜，并提前做好各项体检前准备。

● 体检前两周向家长下发体检工作通知，确保幼儿当日出勤率。

- 为了提高视力检查准确率，请保健医或幼儿园班级教师提前教会儿童指认视力表。可以用示教视力表模拟检查，以便孩子熟悉检查方法。

- 提供明亮、宽敞、符合检查所需的教室作为检查的房间。提前一天按照检查要求布置好场地，硬件配备齐全，备好记录表格或登记本。

- 班级教师让戴眼镜幼儿必须坚持全天戴镜，以达到最佳的矫正视力，有利于判断是否弱视治愈。

- 为保障检查过程中安静、有序，保健医提前安排好班级检查顺序，班级教师组织幼儿有序进行检查，避免吵闹影响检查结果。

- 视力检查时，安排一名保健医或教师帮助幼儿遮眼，防止偷看造成漏诊（图 5-7）。

- 准确、规范记录视力检查结果，防止左右眼视力记录混淆。

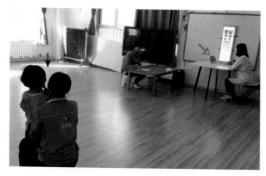

▲ **图 5-7** 幼儿园视力检查

检查人员从平面反光镜观看儿童指认动作（空心箭）；教师帮忙遮盖儿童眼睛（实箭）

2. 眼病儿童管理

对检查异常儿童进行登记管理，督促家长及时带患病儿童到医疗卫生机构进行诊断及矫治，按眼保健工作要求进行定期复查和在园日常生活管理。

(1) 首次视力检查异常儿童，两周后保健医复查视力。复查正常者转为日常管理。复查仍异常者保健医开具转诊单转诊至妇幼保健院或有儿童眼科的专业机构，及时向家长反馈健康检查结果并督促家长及早带儿童去诊治。确诊为视力低常的转为视力低常儿童管理。

(2) 对视力低常的儿童每 3 个月测查视力一次，并记录在"视力矫治登记册"上。保健医负责督促，追踪视力低常儿童矫治情况。将每年度确诊视力低常的幼儿登记在视力矫治登记册的登记上，每季度进行复查并将结果反馈给家长，指导其定期复查。

(3) 幼儿出现视物行为异常，眼睑，结膜、角膜等发现可疑异常、注视异常或眼位偏斜等情况，保健医要主动与家长沟通，提醒家长及时转诊至上级妇幼保健机构或其他医疗机构的相关专科门诊进一步诊治，并追踪诊断结果。

(4) 督促屈光不正儿童正确配戴眼镜，监督弱视儿童在园期间眼罩遮眼。

(5) 有条件的托幼机构可了解弱视儿童的矫治方法，协助在园（所）弱视儿童坚持弱视训练。

3. 预防传染性眼病

(1) 为儿童提供良好的卫生环境，做好毛巾、幼儿常接触物品的消毒。

(2) 确保儿童一人一巾不混用，教育儿童不用手揉眼睛。勤洗手。

(3) 晨检发现儿童如有眼睛红肿、分泌物增多等疑似传染病的情况应通知家长暂缓入园，及时就医。

(4) 发现眼部传染病后，做好患儿的隔离，活动空间和用具的消毒，防止传染病蔓延。患传染病的儿童隔离期满后，凭医疗卫生机构出具的痊愈证明方可返回园（所）。

(5) 保健医定期向教职工、家长做好传染性眼部的宣教，提高其防护知识和防护意识。

4. 预防眼外伤

(1) 注意玩、教具和生活设施的安全，各项活动应当以儿童安全为前提，预防尖锐物、光、电玩具眼损伤和眼碰伤。

(2) 幼儿活动场所应当远离烟花爆竹、锐利器械、强酸强碱等有害物品。幼儿不在具有危险的场所活动，不拿尖锐物品奔跑玩耍，注意玩具的安全性。

(3) 儿童眼内进异物时，不可揉搓，避免造成眼球表面划伤和继发感染，眼睑上的异物可以用干净棉签擦掉，眼球上的异物应送儿童找专业眼科医生取出。

(4) 儿童眼内进入化学物品时应立即用大量清水冲洗并及时医院就诊。

5. 安排一日生活

合理安排儿童作息时间和睡眠、活动、游戏等各个生活环节的时间，保证儿童每日充足的户外活动时间，培养良好的用眼卫生习惯。

(1) 科学安排儿童一日生活，保证户外活动每天至少 2h。

(2) 保证充足睡眠时间，让眼睛得到充分的休息，午睡时注意遮挡光源，儿童睡醒睁眼后不要立即开灯。

(3) 均衡营养膳食，保证钙质、维生素等营养素的摄入，不能过多摄入甜食。

(4) 按儿童年龄段提供高度适宜的桌椅，桌面高度不能过高，保证用眼距离。保证室内光线充足，图书区设置在采光较好的窗口处。不使用反光过强的纸张材料。

(5) 教师指导儿童看书写画时身体要坐直，胸离桌子一拳远，手离笔尖一寸远。使用电子产品要有一定距离，一般为屏面对角线的 5～7 倍，屏面略低于眼高。教师组织教学活动尽量少用多媒体，可适当使用投影仪。电子产品的亮度不能过强，不能在昏暗的光线下使用电子产品。

(6) 儿童持续近距离用眼不宜超过 30min，例如儿童进入美工区、图书区、拼插区等区域超过 30min 建议调换区域。电子产品使用时间每次不宜超过 20min，每天累计不宜超过 1h。儿童长时间用眼后建议教师组织幼儿向室外远眺或安排户外活动。

(7) 中小班尽量避免使用较细的笔书写画画，教会儿童正确的握笔姿势。

(8) 教师可根据儿童年龄特点组织儿童做眼保健操。

(9) 保教人员要注重儿童用眼卫生和用眼习惯的培养，保教管理人员经常进班进行规范指导。

6. 健康教育

(1) 针对幼儿园教师、儿童及家长开展不同形式的健康教育，内容包括眼病预防和良好用眼习惯的培养等。

(2) 按照眼保健工作常规的要求和结合园所眼保健的工作现状安排健康教育活动。可设立爱眼主题月，可利用爱眼日开展宣传活动，可开展主题系列活动。开展大型的爱眼活动应制订专项活动方案，有计划地组织实施，活动后梳理活动成果。

(3) 健康教育形式要多样化，服务对象也要多样化。可利用孩子们每天都能看到的五颜六色的墙饰、朗朗上口的儿歌、绘声绘色的故事、充满童趣的童话剧、生动有趣的小课堂等形式来教育幼儿如何爱护眼睛；利用家长课堂、宣传栏、网络家园平台、家长信、亲子手工制作等形式让家长参与到爱眼护眼的队伍中来；利用教学活动观摩、主题经验分享、教师讲座等形式加强教师的儿童护眼意识和行为。

(4) 保教结合。保健、教学要紧密合作，依托眼健康数据有导向、有重点的组织活动；以儿童为本，坚持趣味性，讲究实效性，最终让儿童受益。

7. 信息收集与管理

(1) 真实、完整记录儿童眼健康情况，掌握儿童眼健康状况。

(2) 将儿童眼睛检查结果按规定内录入妇幼信息系统，定期进行数据的质量控制，按要求汇总上报。保证录入数据的准确性和完整性。

(3) 掌握幼儿园儿童眼健康情况。

8. 幼儿园儿童眼保健工作流程

见图 5-8。

（三）设备、设施和人员要求

1. 设备

幼儿园配备标准对数视力表或国际标准视力表灯箱、遮眼板、视力指杆等眼科检查设备。

2. 场地及设施

具备宽敞、明亮的视力检查房间，不够 5m 长的房间可以用平面镜反光检查视力，要求房间至少 2.8m 长。

3. 人员

(1) 幼儿园必须聘请持有《卫生保健培训证》的卫生保健管理人员和专职人员承担幼儿园的眼保健工作。保健医及时向园领导传达上级对眼保健工作的要求，汇报眼保健工作的进展情况，在园领导的指导下，宣传、发动、协调幼儿园眼保健工作

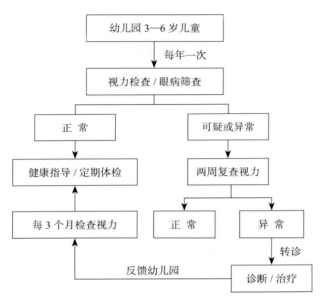

▲ **图 5-8　幼儿园儿童眼保健工作流程**

的组织管理。

(2) 加强保健人员的眼保健专业能力。开展眼保健知识和技能的学习活动，参加专科讲座、外园观摩等，加强对新入职保健医的指导。

(3) 形成园领导、保健人员、教师为主的三级网络管理模式。园领导组织保健、保教部门进行眼保健工作规划、部署；保健医和教学协商共同制订眼保健工作计划，指导班级幼儿的眼保健工作；教师发挥对幼儿眼保健健康教育的主体作用，有计划地落实眼保健工作。三个层面的人员要发挥职责，重视学龄前儿童眼健康疾病和行为的发展。

（冯晶晶　齐素艳　刘　冰）

六、中小学眼保健管理

（一）工作职责

1. 中小学卫生保健机构工作职责

(1) 负责辖区内中小学生体检的组织管理，每学期为中小学生安排一次眼睛健康体检，并建立健康档案，建档率达到 100%。

(2) 按照眼科检查规范要求进行学生眼科体检工作。

(3) 指导学校开展眼科常见病（如沙眼、近视、弱视等）防治，特别是协助学校做好近视防治，督促学生养成良好的用眼卫生习惯，加强学生用眼卫生的宣传教育工作。

(4) 对体检数据进行个体及群体评价，出具体检报告，提出健康指导意见，及时向学校及家长反馈。

(5) 对本辖区学生体检结果进行分析，定期上报上级行政部门。

2. 学校的工作职责

(1) 各学校成立健康管理领导小组，应做到群体干预和个体干预相结合。

(2) 加强宣教、减轻学生课业负担、培养良好的用眼习惯。

(3) 配合中小学卫生保健机构完成每年的眼科体检工作。包括提供符合健康体检的场地、体检前核对学生体检信息，保证学生体检表（体检卡）信息准确有效、负责体检前期和现场组织管理工作、补复测学生的初筛、体检数据反馈等。

(4) 校医应加大检测力度，每学期两次视力检查，发现学生视力下降及时发放家长信，通知本人及家长，请家长关注孩子视力情况，共同查找原因（握笔姿势、坐姿、读写时间、采光照明、用眼环境、睡眠时间等），并建议家长带孩子去妇幼保健机构或者设有眼科专科的医疗机构进一步检查。

(5) 班主任应掌握学生的视力情况，监督学生保持正确的读写姿势和握笔姿势，养成良好的用眼卫生习惯。

3. 工作目标

根据《中共中央国务院关于加强青少年体育增强青少年体质的意见》《学校卫生工作条例》《预防性健康检查管理办法》《全国学生常见病防治方案（试行）》等有关规定要求，国家卫健委、教育部联合制定了《中小学健康体检管理办法》，设定工作目标如下：建立健全视力不良预防控制工作的长期运行机制，根据普查数据，教育部、国家卫健委等八部门共同起草了《综合防治儿童青少年近视实施方案（征求意见稿）》。确定到 2023 年，力争实现全国儿童青少年总体近视率在 2018 年的基础上每年降低 0.5 个百分点以上，近视高发省份每年降低 1 个百分点以上。到 2030 年，实现儿童青少年新发近视率明显下降、视力健康整体水平显著提升，6 岁儿童近视率控制在 3% 左右，小学生近视率下降到 38% 以下。此目标已作为政府工作纳入评议考核。

（二）工作内容及方法

1. 眼健康检查

(1) 检查时间和内容

① 新生入学应建立健康档案。在校学生每年至少进行一次常规健康检查。

② 视力检查：每学期一次视力普查，五年一次体质调研抽查，重点监测学校每学年一次屈光普查及常见病筛查。

③ 沙眼检查：定期检查，观察疗效，对患病学生检查频率不得少于每年一次。

④ 色觉检查：六年级、七年级、中考招生、高中一年级

普查。

(2) 眼健康检查管理

① 筛查动员：儿童眼病及视力筛查是一项需要家长、学校及校医、教委保健所、保健所工作人员、眼科医生共同协作和配合才能够完成的系统工程。各级行政部门和教育部门需要共同协作，负责本地区的儿童视力和沙眼筛查的组织管理，制订实施方案。

② 组织管理：需要学校和校医协助做好组织管理工作。沟通确定筛查时间、场所、安排相对固定的工作人员，按照体检表要求填好学生基础信息，已戴眼镜的学生，请家长告知学生眼镜度数。

③ 组织筛查队伍，提供规范的操作。制定统一规范的筛查方法、筛查顺序、追访、转诊、统计汇总及上报等工作制度及相关设备的操作规程及评估标准。已戴眼镜的学生体检时戴眼镜，度数不足的学生需要串镜矫正。

④ 登记和追访：根据每年保健所体检的结果，对患病学生建档，对异常儿童进行登记，并将体检结果及时通知家长，敦促患病学生进行治疗，并对后续诊治情况进行随访。

2. 学生沙眼防治工作

(1) 按规范进行沙眼检查。

(2) 向学生及家长讲授沙眼防治知识，培养良好的卫生习惯，提倡一人一巾，用流动水洗脸，避免交叉感染；根据患病学生的情况有针对性的采取治疗措施。

(3) 改善卫生条件：按照《学校卫生工作条例》的要求，建立和完善学校卫生设施，改善学生住宿条件，做到学生在校有流动水洗手。

(4) 结果反馈：根据每年体检的结果，对患病学生建档，并将体检结果及时通知家长，敦促患病学生进行治疗。

3. 学生近视防控工作

我国儿童青少年近视率居高不下，近视低龄化、重度化日益严重，已成为一个影响青少年体质健康和国民体育素质的大问题。依据教育部等八部门印发的《综合防控儿童青少年近视实施方案》要求，有针对性、有步骤地对学生视力不良进行重点干预，切实加强儿童青少年近视防控工作。各地可以根据当地实际情况制定针对性措施。

(1) 明确责任、协同推进

① 各单位要建立校领导、班主任、学校卫生专业技术人员（保健教师）、家长代表、学生视力保护委员和志愿者等学生代表为一体的视力健康管理队伍，明确和细化职责。

② 将学生视力保护工作纳入学校管理、教师管理和班级管理内容，按照《中小学学生近视眼防控工作岗位职责》，落实各有关部门和人员的职责，并作为年终考核、班级评优评先的依据，以此形成学校领导、教师、学生人人重视，齐抓共管的"防近"工作机制。

③ 对儿童青少年体质健康水平连续三年下降的学校对学校法人依法依规予以问责。

(2) 改善校园视觉环境

① 制定科学规范的学生在校作息制度。严格按照规定的课程计划，安排每周课程和作息时间。依据学生学习和生活规律，按照静动结合、视近与视远交替的原则安排每天课程与活动。保证小学生每天睡眠 10h，初中学生 9h，高中学生 8h。

② 切实减轻学生课业负担。改进教学方法，提高课堂教学的质量和效率，切实做到不拖堂。严格控制考试的科目与次数，限制课外作业量。不随意增加学科教学学时，不占用节假日、双休

日和寒暑假组织学生上课。学校要统筹学生的家庭作业时间，小学一、二年级不留书面家庭作业，小学其他年级书面家庭作业控制在 60min 以内；初中各年级不超过 90min。

③ 建立健全眼保健操制度。将每天两次眼保健操时间纳入课表，组织学生认真做好眼保健操。

④ 根据教室采光照明情况和学生视力变化情况，每月可调整一次学生座位。根据学生身高变化，及时调整其课桌椅高度。

⑤ 坚持学生每天 1h 体育锻炼制度。保质保量上好体育课，认真开展大课间体育活动和丰富多彩的户外体育活动，切实保证学生每天参加 1h 体育活动。

⑥ 规范班级环境设置，保证教室照明充足，用眼舒适。

- 保证教室内所有学生合理的用眼距离，教室前排课桌前缘与黑板应有 2m 以上距离，后排课桌后缘与黑板的水平距离：小学不超过 8m，中学不超过 8.5m。

- 按国家规定的标准要求，提供与学生身高相符合的课桌椅，每间教室内应预置 1～3 种不同型号的课桌椅（有条件的学校应配置 2 种以上型号的课桌椅），或配备可调试课桌椅。

- 教室黑板应完整无破损、无眩光，挂笔性能好，便于擦拭；黑板下缘与讲台地面的垂直距离：小学为 0.8～0.9m，中学为 1～1.1m；讲台桌面距教室地面的高度一般为 1.2m。

- 教室采光应符合国家相关卫生标准。单侧采光的教室光线应从学生座位左侧射入，双侧采光的教室主采光窗应设在左侧；教室墙壁和顶棚为白色或浅色，窗户应采用无色透明玻璃；教室采光玻地比（窗的透光面积与室内地面面积之比）不得低于 1∶6（新建教室采光玻地比应达到 1∶4）。

- 教室照明应配备 40W 荧光灯 9 盏以上，且灯管应垂直于黑板；教室照明应采用配有灯罩的灯具，不宜用裸灯，灯具距桌面的悬挂高度为 1.7～1.9m；黑板照明应另设 2 盏横向 40W 荧光灯，并配有灯罩；课桌面和黑板照度分布均匀，照度应符合国家标准（建筑照明设计标准 GB50034—2004）要求。自然采光不足时应及时辅以人工照明。

(3) 建立视力定期监测制度

① 每学期对学生视力状况进行两次监测，做好学生视力不良检出率、新发病率等各类指标的统计分析，对有视力下降趋势和轻度近视的学生进行分档管理，并有针对性地实施相关"防近"措施。

② 根据每年保健所体检的结果，对患病学生建档，敦促患病学生进行治疗，并将体检结果及时通知家长，敦促家长及时去医疗机构检查和治疗。

③ 为视力不良学生建立市、区级眼科绿色通道，早发现、早干预、早治疗，全力保障学生视力健康。

(4) 加大健康教育力度

① 按照《中小学学生预防近视眼基本知识与要求》，在学校师生及家长中，广泛、深入开展视力保护宣传教育。宣传科学用眼、预防近视等眼保健知识，培养学生爱眼、护眼意识，养成正确的读写姿势和用眼卫生习惯。

② 每学期开学初和学期结束放假前，通过品德与生活课或体育与健康课、主题班队会等，集中对学生进行一次保护视力教育，使之与经常性"防近"宣传教育有机结合，促使"防近"宣传教育经常化、制度化。

③ 利用家长学校、家长会等平台，向学生家长宣传保护视力、预防近视的知识和方法，指导和督促家长为学生提供有利于视力保护的学习环境，控制学生近距离用眼时间，积极引导家长

以身作则，带动和帮助孩子养成良好用眼习惯。

④ 教师应将培养学生良好用眼卫生习惯贯穿于整个课堂教学中，随时纠正学生不良读书写字姿势，帮助学生建立良好的用眼卫生习惯和行为。课间督促学生到室外活动或远眺。

（三）儿童青少年近视监测

根据教育部、国家卫健委等八部门共同颁布的《综合防治儿童青少年近视实施方案》，从 2018 年开始在全国范围内每年进行一次儿童青少年近视监测工作。监测人群包括学龄前大班和小学、初中、高中生和大学生。近视监测工作要求如下。

1. 组织协调

监测工作由各地区卫生行政部门、疾控部门和具体检测人员协调完成，工作开始前要明确各方职责和任务。

2. 检测人员

至少 1 名持有眼视光相关的国家执业医师资格证书的眼科医师，以及若干持有眼视光相关的技师或护士资格证书的专业人员或学校卫生领域的专业人员组成。所有检测人员都应接受培训，理论考核和操作考核合格后方能上岗。

3. 检测项目

包括远视力检查和屈光检测。检测规范可参考国家卫健委发布的《儿童青少年近视筛查规范》。视力检查需注意的是，对于幼儿园大班和小学一年级学生视力检查前应先教认视力表，确认会指认后再检查。

4. 质量控制

每天的检测中以随机方式按 5% 的比例抽取复测对象，进行左右眼裸眼视力、戴镜视力、球镜和柱镜度数的复测，以检验检测误差。若复测后发现检测误差超出允许范围（裸眼和戴镜视力

误差超过 ±1 行；等效球镜度数误差绝对值超过 0.50D），应及时与检测人员研究，找出原因，及时改进，直至合乎要求后方可继续检测。

5. 转诊

筛查结果不具有临床诊断意义，确诊需到眼科医疗机构进行进一步检查。依据 2019 年 9 月国家卫健委颁布的《儿童青少年近视防控关键适宜技术指南》，对于近视及其他异常按照儿童青少年近视监测流程图转诊（图 5-9）。

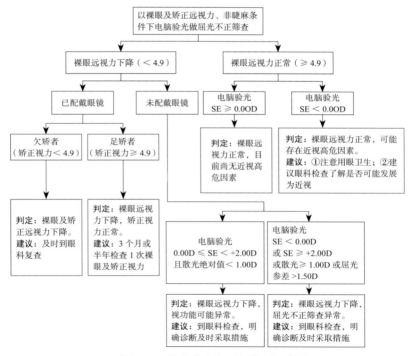

▲ 图 5-9　儿童青少年近视监测流程图

（端木红艳）

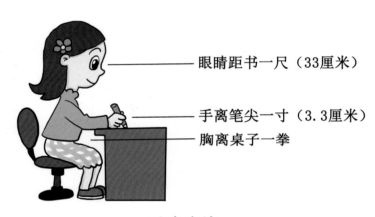

眼睛距书一尺（33厘米）

手离笔尖一寸（3.3厘米）

胸离桌子一拳

正确坐姿

第6章
儿童常见眼病及防治

儿童时期是视觉发育的关键期，此期内发生的眼病，如果没有得到及时治疗，则可能给患儿视觉发育造成严重影响，甚至终身视力残疾。因此，作为眼保健医生，要熟悉儿童常见的眼病及防治方法，使其能够早期被发现并得到有效治疗。本章就儿童常见的眼病及其防治做详细的介绍。

一、早产儿视网膜病变

（一）概述

早产儿视网膜病变是一种发生于早产、低体重儿的视网膜血管异常增生性疾病。

早产儿视网膜病变是导致世界范围内儿童盲的重要原因之一，占儿童盲的 6%～18%，世界卫生组织"视觉项目"已将其列为高收入国家的重要致盲原因。据 2018 年中国多中心横断面调查研究显示，中国新生儿重症监护室（neonatal intensive care unit，NICU）中胎龄＜ 34 周的早产儿出院前视网膜病变发生率为 16.4%。

视网膜病变的发生与早产、视网膜血管发育不成熟密切相关。另外，不规范用氧对视网膜血管发育也有一定的影响，其他如生后体重增长率低、妊娠期高血压疾病、妊娠期糖尿病、新生儿呼吸窘迫综合征、感染等多种因素同时存在时，视网膜病变的发生概率会成倍增加。

目前，视网膜病变筛查方法主要为双目间接检眼镜检查和广域数字化视网膜图像采集系统检查，或两种方法联合使用。

（二）病因

视网膜病变的病因主要是早产、视网膜血管发育不成熟，吸氧是致病的危险因素。

正常视网膜血管系统在胚胎 4 个月以前，无血管发育，妊娠后半期视网膜血管逐渐向周边发育，鼻侧血管约在孕 36 周，而颞侧则在孕 40 周时方能完全发育至锯齿缘。"氧"是保障早产儿生存最基础的"药"，但未发育成熟的视网膜对氧极为敏感，如果暴露于高氧环境下或血氧水平急剧波动等，可使正常的视网膜血管停止发育，导致视网膜缺氧，缺氧刺激产生血管内皮生长因子（vascular endothelial growth factor，VEGF）使得视网膜产生新生血管，这样在短时间内失控生长的新生血管往往出现形态和功能上的异常，更重要的是，这些不健康的视网膜血管并不能形成正常的血管屏障，表现为近外周视网膜有血管与无血管区交界处毛细血管扩张和渗漏，发生视网膜病变。人胚胎期视网膜血管发育见图 6-1。

（三）临床表现

1. 早产儿视网膜病变的临床分区（国际分类法）

视网膜病变眼底分区对预测眼组织结构预后不良的风险有重要意义。根据病变部位主要分为 3 个区（图 6-2 和图 6-3）。

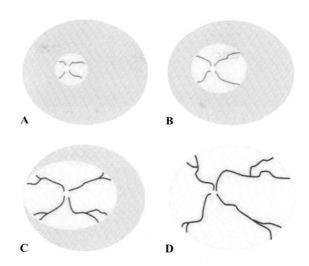

▲ **图 6-1　人胚胎期视网膜血管发育示意图**

A. 胚胎 16 周时后极部视网膜血管化；B. 胚胎 26 周时视网膜血管化接近 Ⅱ 区；
C. 胚胎 36 周时鼻侧视网膜血管化；D. 胚胎 40 周时视网膜全血管化

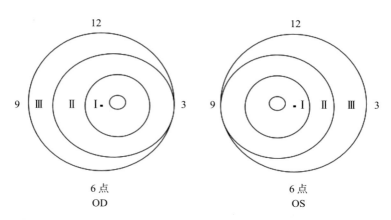

▲ **图 6-2　早产儿视网膜病变临床分区示意图（中间小环为视盘）**

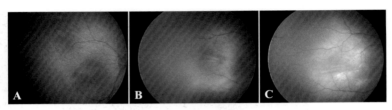

▲ **图 6-3　早产儿视网膜血管发育眼底图**

A. Ⅰ区视网膜血管形成，Ⅱ区、Ⅲ区视网膜未血管化；B. Ⅱ区视网膜血管化，Ⅲ区视网膜未血管化；C. Ⅲ区视网膜血管化，视网膜血管发育完全（此图彩色版本见书末彩图部分）

Ⅰ区：以视盘中央为中心，视盘中央到黄斑中心凹距离的 2 倍为半径画圆所包括的区域范围。

Ⅱ区：以视盘中央为中心，视盘中央到鼻侧锯齿缘为半径画圆，除去Ⅰ区以外的环形区域。

Ⅲ区：Ⅱ区以外剩余的部位。

早期病变越靠近后极部（Ⅰ区），进展的风险性越大。

2. 早产儿视网膜病变的临床分期（国际分类法）

按病变严重程度分为 5 期。

1 期：约发生在矫正胎龄 34 周，在眼底视网膜颞侧周边有血管区与无血管区之间出现分界线；分界线常在颞侧出现，其特征为灰白色、略带奶黄色，细小、低平、分界清楚。分界线后视网膜血管末梢常常伴有异常分支或吻合血管形成，呈"毛刷状""羽翼状"改变。诊断 1 期病变必须有明确的"分界线"形成（图 6-4）。

2 期：平均发生于矫正胎龄 35 周（32—40 周），眼底分界线隆起呈嵴样改变。即"分界线"进一步发展加宽、体积增大呈"嵴"样，突向玻璃体，"嵴"呈白色到奶油色。在嵴后缘，可见视网膜小丛状血管位于视网膜表面（图 6-5）。

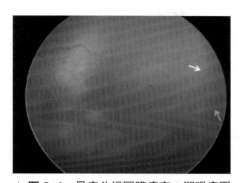

▲ **图 6-4** 早产儿视网膜病变 1 期眼底图

颞侧周边部灰白色分界线（白箭），无血管区（蓝箭）（此图彩色版本见书末彩图部分）

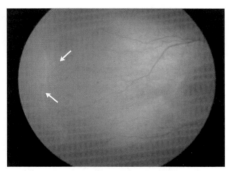

▲ **图 6-5** 早产儿视网膜病变 2 期眼底图

病变"嵴"呈白色（蓝箭），末梢视网膜"丛状小血管"（白箭）位于视网膜表面（此图彩色版本见书末彩图部分）

3 期：平均发生于矫正胎龄 36 周（32—43 周），眼底嵴样病变上出现视网膜血管扩张增殖，伴随纤维组织增殖；阈值前病变平均发生于矫正胎龄 36 周，阈值病变平均发生于矫正胎龄 37 周。视网膜血管可出现交通支或形成新生血管网，增生的纤维组织可突破视网膜内界膜进入到玻璃体腔，呈绒毛状，粗糙、参差不齐。纤维组织继续增生发展，丛状小血管相互吻合、牵拉，成不规则状，血管紧邻嵴的后缘，通常与嵴不相连接。相互吻合的血管呈腊肠状，平行于嵴走行。进入嵴内的视网膜血管扩张、纡曲、充血。嵴上或嵴周常伴有视网膜出血（图6-6）。

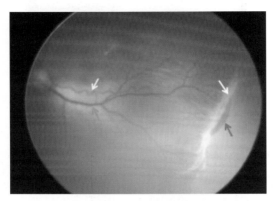

▲ **图6-6　早产儿视网膜病变3期眼底图**
颞侧宽、隆起的嵴（白箭），表面绒毛状，粗糙、参差不齐；嵴呈浅棕色，嵴上见片状出血（红箭）提示新生血管形成，嵴后缘区大量丛状小血管。静脉呈腊肠状扩张（蓝箭），动脉纡曲（黄箭）（此图彩色版本见书末彩图部分）

4 期：由于纤维血管增殖发生牵拉性视网膜脱离，先起于周边，逐渐向后极部发展；此期根据黄斑有无脱离又分为 A 和 B，4A 期无黄斑脱离；4B 期黄斑脱离（图6-7）。

5 期：视网膜发生全脱离（约在出生后 10 周）。病变晚期前房变浅或消失，可继发青光眼、角膜变性、眼球萎缩等（图6-8）。

3. 早产儿视网膜病变临床范围的划分（国际分类法，图6-9）

在临床上常按钟点数表述受累区域范围，将双眼底视为左右两个独立的"钟面"，按"钟面"圆周360°计算，每相邻钟点病

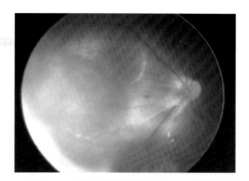

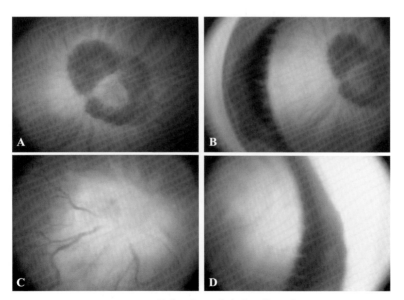

▲ **图 6-7** 早产儿视网膜病变 **4B** 期眼底图

血管弓上、下支被牵拉，走行僵直，牵引性视网膜脱离累及黄斑区（此图彩色版本见书末彩图部分）

▲ **图 6-8** 早产儿视网膜病变 **5** 期眼底图

双眼视网膜全脱离，贴合于晶状体后囊膜表面，锯齿缘离断（此图彩色版本见书末彩图部分）

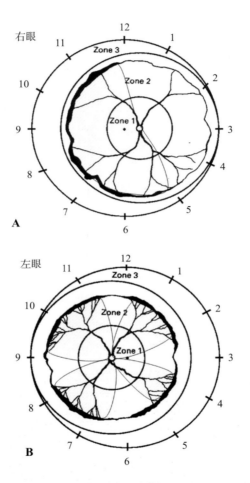

▲ 图 6-9　早产儿视网膜病变临床范围示意图

A. 右眼Ⅱ区 3 期病变连续累计 5 个钟点；B. 左眼Ⅱ区 3 期病变间断累计 8 个钟点

变区域，其范围为 30°。

4. 阈值病变和阈值前病变

阈值病变平均发生于矫正胎龄 37 周，是需要治疗的病变，指：Ⅰ区或Ⅱ区的 3 期病变，相邻病变连续至少 5 个钟点，或累计达 8 个钟点，合并附加病变。

阈值前病变指存在明显视网膜病变但未达到阈值病变的严重程度，平均发生于矫正胎龄 36 周，分为Ⅰ型和Ⅱ型。

Ⅰ型（高危性阈值前期病变，不良预后结局的比例 ≥ 15%）：Ⅰ区，伴有附加病变的各期早产儿视网膜病变，或不伴有附加病变的 3 期早产儿视网膜病变；Ⅱ区，伴有附加病变的 2 期或 3 期早产儿视网膜病变。

Ⅱ型（低危性阈值前期病变，不良预后结局的比例 ≤ 15%）：Ⅰ区，不伴有附加病变的 1 期或 2 期早产儿视网膜病变；Ⅱ区，不伴有附加病变的 3 期早产儿视网膜病变。

阈值病变和Ⅰ型阈值前病变，必须及时施行规范治疗。

5. 附加病变（plus disease）及附加前期病变（图 6-10）

附加病变提示活动期病变的严重性，指后部至少 2 个象限的

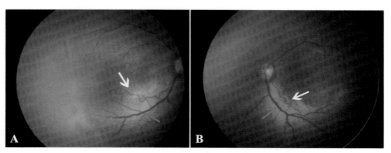

▲ 图 6-10　附加性病变及附加性前期病变

A. 附加性病变。静脉扩张（蓝箭），动脉纡曲（黄箭）；B. 附加性前期病变。静脉稍扩张（蓝箭），动脉稍纡曲（黄箭）（此图彩色版本见书末彩图部分）

视网膜静脉扩张和小动脉纡曲、变形；严重者表现为虹膜血管充血、怒张，瞳孔强直不易散大；玻璃体混浊、出血，甚至视网膜前出血。视网膜血管扩张、纡曲范围用 +～+++ 表示，累及 2 个象限标注为 plus+，3 个象限为 plus++，4 个象限均有为 plus+++，记录于分区、分期后。

2005 年，临床多中心专家提出附加前期病变概念：眼底后极部视网膜动脉较正常纡曲、静脉扩张但尚未达到诊断附加性病变的眼底血管异常。

6. 急进型后极部早产儿视网膜病变（图 6-11）

此型早产儿视网膜病变常发生在超早产、极低体质量儿。病情重、发展快且病程不按常规过程逐步发展，多呈越期、跳跃式进展。病变往往发生于后极部，通常位于 1 区，常累及 4 个象限，有显著的 plus 病变，小动脉与小静脉因血管扩张而不易区分，分界线不规则，病变平坦，嵴不明显；在血管化区与未血管化区分界处可有不同程度出血，在视网膜动静脉之间可有交通支形成，可有一定程度增生性视网膜病变。病变进展迅速，如治疗不及

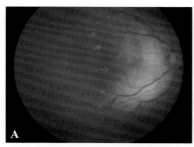
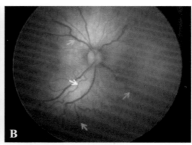

▲ **图 6-11** 急进型早产儿视网膜病变眼底图

A. 视网膜血管发育至Ⅰ区及Ⅱ区后部（红箭）；B. 四个象限血管迂曲（白箭）、扩张明显（黄箭），末梢血管交通支形成（蓝箭）（此图彩色版本见书末彩图部分）

时，常在短时间内发生广泛的牵引性视网膜脱离而进展至视网膜病变 5 期，预后差。

7. 瘢痕性（退行性）病变

也可称之为"自然性消退或自行性消退"。瘢痕性（退行性）病变可包含视网膜病变静息和退行性变化，也可包含牵拉性瘢痕形成。退行性改变多发生在分界线部位，主要病变指标有 2 项：①周边部血管性病变：视网膜血管化停止，无视网膜血管分支发育异常；血管弓在周边部环形联结；形同毛细血管扩张的血管改变；②后极部血管性病变：血管迂曲，颞侧血管变直；颞侧血管弓的血管分支夹角变小。视网膜病变（周边部，后极部）包括：色素性变化；视网膜变薄；玻璃体视网膜内界面变化。

8. 荧光素眼底血管造影在视网膜病变中的应用

荧光素眼底血管造影（fluorescein fundus angiography，FFA）在视网膜病变中的应用主要包括：①从血液循环角度提高了对视网膜病变的认识，由此提出视网膜血管无灌注区，动、静脉吻合支，视网膜血管末端"环状血管"，末梢血管分支增加，增生嵴上新生血管形成及渗漏，视网膜下液等异常病变概念；②提高视网膜病变诊断水平。对视网膜病变分期、分区的准确性判断；预测阈值期视网膜病变的发生，有利于早期诊断、把握治疗时机；③疗效评价：更客观评价抗 VEGF、激光光凝术以及巩膜冷冻术后新生血管的消退、增殖性病变的退行情况。随访中依 FFA 检查结果能清楚了解有无活动性血管性病变复发，是否要采取补充治疗。

（四）诊断

1. 诊断依据

早产儿视网膜病变根据早产、低体重和上述视网膜病变表现诊断，临床诊断标准遵循 2005 年修订的视网膜病变国际分类标准进行。建议视网膜病变诊断报告的书写应包含以下内容："视网膜病变 ＿＿＿＿ 区，＿＿＿＿ 期，＿＿＿＿ 附加性病变或前附加性病变（无，+，++，+++），其他病变"。其他病变指视网膜出血、玻璃体积血、先天性白内障等。如Ⅱ区 2 期视网膜病变合并 plus 病变，记录为："视网膜病变Ⅱ区 2 期 plus+，其他（－）"。建议进一步标注：是否"阈值期"，"阈值前期"（Ⅰ型、Ⅱ型），方便指导早期治疗。

2. 鉴别诊断

早产儿视网膜病变早期病例应与以周边视网膜血管改变和视网膜牵拉为主要表现的疾病相鉴别，如家族性渗出性玻璃体视网膜病变（familial exudative vitreoretinopathy，FEVR）、色素失禁症等，晚期病例需与表现为白瞳症的疾病鉴别，如先天性白内障、永存原始玻璃体增生症、视网膜母细胞瘤（retinoblastoma，RB）、Coats 病、Norrie 病等。

（五）治疗原则

1. 激光光凝治疗

(1) 适应证：阈值病变和阈值前 1 型视网膜病变建议 72h 内进行激光治疗。治疗原理是通过激光光凝破坏周边无血管区，减少需氧量，降低 VEGF 水平，抑制新生血管，控制病情发展。

(2) 激光光凝方法（图 6-12）：采用表面麻醉联合镇静 / 全麻下在手术室或者 NICU 病房床旁完成激光治疗；使用双目间接眼底镜激光输出系统，待患儿瞳孔完全散大后进行。激光波长可以选择 810nm（红外）激光或 532nm 激光，临床上选用 810nm 波长激光较多，其优点是穿透力强，不容易引起晶状体损伤。

激光初始能量需根据激光波长和眼底色素情况从低能量开

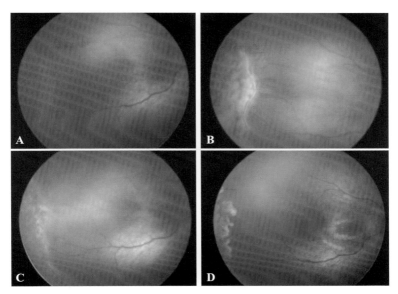

▲ 图 6-12　早产儿视网膜病变激光光凝治疗眼底图

A. 激光光凝术治疗前 2 天，诊断视网膜病变 3 期（阈值期病变）；B. 激光光凝术治疗当天，视网膜激光光凝无血管灌注区；C. 激光光凝术后一周，"嵴"开始消退，plus 病变减轻；D. 激光光凝术后一个月，原"嵴"前区光凝斑融合、色素形成良好（此图彩色版本见书末彩图部分）

始，逐渐升高能量以达到 3 级光斑为宜，曝光时间 0.15～0.2s，间隔时间需根据手术者熟练程度以及患儿镇静程度设置 0.2～0.3s，光斑间距每一光斑之间相隔半个光斑距离。中周部一般可直接光凝，而周边部视网膜则需通过巩膜顶压配合。激光光凝范围为病变嵴至锯齿缘之间的全部无血管区，但病变嵴除外。若病变进展较快、接近 4 期病变或嵴后有"爆米花"样改变，嵴后也可适度激光。术中可使用广域数字化视网膜成像系统拍照成像，发现"遗漏区"，当即补充激光光凝治疗。术后应局部应用糖皮质激素类滴眼液和睫状肌麻痹剂。术后 1 周复诊，激光反应良好者，表现为附加病变消退、血管嵴消失、光斑融合成色素斑块；若"plus"病变未见消退、持续存在或纤维血管增殖继续发展，提示可能有"遗漏区"，或光凝不足，需补充光凝。

2. 抗 VEGF 治疗

VEGF 是主要的促血管生成因子之一，降低 VEGF 表达可抑制新生血管的形成，促进视网膜血管正常发育。玻璃体腔注射抗VEGF 制剂是视网膜病变治疗的新进展之一，目前多使用贝伐单克隆抗体（Avastin）、雷珠单克隆抗体（Lucentis）以及融合蛋白等药物。

(1) 适应证：对于早产儿视网膜病变、Ⅰ区及Ⅱ区偏后极部并伴有 plus 病变以及部分 4 期视网膜病变，因行激光光凝破坏性大或无法完成激光光凝时或玻璃体切割术前，可考虑进行玻璃体腔抗 VEGF 治疗，以达到控制病情、度过危险期并使视网膜血管继续向周边发育的目的。

(2) 玻璃体腔注药方法：玻璃体腔药物注射建议在表面麻醉联合镇静或全麻下进行，并由新生儿科医生监护。注药步骤：常规消毒术眼、铺巾及术眼贴膜，0.5% 艾尔卡因滴眼液或盐酸奥布卡因滴眼液表面麻醉，开睑器开睑，0.1% 碘伏溶液或 0.5% 聚维酮碘消毒液浸泡结膜囊，60～90s，固定好患儿头部，于颞下方角膜缘后 1.0～1.5mm 处垂直眼球壁进针，深度至少大于 1mm，玻璃体腔注射药物 0.03ml，注射完毕后结膜囊涂抗生素眼膏，眼垫包封术眼。

视网膜病变抗 VEGF 治疗后改变见图 6-13。

(3) 注意事项：玻璃体腔药物注射最为严重的并发症是感染性眼内炎，要准确把握适应证，严格无菌操作及护理。最常见的并发症是由于进针方向和方法错误引起的，如白内障、脉络膜脱离、玻璃体积血以及视网膜裂孔或脱离等。另外，玻璃体腔药物

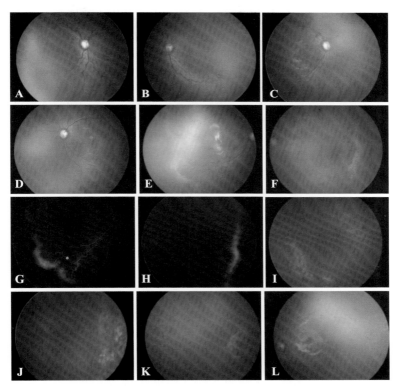

▲ 图 6-13　视网膜病变抗 VEGF 治疗后改变

A、B. 早产儿视网膜病变抗 VEGF 治疗前，视网膜血管发育局限于Ⅰ区范围，血管迂曲、扩张明显，末梢血管交通支形成；C、D. 双眼抗 VEGF 治疗 1 周后复查，视网膜血管迂曲、扩张情况明显改善；E、F. 双眼抗 VEGF 治疗 8 周后复查，病变"嵴"出现，见"棉绒样""爆米花"样改变，"嵴"后缘区大量"丛状"小血管；H. FFA 示，双眼视网膜Ⅱ区血管末梢均呈毛刷样改变，颞侧可见明显增宽的嵴，嵴后见强荧光；中晚期"丛状"小血管可荧光素渗漏，提示病变活动；I、J. 给予双眼视网膜激光光凝治疗；K、L. 双眼视网膜激光光凝术后 6 周，病变"嵴"消失，视网膜血管走行趋于正常（此图彩色版本见书末彩图部分）

注射剂型选择与剂量、治疗后的复发情况也是我们进一步探索和研究的课题。抗 VEGF 治疗远期对视网膜形态结构、视力、屈光状态以及全身血管系统发育影响如何仍不明确。

3. 冷凝治疗

(1) 适应证：早年治疗视网膜病变的方法之一，但并发症较多，组织损伤大。目前该手术仅用于激光光凝术治疗反应差或无效、屈光间质混浊、周边部不易光凝区的治疗，以补充激光光凝不足。

(2) 冷凝方法：通常在全麻状态下进行，双目间接眼底镜直视下冷凝无血管区，避开冷凝嵴、纤维血管组织及血管，以防出血。冷冻强度以视网膜出现淡白色反应为宜，避免过度冷凝。术后使用睫状肌麻痹剂、糖皮质激素类滴眼液及非甾体类抗炎滴眼液局部用药 2～4 周。

4. 巩膜扣带术

巩膜扣带术适用于刚刚开始影响到Ⅰ区的视网膜病变牵拉性视网膜脱离（4b 期和 5 期）及合并裂孔的牵拉性视网膜脱离。4a 期 ROP 的治疗可先予以观察。

5. 玻璃体视网膜手术

适应证与手术并发症：①玻璃体牵拉明显，特别是后极部受累患者，巩膜扣带术难以有效时，应选择玻璃体视网膜手术。②5 期视网膜病变或伴有明显后极部牵拉的 4b 期视网膜病变。手术目的是清除增殖膜，解除牵拉，恢复视网膜活动度并复位视网膜。③视网膜病变激光光凝或抗 VEGF 治疗术后，病变嵴不能消退，玻璃体继续增殖、视网膜牵拉加重的患儿。

视网膜病变玻璃体手术操作难度大，手术并发症较多，如处理不善，可导致永久性失明，甚至眼球萎缩。

（六）早产儿视网膜病变筛查综合管理

早产儿视网膜病变筛查是儿童眼病防治不可或缺的重要组成部分，切实可行的防治举措离不开科学的综合管理。

1. 筛查标准与指南

早产儿视网膜病变防治最行之有效的方法就是建立规范、合理的筛查机制，通过早期筛查和正确、合理、规范的医学干预，以达到阻止病变发展的目的。

2004年，卫生部（现国家卫生健康委员会）颁布《早产儿治疗用氧和视网膜病变防治指南》，对我国的早产儿氧疗及视网膜病变的防治起到了很好的规范和指引作用。2014年中华医学会眼科学分会对《指南》进行修订，在原《指南》筛查标准上做了明确的细化，对于筛查的指导性和操作性更强（表6-1和表6-2）。

表6-1 首次眼底检查时间（周）
（2013年中国医师协会新生儿科医师分会修订版）

出生胎龄	初次检查时胎龄	出生胎龄	初次检查时胎龄
22—27	31	31	35
28	32	32	36
29	33	33	36
30	34	34	36

2. 早产儿视网膜病变评估

早产儿及低体重儿视网膜疾病的发生和发展与出生胎龄、出生体重、治疗用氧以及全身疾病等情况密切相关，应结合这些情况评估风险大小，严格参照《早产儿治疗用氧和视网膜病变防治指南》，尽快确定初次筛查的时间、筛查地点及筛查方法、复查及随访方案。

表 6-2   2014 年中华医学会眼科学分会眼底病学组修订版筛查指南

筛查标准	出生体重＜ 2000g，或出生孕周＜ 32 周的早产儿和低体重儿，对患有严重疾病或有明确较长时间吸氧史，儿科医师认为比较高危的患者可适当扩大筛查范围
筛查起始时间	出生后 4—6 周或矫正胎龄 31—32 周
干预时间	阈值病变或 1 型阈值前病变
筛查方法	散大瞳孔，使用双目间接检眼镜、广域数字化视网膜图像采集系统，联合巩膜压迫法进行检查
筛查间隔	① I 区无视网膜病变，1 期或 2 期视网膜病变每周检查 1 次；② I 区退行视网膜病变，可以 1～2 周检查 1 次；③ II 区 2 期或 3 期病变，可以每周检查 1 次；④ II 区 1 期病变，可以 1～2 周检查 1 次；⑤ II 区 1 期或无视网膜病变，或 III 区 1 期、2 期，可以 2～3 周随诊
终止筛查条件	①视网膜血管化（鼻侧达锯齿缘，颞侧锯齿缘 1 个视盘直径）；②矫正胎龄 45 周，无阈值病变或阈值前病变，视网膜血管已发育到 III 区；③视网膜病变退行

3. 早产儿视网膜病变筛查管理

(1) 筛查前管理

① 筛查机构基本条件：包含筛查设备、人员的基本配置，院内外协作关系等。

② 科学的健康教育与合理的知情告知：什么是早产儿视网膜病变？有哪些危害？为什么要早做筛查？筛查的安全性如何？筛查方法及流程，筛查费用，筛查过程中的可能情况，筛查后的相关事宜等。

③ 感染控制及风险管理：严格落实感染控制制度、风险管理制度，制定应急预案并定期进行演练。

(2) 筛查中管理

① 筛查过程管理。包括筛查制度、随访制度的制定与实施、

确定技术规范与流程、对新生儿科和眼科医师、护理人员的规范化培训等。

② 患儿管理。对纳入筛查对象的早产儿，出生后即进行登记，建立信息档案，详尽记录孕产史、父母个人健康史、家族史以及出生后医疗处置等基本情况，确定首次筛查时间，进行筛查，记录筛查结果并告知。

③ 家长管理。让家长理解为什么要做筛查，怎样做筛查，筛查后要做什么。根据上一次筛查结果确定下次筛查时间，完善病历并做好医患沟通；需要治疗、干预或康复者，应提供详尽的病情解释和合理的治疗、康复方案，以期获得理解与配合，并定期随访。

(3) 筛查后管理：包括早产儿视网膜疾病复诊和随访管理，是保障筛查目的实现的重要环节。

① 患儿管理：通过复诊对患儿的诊断结果和治疗效果、病情发展和转归再次进行评估。患儿治疗方法是否得当，病情是否得到控制或进展。判断是否需要二次治疗、联合治疗，是否需要进一步的转诊。

② 家长管理：进一步了解家长对疾病的认识、治疗措施、病情预后的理解程度，以及对本次治疗效果的接受度和转诊的认可度；是否需要帮助；是否做好二次治疗或进一步转诊的心理准备；是否具备长期复诊的信心。鼓励家长参与到管理中来，共同制订和实施复诊方案。

在出院前需再次和家属强调随访的重要性，应该以书面形式告知家属该疾病的转归或不良预后。必须明确当地是否有相应医疗卫生机构、人员和设备可继续随访；如果不具备，建议定期回院复诊、随访。医务人员和家属应该相互配合，共同努力，严格贯彻复诊随访制度，达到"一个不漏"地全面筛查和全程随访。

③ 筛查目标管理：早期筛查和诊断的关键在于建立完善的筛查制度并遵循该制度。

作者推荐由新生儿科和眼科专家为主导，产科、围产保健专家为辅的专家团队，参考国内外标准，结合实际，充分开发本地区优势，整合分享可利用资源，逐步通过实践建立一套适宜、规范、完善的综合性筛查制度，在有序协作的前提下规范早产儿视网膜疾病筛查及诊疗工作。

（七）远程筛查模式在视网膜病变筛查中的运用

我国每年新生儿数量约为 2000 万，每年新增约 20 万例视网膜病变患儿。如此巨大的筛查需求量与我国新生儿、婴幼儿视网膜疾病专业筛查和防治人员极度匮乏形成巨大矛盾。

目前，国内只有少数医疗及保健机构开展规范的婴幼儿视网膜疾病筛查工作，且多集中在大、中心城市，很多有 NICU 病房的医院无法进行眼底筛查。新生儿、婴幼儿视网膜疾病专业筛查和防治发展不均衡、地域差异性较大，基层医疗保健机构视网膜疾病防治技术力量基础较差，早产儿视网膜病变防治更是普遍薄弱。因此，以拥有优质资源的医疗及保健机构为主导、联合地州（市）、区（县）三级医疗卫生机构开展的早产儿视网膜筛查，是适合中国国情、低成本、高质量、可持续服务的模式之一。

广域数字化视网膜成像系统和互联网信息技术的运用，为联合及远程筛查创造了成熟的条件。应充分发挥妇幼机构三级网络和医联体优势，建立以区域内拥有优质资源的医疗保健机构为主导的诊疗中心，结合地区特点，发展辐射区域内的基层筛查分中心，尽可能覆盖更多的需筛查早产儿，由"互联网＋医疗"链接诊疗中心与各筛查网点，实现远程阅片、精准诊断、绿色转诊，实现需治疗视网膜病变患儿的及时干预与治疗。

通过联合与远程筛查，实现更广泛的健康宣教；通过专家指导、双向协作的路径，逐步建立并完善区域性筛查规范、监管、培训、评价考核机制；并以技术推广、科研协作、学术交流等为协作纽带，建立行之有效的业务指导与合作机制；充分发挥和整合各医疗保健机构的优势和特色，提升整体医疗保健水平，提高视网膜病变筛查相关人员专业素质，服务百姓。

（八）人工智能在视网膜病变中的运用

近年来，人工智能为眼科发展开启了新纪元。现阶段，早产儿视网膜病变主要靠眼科医生通过眼底检查识别，对医师专业水平要求较高；且带有主观性，可能存在误诊和漏诊；视网膜病变检测的普及和准确性难以保证。

近年来国内外学者对人工智能在视网膜病变领域的研究取得了新进展，实现了视网膜病变——plus 病变人工智能自动诊断，并且能定量血管的弯曲度、密度、分形维度等。人工智能设备用于临床将有望提高全球范围内视网膜病变筛查质量。

（李　娜）

二、新生儿结膜炎

新生儿结膜炎是新生儿最常见的眼部炎症，是指婴儿出生后 28 天内发生的结膜炎，多由产道感染所致。分为新生儿淋菌性结膜炎和非淋菌性结膜炎。近年来，眼 – 泌尿生殖型沙眼衣原体已成为新生儿结膜炎的最主要病原菌。

（一）新生儿淋菌性结膜炎

淋球菌性结膜炎是一种传染性极强、破坏性很大的急性化脓性结膜炎，俗称"脓漏眼"，病情严重，发病急，进展迅速，是新生儿结膜炎中最严重的一种。治疗不及时可能会造成严重视力危害，也是儿童的主要致盲原因之一。该病以高度眼睑水肿、结膜充血水肿，结膜囊有大量脓性分泌物、短期可导致角膜溃疡及穿孔为特点。

1. 病因

致病菌为奈瑟淋病双球菌，主要传染途径是患有淋菌性阴道炎的母体在分娩时，胎儿经过产道可直接感染。少数是由生后经污染的手或与患儿直接接触的物品间接感染。需注意的是有约一半以上被淋菌感染的女性为无明显症状的带菌者，是更危险的传染源，所以有淋病史或可疑感染的孕妇产前应做淋球菌检查。

2. 临床症状

(1) 潜伏期：2～5 天，一般在出生后 1～2 天内发病，发病急剧，双眼发病。

(2) 初起时眼睑和结膜轻度充血水肿，继而症状迅速加重，眼睑高度水肿、痉挛。球结膜高度水肿、充血。分泌物开始为水样或血样，3～4 天后眼睑肿胀逐渐减轻或消失，很快转为脓漏期，分泌物剧增，大量黄色脓性分泌物，脓性分泌物中常有血，有时结膜有假膜形成。2～3 周后分泌物减少，转为亚急性，1～2 个月眼睑肿胀消退。睑结膜充血肥厚，表面粗糙不平，呈天鹅绒状，球结膜轻微充血，可持续数月之久，此时淋球菌仍存在。

(3) 因为淋球菌有穿透完整角膜上皮细胞并快速复制的能力，

若诊断及治疗延迟，则可发生角膜溃疡、穿孔、眼内炎，成为儿童视力障碍的原因之一。

(4) 患儿常伴有耳前淋巴结肿大。

3. 诊断依据

(1) 父母有淋菌性尿道炎或阴道炎病史，母亲产前具有淋菌性阴道炎阳性体征或淋球菌检查阳性。

(2) 发病急，典型的"脓漏眼"阳性体征。

(3) 结膜囊脓性分泌物检查到淋球菌［涂片、培养、聚合酶链式反应（polymerase chain reaction，PCR）］明确诊断。

4. 治疗原则

(1) 局部治疗：用生理盐水冲洗结膜囊，开始可每 5～10min 冲洗一次，以后逐渐减至每 0.5～1h 一次，直至分泌物消失。单眼患者，冲洗时将头向患侧倾斜，以免冲洗液流入健眼。患眼滴用水剂青霉素，1 万 U/ml，最初每分钟一次，半小时后改为每 5min 一次，1h 后改为每 30min 一次，1 日后减至每小时一次，数日后减为每 2h 一次，持续 2 周。也可使用左氧氟沙星滴眼液或妥布霉素滴眼液频繁点眼。出现角膜病变时应用阿托品眼膏散瞳，由于角膜有穿孔的危险，应彻底检查整个角膜，排除溃疡，尤其是角膜周边。

(2) 全身治疗：首选青霉素，小儿用青霉素可按 10 万 U/（kg·d）计算，分两次静注或分 4 次肌内注射，连用 7d；对含有青霉素酶对青霉素有耐药性的菌株，可给予头孢曲松钠（0.125g，肌内注射）、头孢噻肟钠（25mg/kg，静脉滴注或肌内注射），每 8～12h 一次，连续 7d。

（二）新生儿包涵体结膜炎

新生儿包涵体结膜炎是最常见的新生儿结膜炎。由 D-K 型沙眼衣原体（眼－泌尿生殖型）引起。因为新生儿结膜下腺样层尚未发育，故无滤泡，但可出现假膜。

1. 病因

新生儿经母体产道而直接传染。约 13% 的孕妇子宫颈部有衣原体存在，分娩时被其感染。

2. 临床表现

(1) 潜伏期：为 5～13 天，较新生儿淋菌性结膜炎潜伏期长，故新生儿在 3 天内发病应考虑为新生儿淋菌性结膜炎，5 天以后发病应考虑本病。

(2) 通常双眼发病。眼睑轻度红肿、结膜充血、黏液脓性分泌物，急性病例可形成假膜，进而引起结膜瘢痕。分泌物中含有大量多形核白细胞，刮片染色可找到包涵体而无细菌，可与新生儿淋菌性结膜炎相鉴别。结膜病变持续数周后逐渐转入慢性滤泡性结膜炎状态，3～6 个月恢复正常。本病呈自限性，一般 8～12 个月内自动缓解，但如果不治疗就有可能形成微血管翳和睑结膜瘢痕，一般无角膜并发症。

3. 诊断依据

根据上述典型临床表现及细菌学检查可以确诊。

4. 治疗原则

确诊前应按淋菌性结膜炎处理，确诊后治疗同沙眼。

5. 新生儿结膜炎的预防

(1) 产前检查，及时治疗母亲泌尿生殖系炎症。

(2) 严格产房的消毒隔离措施。淋菌性结膜炎一旦确诊，应立即隔离患儿，以防交叉感染。若为一眼发病，注意保护另外一眼，点眼药、护理及所有擦拭操作时均应严格隔离患眼，确保勿感染健眼。患儿应取侧卧位，以防患眼分泌物流入健眼。

(3) 严格消毒：接触患眼后，应以 75% 酒精擦手，以免交叉感染。

(4) 做好新生儿出院后的随访。

(5) 新生儿 1 周内的眼部感染应高度重视。

三、新生儿泪囊炎

新生儿泪囊炎的发病率为 1.8%～6.0%，是新生儿最常见的眼病之一，由先天性鼻泪管阻塞导致。一般出生 2～3 天或更长时间被发现，主要临床症状表现为溢泪，可伴有脓性分泌物，眼睑湿疹等症状。

（一）病因

在鼻泪管发育过程中，下端开口处胚胎性残膜（Hasner 瓣）应逐渐萎缩，最后消失，如果此膜不萎缩，或管腔被上皮细胞残屑阻塞，导致泪液和泪囊内分泌物无法排出，继发感染，遂形成泪囊炎。少数患儿是由于泪道及鼻泪管骨性狭窄或鼻部畸形所致。

新生儿泪囊炎的主要致病菌为葡萄球菌。

（二）临床表现

新生儿泪囊炎可为单侧或双侧，多为生后 1 周左右发病。

主要表现为溢泪或伴有分泌物增多（图 6-14）。生后不久出现无原因持续性溢泪，长期溢泪可导致眼周皮肤发生湿疹。结膜囊有黏液脓性分泌物，有时泪囊区可略隆起，检查压迫泪囊区可见分泌物自泪小点溢出，可伴有鼻侧球结膜充血。轻者仅表现为泪液增多、间歇性溢泪。新生儿泪囊炎合并急性感染时，会出现泪囊区红、肿、热、痛及脓漏形成，并伴发热等全身症状。

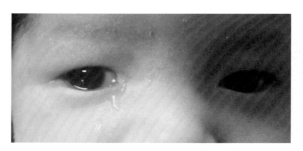

▲ 图 6-14　新生儿泪囊炎（溢泪）

（三）诊断

1. 诊断依据

根据溢泪伴分泌物，压迫泪囊区有黏液性或脓性分泌物从泪点溢出，泪道冲洗不通即可诊断。也可行分泌物细菌培养及药物敏感试验。

2. 鉴别诊断

（1）新生儿结膜炎：分泌物多时可误认为是新生儿结膜炎，但后者发生在生后 2～3 天，结膜充血明显，而新生儿泪囊炎结膜充血极轻，为鉴别要点。对于结膜囊有分泌物、结膜充血不明显的结膜炎，需要依靠泪道冲洗鉴别。

（2）角膜炎、先天性青光眼：可能会导致泪液增多，多伴有畏光。角膜可见病变或混浊，怀疑先天性青光眼需测量角膜大小和眼压。

（3）倒睫：往往会有泪液增多，偶有黏液状分泌物，但压迫泪囊区无分泌物溢出，冲洗泪道通畅。

（4）先天性泪囊囊肿：是由于鼻泪管远端阻塞的同时伴有泪总管开口处的功能性或机械性阻塞，导致泪囊的扩张。临床表现生后早期出现的内眦部青灰色、有弹性的囊性肿物（图 6-15），

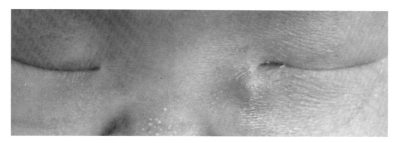

▲ 图 6-15　左眼先天性泪囊囊肿

（此图彩色版本见书末彩图部分）

并发流泪、结膜囊分泌物。先天性泪囊囊肿常并发急性泪囊炎或蜂窝织炎，需积极治疗。一般先行保守治疗，局部抗生素眼液滴眼、泪囊按摩、泪道冲洗，保守治疗无效或伴发严重感染者行泪道探通术或鼻内镜手术。

（四）治疗原则

1. 保守治疗。因为大多数婴儿泪道阻塞 4～6 周内会自行改善，初始行泪囊区按摩、局部用抗生素滴眼液保守治疗。泪囊按摩原理是压迫泪囊强迫泪液通过泪道，促使阻塞的鼻泪管开放。为减少分泌物，抗生素滴眼液可以间歇性使用，直到自行缓解或接受手术治疗。

泪囊按摩方法详见第 3 章"儿童眼病筛查基本技能"章节。

2. 泪道冲洗或泪道探通。4～6 个月不能自行缓解者可行泪道冲洗，主要目的是彻底清除脓性或黏液分泌物，加强药物疗效。少数患儿经加压冲洗可以冲破阻塞。若冲洗不能奏效，考虑做泪道探通术。

3. 急性泪囊炎时，应局部和全身应用抗生素，反复进行泪道冲洗引流出泪囊脓液，不要行泪囊切开排脓，以免泪囊切口迁延不愈。急性炎症控制后行泪道探通等手术治疗。

（邢杉杉）

四、儿童晶状体疾病

（一）白内障

1. 先天性白内障

先天性白内障指出生后即存在或出生后 1 年内逐渐形成的先天遗传或发育障碍导致的白内障，是造成儿童失明和弱视的重要原因。

(1) 病因

① 遗传性因素：大部分双侧白内障是由遗传引起的。遗传方式有三种，其中最常见的是常染色体显性遗传，另外还有常染色体隐性遗传和伴性遗传。

② 环境因素：环境因素是引起先天性白内障的另一重要原因。晶状体在胚胎或发育过程中，一些致畸因素如母亲怀孕时营养或代谢失调，如维生素 A 缺乏、甲状旁腺功能障碍、钙质代谢异常、妊娠期营养不良；盆腔受放射性照射；酗酒；妊娠早期病毒感染，如风疹、麻疹、水痘、腮腺炎、巨大病毒等都可引起晶状体混浊。

③ 其他因素：部分先天性白内障原因不明，无明显环境因素影响。可能为新的常染色体基因突变，是遗传性的第一代患者，无家族史，因此很难确定遗传性。

(2) 临床表现

① 瞳孔区呈乳白色或灰白色混浊（白瞳），见图 6-16，婴幼儿视物反应差，双眼患儿可表现为眼球震颤，单眼患儿可出现斜视。

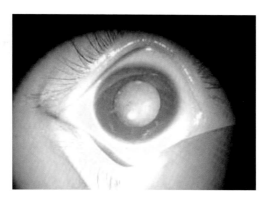

▲ **图6-16**　瞳孔区乳白色混浊（白瞳）

② 晶状体可表现为形态多样的混浊，多数保持静止状态，有的呈不同速度进展。

(3) 诊断依据：根据白内障发生的时间及晶状体混浊表现即可诊断。

(4) 治疗

① 治疗原则：对于明确影响视觉发育的先天性白内障必须争取尽早手术治疗。早期安全的手术、及时准确的屈光矫正、坚持有效的弱视训练是治疗的主要原则。

② 手术时机：在小瞳孔下没有遮挡视轴的不完全性白内障可观察其动态发展，较小的中央区部分性混浊可暂行散瞳保守治疗，根据白内障对视力的影响程度决定是否手术。全白内障、位于视轴上混浊大于3mm的核性或绕核性白内障、致密的后囊下白内障，一旦确诊应在全身条件许可的情况下尽快手术。双眼白内障应在生后2个月以内进行手术，单眼者应更早手术。

③ 手术方案：双眼白内障患儿，在1岁以内手术者先行白内障摘除术，2岁后再行Ⅱ期人工晶体植入术。单眼手术患儿，人

工晶体植入时间可提前，但需参考眼轴及眼球发育情况决定。

④ 视功能康复治疗

● 屈光矫正：术后必须尽早进行准确的光学矫正，尤其对于单眼无晶体眼。验光配镜多在术后 1 个月，此后每 6 个月根据验光结果调整配镜度数。与框架眼镜相比，RGP 镜对无晶体眼有更好的光学矫正效果。

● 弱视训练：包括遮盖治疗、弱视治疗仪治疗、药物治疗，以及同时视、融合力、立体视等功能训练。对于单眼患儿，术后对健眼应行遮盖治疗。遮盖时间根据双眼相对视力决定，一般为：如果生后 1 个月以内手术，无须遮盖；1～2 个月，每天遮盖健眼 2h；2～4 个月，每天 3～4h；4～12 个月，每天遮盖时间为清醒时间的一半。

2. 外伤性白内障

(1) 病因：本病为眼球钝挫伤、穿通伤和爆炸伤等引起的晶状体混浊。

(2) 临床表现

① 钝挫伤所致白内障：根据挫伤轻重不同，可有晶状体前表面 Vossius 环混浊，相应的囊膜下混浊、放射状混浊、绕核性白内障、局限混浊或完全混浊。还可伴有前房积血、前房角后退、晶状体脱位、继发性青光眼等。

② 穿通伤所致白内障：根据眼球穿通伤引起晶状体囊膜破裂伤口的大小，可形成局限性混浊或晶状体全部混浊。

③ 爆炸伤所致白内障：爆炸时气浪可引起类似钝挫伤所致的晶状体损伤。爆炸物本身或掀起的杂物也可造成类似于穿通伤所致的白内障。

④ 电击伤所致白内障：可引起晶状体前囊及前囊下皮质混浊，多数病例静止不发展，也有患者可逐渐发展为全白内障。

⑤ 视力障碍与伤害程度和部位有关。瞳孔区晶状体受伤后视力很快减退，当晶状体囊膜广泛受伤时，除视力障碍外，还可伴有眼前节明显炎症或继发性青光眼。

(3) 诊断依据：眼部有明确外伤波及晶状体，使晶状体发生混浊即可诊断。

(4) 治疗原则：①对视力影响不大的晶状体局限混浊，可随诊观察。②当晶状体皮质突入前房，发生炎症反应及眼压升高时，可用糖皮质激素、非甾体抗炎药及降眼压药物治疗，待前节炎症反应消退后手术摘除白内障。③经治疗后炎症反应不减轻，或眼压升高不能控制，或晶状体皮质与角膜内皮层接触时，应及时摘除白内障。④当晶状体全混浊，但光觉和色觉仍正常时，应进行白内障摘除术。⑤由于外伤性白内障多为单眼，白内障摘除术后应尽可能同时植入人工晶状体。

3. 药物性白内障

(1) 病因：长期应用或接触对晶状体有毒性作用的药物或化学药品可导致晶状体混浊，称为药物性白内障。容易引起晶状体混浊的药物有糖皮质激素、氯丙嗪、缩瞳剂等，化学药品有三硝基甲苯、二硝基酚、萘和汞等。

(2) 临床表现

① 糖皮质激素所致的白内障：用药剂量大和时间久，发生白内障的可能性大。开始时后囊膜下出现散在的点状和浅棕色的细条混浊，并有彩色小点，逐渐向皮质发展。后囊膜下形成淡棕色的盘状混浊，其间有彩色小点和空泡，最后皮质大部分混浊，

② 缩瞳剂所致的白内障：晶状体混浊位于前囊膜下，呈玫瑰花或苔藓状，有彩色反光。一般不影响视力。有些病例发现过晚，混浊可扩散到后囊膜下和核，停药后混浊不易消失，但可停

止发展。

③ 氯丙嗪所致的白内障：开始时晶状体表面有细点状混浊，瞳孔区色素沉着。以后细点混浊增多，前囊下出现排列成星状的大色素点，中央部较密集，并向外放射。重者中央部呈盘状或花瓣状混浊，并向皮质深部扩展。当前囊下出现星状大色素点时，角膜内皮和后弹力层有白色、黄色或褐色的色素沉着。

④ 三硝基甲苯所致的白内障：首先晶状体周边部出现密集的小点混浊，以后逐渐发展为由尖端朝向中央的楔形混浊连接成环形的混浊。环与晶状体赤道部有一窄的透明区。后中央部出现小的环形混浊，大小与瞳孔相当。重者混浊致密，呈花瓣状或盘状，或发展为全白内障。

(3) 诊断依据：有对晶状体有毒性作用的药物或化学药品接触史，根据晶状体的典型混浊形态及位置可诊断。

(4) 治疗原则：停用造成白内障的药物，终止与有毒性作用的化学药品的接触。当白内障严重到影响工作和生活时，手术摘除白内障和植入人工晶状体。

（二）晶状体异位和脱位

1. 病因

晶状体悬韧带部分或全部破裂或缺损，可使悬挂力减弱，导致晶状体位置异常。若出生时晶状体就不在正常位置，称为晶状体异位。若出生后因先天因素、眼球钝挫伤，或一些疾病，如马凡（Marfan）综合征、马奇山尼（Marchesani）综合征、葡萄肿、原发性先天性婴幼儿型青光眼等，使晶状体位置发生改变，称为晶状体脱位。

2. 临床表现

(1) 晶状体全脱位：晶状体悬韧带全部断裂，前房加深，虹膜震颤。晶状体可脱位至前房内、玻璃体腔内，也可嵌于瞳孔区，严重外伤时角巩膜缘破裂，晶状体可脱位至球结膜下，甚至眼外。

(2) 晶状体半脱位

① 瞳孔区可见部分晶状体，散瞳后可见部分晶状体赤道部，该区悬韧带断裂。马方综合征的晶状体常向上移位，马奇山尼综合征和同型胱氨酸尿症的晶状体常向下移位。

② 前房深浅不一致，虹膜震颤。

③ 如果半脱位的晶状体前后轴仍在视轴上，则仅出现由于悬韧带松弛、晶状体凸度增加而引起晶状体性近视。

④ 可产生单眼复视，眼底可见到双像。

3. 诊断依据

有造成晶状体异位或脱离的病因，裂隙灯检查见悬韧带部分或全部破裂或缺损、晶状体位置异常的临床表现即可诊断。

4. 治疗原则

(1) 晶状体全脱位：①脱入前房内和嵌于瞳孔区的晶状体应立即手术摘除。②脱入玻璃体腔者，如无症状可以随诊观察。如果发生并发症，如晶状体过敏性葡萄膜炎、继发性青光眼或视网膜脱离时需将晶状体取出。③外伤致晶状体脱位于结膜下者，应手术取出晶状体并缝合角巩膜伤口。

(2) 晶状体半脱位：①如晶状体透明，且无明显症状和并发症时，可不必手术。所引起的屈光不正可试用镜片矫正。②如晶状体半脱位明显，诱发青光眼、有发生全脱位危险或所引起的屈光不正不能用镜片矫正时，可行手术摘除晶状体。

（三）晶状体先天异常

晶状体先天异常包括晶状体形成异常和晶状体形态异常。晶状体形成异常有先天性无晶状体、晶状体形成不全等；晶状体形态异常有球形晶状体、圆锥晶状体、晶状体缺损等。

1. 病因

晶状体先天异常为晶状体发育过程中出现的异常，常伴有眼其他组织异常。

2. 临床表现

(1) 先天性无晶状体：胚胎早期未形成晶状体板，为原发性无晶状体，极罕见。当晶状体形成后发生退行性变，使其结构消失，仅遗留其痕迹者为继发性无晶状体，多见于小眼球和发育不良的眼球。

(2) 球形晶状体：多为双侧，晶状体呈球形，直径和体积小，前后径较长。晶状体悬韧带松弛，晶状体前移，易加重瞳孔阻滞。球形晶状体屈折力增大可致高度近视。常发生晶状体不全脱位，有时可发生全脱位。由于晶状体悬韧带延长，牵拉力减弱，因而无调节功能。

(3) 圆锥形晶状体：晶状体前面或后面突出，呈圆锥形或球形，通常为皮质突出，是少见的晶状体先天异常。可伴有不同类型的先天性白内障，常有高度近视，视力相当差。

(4) 晶状体缺损：多为单眼，晶状体下方偏内赤道部有切迹样缺损，缺损伴晶状体悬韧带减少或缺如。晶状体各方向屈光力不等，呈近视散光。

3. 诊断依据

出生后即发生的晶状体先天异常，晶状体缺如或不全，或表现为异常形状，可伴眼其他组织异常。

4. 治疗原则

无晶状体眼可戴眼镜。形态异常无症状和无并发症时一般不必治疗，合并晶状体脱位时，可行手术治疗。

（王建仓）

五、儿童青光眼

儿童青光眼中儿童的定义基于国际标准：＜ 18 岁（美国）；
≤ 16 岁（英国、欧洲、联合国基金会）。

（一）原发性先天性婴幼儿型青光眼

原发性先天性婴幼儿型青光眼指发生在 3 岁以前的先天性青
光眼，表现为眼压升高，角膜增大和水肿，视神经病理性凹陷的
疾病。

1. 病因

由于先天性遗传性小梁网和前房角发育异常，阻碍房水排出
使眼压升高所致。

2. 临床表现

(1) 眼球增大：俗称"牛眼"。由于婴幼儿时期眼球的结缔组
织弹性比较大，患儿发病早期即有眼球增大的表现，单眼发病者
表现更为明显（图 6-17A）。

(2) 畏光、流泪和眼睑痉挛：是原发性先天性婴幼儿型青光
眼的主要症状，该症状是诊断青光眼的一个重要依据，也是一个
判断青光眼治疗效果的重要指标。因此，婴幼儿在出现不能解释
的角膜刺激症状时，首先应该做排除先天性青光眼的检查。

(3) 角膜增大、水肿混浊和后弹力层破裂、Haab 纹（图 6-17B）。

(4) 眼压增高：目前尚无儿童眼压正常值标准，一般参照成
人正常值范围 10～21mmHg。注意因婴儿眼球壁弹性大，所测得
眼压比实际眼压低，需校正。

(5) 眼底改变：定期对视盘进行照相检查，记录生理凹陷的
扩大或缩小，可作为疾病的诊断及疗效观察的客观依据。

(6) 其他：轴性近视、前房加深等。

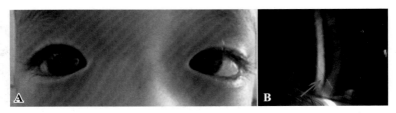

▲ **图 6-17　原发性先天性婴幼儿型青光眼表现**

A. 右眼眼球增大；B. 角膜后弹力层破裂（红箭）（此图彩色版本见书末彩图部分）

3. 诊断依据

发生在 3 岁以前，眼压升高，角膜增大和水肿，眼部检查可见小梁网和前房角发育异常，眼底可见视神经乳头和视网膜神经纤维层损害。

4. 治疗原则

由于药物的不良反应，不能长期使用，手术是主要治疗措施。手术方式一般有前房角切开术、小梁切开术或小梁切除术。

（二）继发性青光眼

1. 糖皮质激素性青光眼

(1) 病因：眼部或全身长期使用糖皮质激素后，发生房水外流障碍，导致眼压升高，甚至视神经乳头和视网膜神经纤维层损害、视野缺损的一种眼病。眼压升高程度与所用糖皮质激素的种类、剂量、浓度、频度及持续时间有关。

(2) 临床表现：一般无自觉症状。眼部滴用糖皮质激素后2～4 周就可发生，全身应用数天后就可能出现眼压升高。眼压升高是可逆的，如果眼压持续升高，就会产生类似于原发性开角型青光眼的视神经乳头和视网膜神经纤维层改变以及视野缺损。眼部还可出现糖皮质激素所致的其他损害，如晶状体后囊膜下混浊。

(3) 诊断依据：有眼部或全身长期使用糖皮质激素药物史，眼部表现为眼压升高，视野缺损，眼底检查可见视神经乳头和视网膜神经纤维层损害。

(4) 治疗原则：停用糖皮质激素或改用非甾体类抗炎药，如病情需要不能停用时，应尽量减少使用或选用对眼压影响小的药物，并加用降眼压药物。已发生视神经乳头改变和视野缺损时，治疗原则同原发性开角型青光眼。

2. 继发于眼外伤的青光眼

(1) 前房角退缩性青光眼

① 病因：眼球钝挫伤后引起前房角撕裂，导致眼压升高、视盘和视网膜神经纤维层损伤以及视野缺损。

② 临床表现：眼压升高，患眼周边前房加深。前房角镜检查可见前房角撕裂处虹膜根部附着点靠后、虹膜突缺失、睫状体带明显增宽。由于前房角后退，前房角镜下见巩膜突明显变白。可有外伤的其他体征，如瞳孔缘括约肌撕裂、虹膜根部离断、外伤性白内障及视网膜改变等。

③ 诊断依据：有眼球钝挫伤史，房角镜检查见房角撕裂、前房角后退即可诊断。

④ 治疗原则：治疗原则同原发性开角型青光眼。缩瞳剂可减少葡萄膜巩膜的房水流出，从而导致眼压升高，应避免使用。

(2) 出血性青光眼

① 病因：眼钝挫伤后，前房大量积血，阻塞前房角而导致眼压升高。

② 临床表现：眼部胀痛，视力下降。结膜充血，房水闪辉阳性，前房有大量积血，可见积血液平，或血细胞弥散于前房内。当出血量超过前房 1/2 时，眼压升高，引起继发性青光眼。当眼

压升高、前房积血较多、较久后，会引起角膜血染，角膜内皮细胞层不正常时，即使眼压正常，也可引起角膜血染。

③诊断依据：根据有眼球钝挫伤史，表现为眼压升高，裂隙灯检查见前房积血等表现可诊断。

眼内出血后期红细胞破坏后的产物或变性红细胞阻塞小梁，可以引起溶血性青光眼或血影细胞性青光眼，需要与新生血管性青光眼鉴别。

④治疗原则：无并发症的前房积血，可采用非手术治疗，应用止血药、包扎双眼、高枕卧位、静卧休息。眼压高时，需用药物降低眼压。药物治疗后仍不能控制眼压时，或前房内形成凝血块时，可手术冲洗前房积血或取出凝血块。

（王建仓）

六、外眼及眼表疾病

（一）先天性上睑下垂

儿童上睑下垂按照病因可以分为先天性上睑下垂、机械性上睑下垂、肌源性上睑下垂、神经性上睑下垂和外伤性上睑下垂。其中先天性上睑下垂在儿童中最为常见，是一种常见的眼睑运动障碍，一般可分为三种类型。

1. 单纯性上睑下垂

为先天性上睑下垂中最常见的类型，占先天性上睑下垂的77%。

(1)病因：最常见的病因为先天性上睑提肌复合体发育异常，家族性上睑下垂与常染色体遗传有关。

(2)临床表现：主要表现为出生后出现单眼或双眼上睑呈低

垂状，不能上抬或上抬不足，上睑部分遮盖或完全遮盖瞳孔，程度可不对称，患儿视物时常下颌上抬，头向后仰视，呈代偿头位，并过度使用额部肌肉的力量试图上抬眼睑，故常伴有患侧前额皮肤皱褶明显加深。单纯先天性上睑下垂患儿出生后早期也可表现为不睁眼，随时间逐渐睁开，眼睑不能上抬。

单纯性上睑下垂按照程度分为：①轻度，上睑遮盖瞳孔 1/3；②中度，上睑遮盖瞳孔 1/2；③重度，上睑遮盖瞳孔 2/3 以上。

(3) 诊断依据

① 诊断：出生后即发生，表现为单眼或双眼上睑低垂，不能上抬或上抬不足，上睑部分遮盖或完全遮盖瞳孔，排除其他因素造成的上睑下垂可诊断。

② 鉴别诊断

- 机械性上睑下垂：由于某些因素如炎症、肿瘤等所致眼睑水肿，重量增加，眼睑上抬机械性受阻，上抬困难。图 6-18 显示双眼结膜炎，眶前蜂窝组织炎引起上睑水肿。一般可发现原发病，容易鉴别。

- 重症肌无力：本病的主要原因为胸腺素分泌增多使神经递质乙酰胆碱的分泌减少，常为双眼发病，上睑下垂可为首

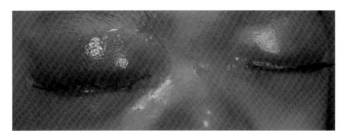

▲ **图 6-18　双眼上睑水肿**

（此图彩色版本见书末彩图部分）

发症状，早晨轻，下午重，疲劳时加重，休息后减轻。新斯的明试验可以鉴别：新斯的明皮下注射 15～30min 后，上睑下垂症状明显改善。

● 外伤性上睑下垂：钝挫伤或锐器伤均可见提上睑肌损伤，使眼睑失去上抬功能，另外眼睑及眼眶的手术损伤眼睑提上睑肌或损伤睫状神经节，均可导致上睑下垂。鉴别主要依据明确的外伤手术史。

● 神经性上睑下垂：临床上主要包括交感神经性上睑下垂和动眼神经性上睑下垂。交感神经性上睑下垂主要由于颈交感神经节受损，其支配的眼睑 Müller 肌失去功能，导致上睑下垂，常为轻度，同时伴有瞳孔缩小，可伴有同侧面部无汗，亦称为 Horner 综合征。鉴别主要靠其他症状体征。动眼神经性上睑下垂除上睑下垂的主要症状外，还包括其支配的眼外肌的运动障碍，以此鉴别。

(4) 治疗原则：先天性单纯性上睑下垂首选手术治疗。手术时机和方式依照上睑下垂的程度，一般来说，轻度先天性单纯性上睑下垂，不遮挡视线者，随发育有自行好转趋势的可以暂缓手术；中重度者尤其是重度上睑下垂，瞳孔完全或大部分被眼睑遮挡，有造成形觉剥夺性弱视的可能，同时长时间上睑下垂容易引起患眼散光，加重弱视，因此对于重度上睑下垂建议尽早手术，以往建议 3 岁手术，随着手术技巧的不断进步，新材料的出现，对于重度上睑下垂可以将手术提前到 1 岁。中度上睑下垂考虑患儿心理发育的因素可在学龄期前手术。

手术方式的选择：轻度大龄患儿上睑下垂，提上睑肌有一定功能的，可以采用提上睑肌缩短术，对于中重度上睑下垂，治疗多采用额肌手术，包括传统的额肌瓣手术，改良额肌腱膜瓣悬吊术以及额肌悬吊术。比如新型生物材料 e-PTFE 额肌悬吊术。

上睑下垂术后常见并发症主要包括矫正不足、矫正过度，穹隆结膜脱垂，上睑内翻倒睫，斜视复视，暴露性角膜炎等。术前术后对比图见图 6-19、图 6-20。

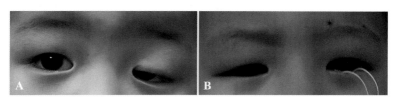

▲ **图 6-19**　左眼上睑下垂
A. 术前；B. 术后

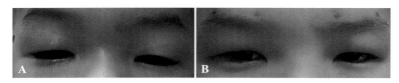

▲ **图 6-20**　双眼上睑下垂
A. 术前；B. 术后

2. 小睑裂综合征

(1) 病因：常染色体显性遗传。

(2) 临床表现：一般双侧出现上睑下垂，睑裂狭小，内眦间距增宽，反向内眦赘皮。部分病例合并全身异常，同时可合并屈光不正及弱视，可有下睑外翻，睑板短小，无重睑。

(3) 诊断依据：出生后即发生的上睑下垂，同时有睑裂狭小，内眦间距增宽，反向内眦赘皮，全身其他异常等特征。

(4) 治疗原则：手术治疗，需分期进行，第一步先行双眼内眦开大手术，手术时机以 3 岁左右为宜。半年后再行上睑下垂矫正术。

3. 先天性上睑下垂合并斜视、眼外肌麻痹

(1) 病因：为先天性神经发育异常所致。

(2) 临床表现：上睑下垂合并斜视、眼球运动障碍，常合并先天性颅神经异常支配。合并眼球上转、内转障碍。

(3) 诊断依据：出生后即发生的上睑下垂，合并斜视及眼球运动障碍等表现。

(4) 治疗原则：手术治疗，手术需要注意，由于患儿无 bell 现象，手术尽量不能将眼睑开得过大，尤其是合并眼球上转受限者，以免发生暴露性角膜炎（图 6-21）。

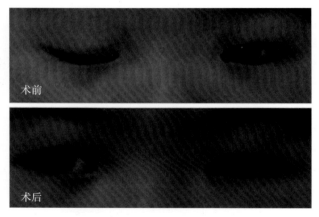

▲ **图 6-21** 右眼上睑下垂合并外斜视术前及术后

4. 下颌瞬目综合征

(1) 病因：是一种少见的先天性上睑下垂和下颌的共同运动，由先天性三叉神经与动眼神经中枢或末梢有异常的联系所引起。

(2) 临床表现：为一种眼睑反常的运动，多表现为先天性上睑下垂合并张口或咀嚼时、吃奶时出现上睑不自主运动，多为单眼发病，极少为双眼发病。典型表现为在闭嘴休息状态下，患眼呈部分性上睑下垂状，当张口下颌运动时，上睑随之上抬。

(3) 诊断依据：根据闭嘴时患眼呈上睑下垂、张嘴时患眼上睑上抬诊断。

(4) 治疗原则：根据上睑下垂的程度进行治疗，严重者需手术治疗。

（二）先天性下睑内翻

1. 病因

先天性下睑内翻发生原因常见于内眦赘皮牵拉，由于婴儿体质偏胖且鼻根部尚未充分发育所致，部分由于睑缘眼轮匝肌过度发育或睑板发育不良导致。

2. 临床表现

多为双眼发病，也可见于单眼，内翻的下睑常常使睫毛倒向角膜，导致角膜受损，表现为角膜上皮损伤，畏光流泪，容易引发角膜感染、角膜炎。

3. 诊断依据

根据眼部下睑内翻、倒睫、角膜损伤伴内眦赘皮、鼻根部发育不全等表现可诊断。

4. 治疗原则

根据下睑内翻的程度选择治疗方法，轻症无明显角膜损伤的患者可选择保守治疗，如果下睑内翻对角膜造成损伤，药物治疗无效，则需要手术治疗。

(1) 睑缘穹隆缝线法（图 6-22）：在近睑缘 1～2mm 处，弯针带 1 号丝线自皮肤面传入皮肤，经眼轮匝肌下与睑板之间达到睑板下缘的穹隆部，自穹隆部结膜穿出，在此点同一水平相距 3mm 处由结膜面穿入，自眼睑皮肤面穿出。如此往返根据病情轻重缝入 2～4 对 "U" 型缝线，于皮肤面置棉卷或粗线，将缝线在其上

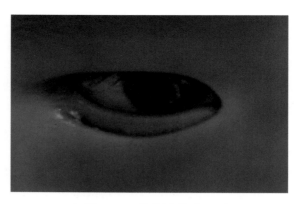

▲ **图 6-22** 缝线法术后 10 天

分别结扎，10～15 天拆除缝线。

(2) 切开法（图 6-23）：皮肤眼轮匝肌切除术：距离睑缘 2mm 处切开皮肤，月牙形切除部分皮肤及靠近睑缘的一条眼轮匝肌，轻度者可仅将皮肤做连续缝合，重者做 5～7 针皮肤间断缝线，5 针平行睑缘缝合睑板，以增加外翻的力量，如果皮肤不多，可不去皮肤，仅仅去除眼轮匝肌后做间断缝合。

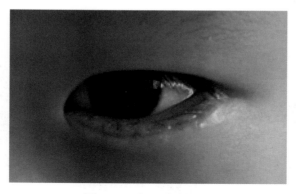

▲ **图 6-23** 切开法术后 10 天

（三）睑腺炎

睑腺炎又名麦粒肿，俗称"针眼"，是一种眼睑腺体的急性、化脓性炎症病变。睑板腺感染称为内睑腺炎，肿胀范围较大；眼睑皮脂腺（Zeis 腺）或汗腺（Moll 腺）感染为外睑腺炎，肿胀范围小而表浅。

1. 病因

(1) 多为葡萄球菌感染，其中金黄色葡萄球菌感染最为常见。

(2) 身体抵抗力下降、屈光不正引起的眼疲劳、脏手揉眼是该病的诱因。

2. 临床表现

(1) 眼睑有红、肿、热、痛的急性炎症表现（图 6-24）。

(2) 外睑腺炎多位于睫毛根部的睑缘处，起初红肿范围较弥散，疼痛剧烈，可触及压痛性结节，可伴同侧耳前淋巴结肿大和压痛。感染部位靠近外眦部时，可引起反应性球结膜水肿。数日后局部皮肤出现黄白色脓点，可自行破溃。

(3) 内睑腺炎位于睑板腺内，局部疼痛明显，可触及硬结。形成脓点后多向结膜面自行破溃。

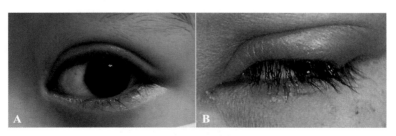

▲ **图 6-24** 睑腺炎表现

A. 下睑睑腺炎；B. 上睑睑腺炎（此图彩色版本见书末彩图部分）

(4) 睑腺炎破溃后红肿和疼痛明显减轻，1～2 天内逐渐消退。

(5) 若致病菌毒性强烈，或者小儿抵抗力低下者，炎症可扩散为眼睑蜂窝织炎。此时整个眼睑红肿，波及同侧颜面部，压痛明显，睁眼困难，球结膜水肿。多伴有全身症状，如发热、畏寒、头痛等。处理不及时还可能引起败血症或海绵窦脓毒血栓，甚至危及生命。

3. 诊断依据

(1) 眼睑皮肤局限性红、肿、热、痛。触之有硬结，硬结处触痛感明显。

(2) 睫毛根部，近睑缘皮肤或睑结膜面出现脓点。

4. 治疗原则

(1) 局部使用抗生素滴眼液和眼膏治疗。

(2) 症状较重者或发展为眼睑蜂窝织炎者需全身用抗生素。

(3) 脓肿形成后应切开排脓。皮肤面切口与睑缘平行，结膜面切口与睑缘垂直。

(4) 切忌用手挤压患处，以免炎症向眶内或颅内扩散，引起眶蜂窝织炎或海绵窦炎，危及生命。一旦发生这种情况，尽早全身给予足量敏感抗生素，并按败血症治疗原则处理。

(5) 顽固复发病例应排查诱发因素，检查有无糖尿病，加强营养，并注意局部清洁卫生。

5. 预防

(1) 注意休息，避免进食辛辣刺激性食物，多饮水，多吃新鲜的蔬菜水果，保持大便通畅。

(2) 教育孩子不要用脏手揉眼睛，避免将细菌带入眼内，引起感染。

(3) 孩子若有近视、远视、散光等屈光不正问题易引起视疲劳，应及时到医院进行矫正。

（四）睑板腺囊肿

睑板腺囊肿又名霰粒肿，是睑板腺特发性无菌性慢性肉芽肿性炎症。儿童腺体分泌旺盛，因此儿童发病率高。

1. 病因

由于睑板腺出口阻塞，腺体的分泌物滞留在睑板内，对周围组织产生慢性刺激而引起。

2. 临床表现

(1) 慢性病程，若不合并感染一般无自觉症状。

(2) 可以单发，也可以多发或上下眼睑均有。

(3) 眼睑皮下可触及单个或多个无痛结节，大小不一，可使皮肤隆起，但与皮肤无粘连。与肿块对应的睑结膜面呈紫红色或灰红色的病灶（图 6-25）。

(4) 小的囊肿可以自行吸收，但多数长期不变或逐渐长大。也可自行破溃，排出胶样内容物。睑结膜面可形成肉芽肿，也可在皮下形成暗紫红色的肉芽组织经久不愈。

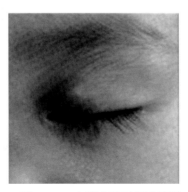

▲ **图 6-25**　左眼上睑睑板腺囊肿

（此图彩色版本见书末彩图部分）

(5) 如有继发感染，临床表现与内睑腺炎相同。

3. 诊断依据

(1) 眼睑皮下硬结，与皮肤无粘连，无红肿及压痛。

(2) 囊肿处结膜面呈灰红色或暗红色。

(3) 可表现为结膜面或皮肤面暗紫红色肉芽肿。

4. 治疗原则

(1) 小而无症状的睑板腺囊肿无须治疗，待其自行吸收。

(2) 囊肿较大或形成肉芽肿多不能自行消退，应行手术切除。

(3) 单个囊肿可以局麻下手术切除，多发性囊肿可以全麻手术。

睑腺炎和霰粒肿的区别见表 6–3。

表 6–3　睑腺炎和睑板腺囊肿的区别

	睑腺炎	睑板腺囊肿
发生腺体	汗腺，皮脂腺，睑板腺	睑板腺
炎症类型	急性化脓性炎症	无菌性慢性肉芽肿性炎症
临床表现	红、肿、热、痛、化脓	无痛性硬结
治疗原则	抗生素、脓肿形成切开引流	大的需要手术
病程转归	短，治愈或形成肉芽肿	长，吸收或手术治愈

（五）急性细菌性结膜炎

急性细菌性结膜炎是常见的细菌感染性眼病。其特点是发病急，多双眼发病，明显结膜充血，脓性或黏液脓性分泌物，有自愈趋势，多见于春秋季节，散发或流行于小学、幼儿园、托儿所等集体生活场所，俗称"红眼病"。

1. 病因

最常见的致病菌为肺炎双球菌、金黄色葡萄球菌和流感嗜血杆菌。近年来的研究发现，表皮葡萄球菌、大肠埃希菌感染也较常见。通过接触传染。

2. 临床表现

(1) 急性发病，多为双眼先后发病。潜伏期 1～3 天，通常在 3～4 天内发展到最高峰，以后逐渐减轻，8～14 天消退。

(2) 眼红、异物感、灼热感、分泌物多。夜间分泌物在睑缘及睫毛处结成黄痂，使患者上下睫毛粘在一起，早晨起床睁眼困难。

(3) 一般视力无影响，但当分泌物附着在角膜表面瞳孔区时可出现一时视物模糊，将分泌物除去即可恢复视力。

(4) 检查：眼睑肿胀；结膜充血，以穹隆部和睑结膜最为显著，呈赤红色；结膜囊内可见脓性分泌物；严重者球结膜水肿。耳前淋巴结一般无肿大。

3. 诊断

(1) 诊断依据：急性起病，结膜充血，脓性及黏液脓性分泌物，细菌培养阳性。

(2) 鉴别诊断

① 病毒性结膜炎：水样分泌物，常合并结膜下出血，耳前淋巴结肿大，睑结膜有滤泡形成，角膜常有点状浸润。

② 急性虹膜睫状体炎：眼痛，睫状体充血（越近角巩膜缘充血越明显），角膜后有沉着物，前房闪辉阳性，晶状体前囊有色素或部分虹膜后粘连，视力受影响。

4. 治疗原则

(1) 急性发作较重者可冷敷，患眼脓性分泌物较多时，可用生理盐水冲洗结膜囊，除去分泌物。

(2) 严禁包扎眼部，以有利于分泌物排出。嘱患儿勿揉搓患眼，以防损伤角膜和继发感染。

(3) 及时抗感染治疗。最有效的方法是根据结膜囊细菌培养及药敏结果选择敏感抗生素滴眼液。在药敏结果出来前应选择2～3种广谱抗生素，妥布霉素滴眼液或左氧氟沙星滴眼液等交替频繁滴用，睡前涂红霉素或妥布霉素眼膏，以保持结膜囊内的药物浓度。急性期过后应继续滴用抗生素眼药水，直至恢复正常，以免病变迁延或发展成慢性。并发角膜炎时应按角膜炎的处理原则治疗。

5. 预防

(1) 控制传染源。早期发现、严格隔离、积极治疗患者。

(2) 禁止患者到公共浴池、游泳场所。

(3) 严格注意个人和集体卫生，勤洗手，不用手或衣袖揉眼。

(4) 对日常用品如毛巾、手帕、玩具等严格消毒。

(5) 医护人员在接触患者后必须洗手消毒，必要时戴护目镜，患者接触过的仪器设备也要严格消毒。

（六）流行性角膜结膜炎

流行性角膜结膜炎是一种病毒性结膜炎，传染性很强，在家庭、学校和公共场所容易流行，多发于夏季。本病特点为结膜大量滤泡，有时可伴伪膜形成。角膜发生上皮细胞下浅在圆形点状浸润。

1. 病因

腺病毒感染，接触传染。

2. 临床表现

(1) 潜伏期5～12天，平均约8天。常为双眼先后发病，起病急。发病一周病情好转，但有半数症状再次加重并出现角膜病变。

(2) 眼红，刺激症状显著，有异物感、畏光及水样分泌物。病变累及角膜时，有明显畏光、流泪和视物模糊。

(3) 小儿可伴有发热、咽痛等。

(4) 检查

① 结膜充血呈鲜红色，结膜水肿，睑结膜和穹隆结膜有大量滤泡，尤以下睑明显，睑结膜面有假膜。

② 角膜病变：开始时为点状角膜上皮损害，后发展为圆点状角膜上皮下浸润，直径 0.4～0.7mm，呈散在分布，多在中央。不伴有角膜知觉减退，不发展为溃疡，角膜混浊于数月内逐渐吸收，也有的持续数年之久。病情严重者，可残留不同程度的角膜圆形薄翳，一般对视力影响不大。

③ 可有耳前淋巴结肿大。

3. 诊断依据

(1) 诊断依据：有患者接触史，急病发病，结膜充血大量滤泡，典型角膜上皮下点状浸润。

(2) 鉴别诊断

① 流行性出血性角结膜炎：肠道病毒感染，潜伏期 18～48h，病程 5～7 天，传染性强。症状同流行性角结膜炎相似，常伴结膜下出血，角膜病变表现为一过性角膜上皮弥漫性细小点状损伤。

② 急性细菌性结膜炎：脓性分泌物，角膜一般无侵犯，无耳前淋巴结肿大。

4. 治疗原则

(1) 急性期冷敷可减轻症状。

(2) 局部抗病毒滴眼液：常用滴眼液有干扰素、利巴韦林、更昔洛韦等。

(3) 与抗生素眼药水交替点眼，以预防混合感染。

(4) 若有严重瞳孔区角膜上皮下浸润者可短期使用皮质类固醇眼药水点眼，但不宜常规使用。

5. 预防

传染性强，预防传染是关键。预防措施同"急性细菌性结膜炎"。

（七）沙眼

沙眼是由沙眼衣原体引起的一种慢性传染性结膜角膜炎，是致盲的主要疾病之一。沙眼曾在我国广泛流行，20 世纪 70 年代后，随着生活水平的提高、卫生常识的普及和医疗条件的改善，其发病率大大降低。

1. 病因

由 A、B、C 或 Ba 抗原型沙眼衣原体感染所致。感染率和严重程度同居住条件以及个人卫生习惯密切相关。通过直接接触或污染物间接传播。

2. 临床表现

(1) 急性沙眼：急性沙眼感染主要发生在学龄前儿童和低年级学龄儿童，症状有畏光、流泪、异物感、烧灼感、分泌物黏稠；检查可见睑球结膜充血显著，睑结膜乳头增生，上下穹隆部结膜遍布滤泡，可合并角膜上皮炎及耳前淋巴结肿大。急性期可不留瘢痕。

(2) 慢性沙眼：急性期经过 1~2 个月后进入慢性期，通常临床所见者为慢性炎症过程。无明显不适，仅有眼痒、异物感、干燥和烧灼感。结膜充血减轻，结膜污秽肥厚，同时有乳头及滤泡增生，病变以上穹隆及睑板上缘结膜显著，并可出现垂帘状的角膜血管翳。在病变进展中，结膜病变逐渐形成瘢痕。最早在上睑结膜的睑板下沟处，称之为 Arlt 线，渐成网状，以后全部变成白色平滑的瘢痕。角膜缘滤泡发生瘢痕化改变，临床上称为 Herbet 小凹。沙眼性角膜血管翳及睑结膜瘢痕为沙眼的特有体征。

(3) 沙眼并发症：晚期发生睑内翻与倒睫、上睑下垂、睑球粘连、角膜混浊、实质性结膜干燥症、慢性泪囊炎等并发症，导致症状加重，可严重影响视力，甚至失明。

3. 诊断

(1) 世界卫生组织要求诊断沙眼至少符合下列标准中的两条：①上睑结膜 5 个以上滤泡；②典型的睑结膜瘢痕；③角膜缘滤泡或 Herbert 小凹；④广泛的角膜血管翳。

(2) 沙眼分期：1987 年世界卫生组织推荐沙眼分期，5 个主要体征，即 TF、TI、TS、TT、CO，一个沙眼患者可以同时有一个以上的体征。

① TF：沙眼性滤泡（图 6–26A），在上睑结膜上有 5 个或以上的滤泡，滤泡直径不小于 0.5mm。

② TI：沙眼性炎症浸润（图 6–26B），上睑结膜明显的炎症性增厚遮掩住深层血管，范围占睑板结膜的一半以上。

③ TS：沙眼性瘢痕（图 6–26C），睑结膜有瘢痕形成。

④ TT：沙眼性倒睫（图 6–26D），至少有一根倒睫摩擦到角

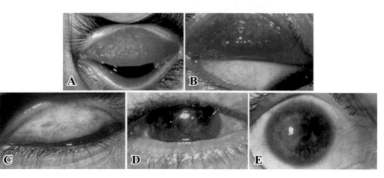

▲ 图 6-26 沙眼体征

A. 睑结膜滤泡；B. 睑结膜增厚；C. 睑结膜瘢痕；D. 倒睫；E. 角膜混浊

（此图彩色版本见书末彩图部分）

膜，包括近期被拔掉的倒睫。

⑤ CO：沙眼性角膜混浊（图 6-26E），混浊的角膜至少使部分瞳孔缘变得模糊不清并引起明显的视力下降，视力小于 4.3。

(3) 鉴别诊断

① 慢性滤泡性结膜炎：原因不明。常见于儿童及青少年，皆为双侧。下穹隆及下睑结膜见大小均匀、排列整齐的滤泡，无融合倾向。结膜充血并有分泌物，但不肥厚，数年后不留痕迹而自愈，无角膜血管翳。

② 春季结膜炎：睑结膜增生的乳头大而扁平，上穹隆部结膜无病变，也无角膜血管翳。睑结膜刮片涂片中可见大量嗜酸性细胞。

③ 巨乳头性结膜炎：结膜乳头可与沙眼性滤泡相混淆，但有明确的角膜接触镜配戴史。

4. 治疗

包括全身和眼局部药物治疗及对并发症的治疗。

(1) 局部用 0.1% 利福平等点眼，4 次 / 日，夜间使用红霉素眼膏，疗程最少 10～12 周。

(2) 急性期或严重的沙眼应全身使用抗生素治疗，一般疗程为 3～4 周。可口服红霉素 1g/d，分 4 次口服。

(3) 手术矫正倒睫及睑内翻，是防止晚期沙眼导致角膜混浊致盲的关键措施。

5. 预防

培养良好的卫生习惯，避免接触传染，改善环境，加强卫生管理。

（八）过敏性结膜炎

过敏性结膜炎是接触或吸入某种抗原导致的速发型或迟发型

过敏性结膜炎症。主要为痒感,有过敏病史。可伴全身过敏症状如哮喘。儿童常见类型有春季角结膜炎、季节性过敏性结膜炎、泡性结膜炎等。

1. 病因

常见过敏原有花粉、尘螨、湿冷空气、药物等。

2. 临床表现

(1) 症状:双眼急性发病,眼部奇痒,可伴有异物感、黏液样分泌物。部分可伴有全身过敏表现,其中过敏性鼻炎常见。

(2) 体征:结膜充血,结膜乳头,儿童常合并结膜水肿或眼睑水肿。耳前淋巴结无肿大。

春季角结膜炎分为睑结膜型、角结膜缘型和混合型。睑结膜型结膜粉红色,上睑结膜巨大乳头呈铺路石样改变。角结膜缘型在角膜缘有黄褐色或污红色胶样增生。混合型睑结膜和角膜缘同时出现上述两型改变。

3. 诊断依据

有过敏原接触史,眼部表现为明显的痒感,可伴全身过敏症状。根据眼部体征可诊断。

4. 治疗原则

(1) 查找过敏原,消除过敏因素,避免再次接触。

(2) 局部用药

① 抗过敏药物:儿童首选盐酸奥洛他定滴眼液,奥洛他定为双效抗过敏药;抗组胺药富马酸依美斯汀滴眼液可快速缓解症状;色甘酸钠和吡嘧司特钾滴眼液为肥大细胞稳定剂,起效慢,可作为预防用药。

② 皮质类固醇滴眼液:症状严重时短期应用,不宜长期使用,以免出现激素并发症。

③ 人工泪液可稀释抗原,加强抗过敏药作用。血管收缩剂,

改善结膜充血状态，减轻症状。

④病情严重者可口服抗过敏药物。

（九）细菌性角膜炎

细菌性角膜炎是一种由细菌感染引起的较严重的化脓性角膜炎，又称细菌性角膜溃疡或匐行性角膜溃疡。

1. 病因

常见原因为外伤后感染或角膜异物后感染，另外一些局部或全身的疾病如侵犯到角膜如泪囊炎、干眼症、结膜炎、配戴角膜接触镜等也可诱发感染。常见致病菌有金黄色葡萄球菌、溶血性链球菌、肺炎双球菌、淋球菌、枯草杆菌等。

2. 临床表现

(1) 多在角膜损伤后 24～48h 内发生，病变发展迅速。

(2) 眼部出现异物感、畏光、流泪和视力下降等症状。

(3) 病变首先出现于角膜外伤后受损的部位，最初为灰白色或黄白色浓密浸润点，不久坏死脱落形成溃疡。

(4) 溃疡可向周围及深部发展。其进行缘多潜行于基质中，呈穿凿状并向中央匐行进展。溃疡面有脓性分泌物。溃疡四周常围绕着灰暗色的水肿区。

(5) 常伴有前房积脓。

(6) 当溃疡继续向深部发展，可导致后弹力层膨出或穿孔。一旦穿孔，前房积脓将失去原先的无菌性，造成眼内感染，最终导致眼球萎缩。

3. 诊断依据

(1) 诊断依据：有角膜损伤史，起病较急，进展快，匐行性角膜溃疡，溃疡面有脓性分泌物，常合并前房积脓。

(2) 鉴别诊断

① 真菌性角膜炎：常有植物性外伤史，起病缓慢，亚急性经过，刺激症状较轻。角膜浸润灶致密，表面欠光泽，呈牙膏样或苔垢样外观，溃疡周围有抗原抗体反应形成的免疫环。有时在角膜病灶旁可见伪足或卫星样浸润灶，病灶后可有斑块状纤维脓性沉着物。前房积脓，黏稠或呈糊状。

② 单纯疱疹病毒性角膜炎：有典型的树枝状或地图样角膜损伤改变。

4. 治疗原则

(1) 有条件时应及时行细菌培养及药敏实验。等待期间可选用左氧氟沙星、妥布霉素、万古霉素等滴眼液频繁滴用，重症者可给予结膜下注射给药。根据药敏试验结果，再选用敏感的抗生素。

(2) 若有前房反应，选用散瞳药，如复方托吡卡胺滴眼液或1% 阿托品眼用凝胶。

(3) 应用促进角膜上皮修复滴眼液。

(4) 药物治疗无效，邻近角膜溃疡发生穿孔者，应考虑角膜移植术。

（十）单纯疱疹病毒性角膜炎

单纯疱疹病毒引起的角膜感染，是最常见的角膜溃疡，在角膜病中致盲率排第一位。

1. 病因

单纯疱疹病毒原发感染多发生于儿童期，眼部症状较轻。原发感染后，疱疹病毒潜伏在三叉神经节。当机体抵抗力下降时潜伏的病毒活化，随神经轴浆流逆行到角膜，引起单纯疱疹病毒复发感染。

2. 临床表现

(1) 原发感染：常见于幼儿，有全身发热、耳前淋巴结肿痛、唇部或皮肤疱疹，有自限性。眼部表现为急性滤泡性结膜炎、假膜性结膜炎、眼睑皮肤疱疹，约 2/3 患者出现点状或树枝状角膜炎。不到 10% 的患者发生角膜基质炎和葡萄膜炎。

(2) 复发感染：多为单侧，也有 4%～6% 为双侧发病。复发感染是引起角膜瘢痕和视力丧失的主要原因。复发无全身症状。复发类型包括树枝状和地图状角膜炎、非坏死性和坏死性角膜基质炎以及葡萄膜炎等。

常见症状有畏光、流泪、眼睑痉挛，中央角膜受累时视力明显下降。因角膜直接减退，患者早期自觉症状轻微，可能贻误就诊时机。球结膜睫状充血或混合充血。检查可见角膜溃疡形态似树枝状走行或地图状向周边部及基质浅层扩展，或角膜中央基质盘状水肿。角膜基质炎伴发前葡萄膜炎时，在水肿区域角膜内皮面出现沉积物。慢性或复发性者，偶可出现持续的大疱性角膜病变。较重的角膜基质炎，角膜可出现溃疡、变薄甚至穿孔。

3. 诊断依据

根据病史、角膜树枝状、地图状溃疡或角膜基质炎等表现可以诊断。

4. 治疗原则

(1) 眼部滴用抗病毒滴眼液，如阿昔洛韦滴眼液和眼膏、更昔洛韦眼用凝胶。必要时口服阿昔洛韦片。可联合滴用抗生素，预防继发性细菌感染。

(2) 角膜基质炎时眼部适当滴用糖皮质激素。

(3) 并发虹膜睫状体炎时，要及时使用散瞳药物。

(4) 已穿孔病例行穿透性角膜移植，但手术宜在静止期进行。

（刘丽丽　仝　欢　冯晶晶　端木红艳）

七、儿童常见眼底病

（一）视网膜母细胞瘤

视网膜母细胞瘤（retino balstoma，RB）是婴幼儿最常见的眼内原发恶性肿瘤，起源于视网膜胚胎性核层细胞，发病率为1：28000～1：15000，严重危害患儿的视力及生命。白瞳症和斜视是患儿就医的最常见症状。目前发达国家，眼内期视网膜母细胞瘤早期诊断和治疗后 10 年生存率可达 80%～90%，但在发展中国家，视网膜母细胞瘤就诊时常已发展至眼外期，眼球保存率和患者生存率往往低于发达国家，因此，早期诊断和治疗是关键。

1. 病因

视网膜母细胞瘤可分为遗传和非遗传两种类型。遗传型由遗传性基因缺陷所致，发病年龄较小，平均 1 岁；非遗传型由体细胞基因突变所致，发病年龄偏大，平均 3.5 岁。

2. 临床表现

(1) 症状：视网膜母细胞瘤患者初次就诊时的症状有白瞳、斜视、眼红痛、视力下降及眼球突出等，其中最常见的是白瞳症，表现为瞳孔区出现黄白色反光（图 6-27）。

(2) 体征：眼底检查及眼底照相可见视网膜白色实性隆起的肿物（图 6-28）。

(3) 辅助检查

① 眼部超声：玻璃体腔内发现一个或数个肿物，与球壁相连；肿物呈实性，可有钙斑反射即肿物内强回声之后为暗区，这是由于钙质反射和吸收声能较多的缘故；侵犯视神经者可见视神经增粗。

② 眼眶 CT 检查：可见一眼或两眼玻璃体内块状软组织密度

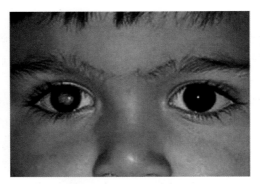

▲ **图 6-27**　视网膜母细胞瘤患儿右眼瞳孔区可见黄白色反光

（此图彩色版本见书末彩图部分）

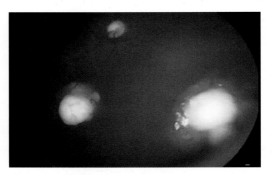

▲ **图 6-28**　眼底图像显示视网膜 **2** 个白色实性隆起肿物

（此图彩色版本见书末彩图部分）

影，因视网膜母细胞瘤有坏死钙化倾向，病变内有钙斑；向视神经蔓延可见视神经增粗，经巩膜直接向眶内蔓延表现为眼球高密度影不规则向后扩展，多数可见其内有钙化。

3. 诊断依据

婴幼儿白瞳症或斜视，眼底检查可见典型的一眼或双眼视网膜白色实性隆起病变，结合眼部超声和眼部 CT 的表现即可诊断该病。

RB 病变局限于眼球内时，称为眼内期；肿瘤突破眼球浸润视神经和眼眶组织，称为外眼期；肿瘤转移至颅内，血液或淋巴结，称为转移期。

视网膜母细胞瘤的临床分期（国际眼内视网膜母细胞瘤分级）：A 期：远离中心凹（黄斑）和视盘（视神经）的小的视网膜内肿瘤；B 期：所有 A 期外、散在的局限在视网膜内的瘤体；C 期：伴轻微视网膜下或玻璃体种植的散在局限性病变；D 期：伴有明显的玻璃体或视网膜下种植的弥漫性病变；E 期：存在不良预后特征的病变（肿瘤接触到晶状体、新生血管性青光眼、弥漫浸润性视网膜母细胞瘤、出血，可疑视神经、脉络膜、巩膜或眼眶侵犯）。

4. 治疗原则

在制定治疗方案时应首先考虑保存和挽救患儿生命，在此基础上根据肿瘤发展程度进一步考虑保存患眼和保留视力。

(1) 局部治疗：适用于小肿瘤的治疗，或经化学减容法治疗后体积缩小的肿瘤。治疗方法包括冷凝术、经瞳孔温热疗法、光动力学治疗等。

(2) 化学治疗：不能作为单一治疗手段，主要用于化疗联合局部治疗，或诱导化疗后降低巩固放疗的放射治疗剂量，以减轻放射治疗对视网膜、视神经和骨骼发育的不良影响。方法包括化学减容法、局部化学治疗、预防性化学治疗等

(3) 放射治疗：主要适用于肿瘤体积较大、分散或多病灶、化疗或局部治疗后无效或复发、家属不愿行眼球摘除术的患者。

(4) 手术治疗：肿瘤已占眼底面积的 1/2 以上的眼内期视网膜母细胞瘤或肿瘤已经出现眼内或眼外浸润扩散种植的病例，或出现向眼眶内生长征象的病例。手术方式包括眼球摘除术和眼眶内

容摘除术。

由于视网膜母细胞瘤具有遗传倾向，因此，广泛进行科普教育、提倡优生优育、遗传咨询是积极的预防措施。在临床工作中应尽力做到早发现、早诊断、早治疗。

（二）家族性渗出性玻璃体视网膜病变

家族性渗出性玻璃体视网膜病变是一种遗传性视网膜血管发育异常性疾病，主要影响视网膜血管生成，导致周边视网膜血管的发育和分化不良。

1. 病因

大多数为常染色体显性遗传，也可为常染色体隐性遗传。迄今为止已经筛查出 6 个致病基因：FZD4、LRP5、NDP、TSPAN12、ZNF408、KIF11。

2. 临床表现

(1) 症状：多数患者在婴幼儿时期就已经发病，常无早产、吸氧史，主要以斜视就诊或在体检时发现。

(2) 体征：眼底检查典型表现为周边视网膜无血管区，无血管区与血管化的视网膜交界处有新生血管生长，纤维血管组织收缩牵拉视网膜形成视网膜皱襞连至晶状体后（图 6-29）。严重病例可并发白内障、角膜带状变性、新生血管性青光眼、眼球萎缩等。

(3) 辅助检查：眼底荧光血管造影检查表现为视网膜周边无血管区形成，血管分支增多，分布密集，周边血管在赤道附近突然终止，末梢膨大，出现周边视网膜血管的异常吻合、血管分支角度变窄等。病变严重者可见新生血管形成处荧光素渗漏（图 6-30 ）。

(4) 临床分期：1 期，视网膜周边存在无血管区或无灌注区

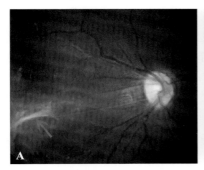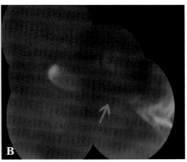

▲ **图 6-29** 　家族性渗出性玻璃体视网膜病变患者眼底彩像

A. 右眼颞侧视网膜血管锐角走行，黄斑区及颞侧可见视网膜前增殖膜（红箭）；B. 左眼颞侧视网膜牵拉脱离，呈视网膜皱襞（红箭）（此图彩色版本见书末彩图部分）

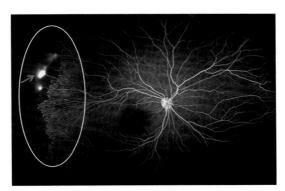

▲ **图 6-30** 　家族性渗出性玻璃体视网膜病变患者右眼眼底荧光血管造影

颞侧周边视网膜末梢血管分支多、细，颞侧周边可见无血管区（白色椭圆形区域内），无血管区可见渗漏强荧光（新生血管形成，红箭）（此图彩色版本见书末彩图部分）

（1A：不伴视网膜渗出，1B：伴有视网膜渗出）；2 期，视网膜周边无灌注区出现视网膜新生血管（2A：不伴视网膜渗出，2B：伴有视网膜渗出）；3 期，除黄斑以外的部分视网膜脱离（3A：不伴视网膜渗出，3B：伴有视网膜渗出）；4 期，黄斑受累的部分视网膜脱离（4A：不伴视网膜渗出，4B：伴有视网膜渗出）;5 期，全视网膜脱离（5A：开放性漏斗，5B：闭合性漏斗）。

3. 诊断依据

患者斜视、视力下降或体检发现视网膜异常，同时结合家族史，眼底检查和眼底荧光血管造影检查具有上述典型表现，可诊断为该病。家族史不明确时，对患儿父母进行散瞳眼底检查或眼底荧光血管造影检查可辅助诊断该病，必要时行基因检测可进一步明确诊断。

4. 治疗原则

对无症状的家庭成员进行筛查是早期发现患者的重要途径，对家庭成员进行遗传咨询指导。家族性渗出性玻璃体视网膜病变属于终身性疾病，疾病可不断进展，即使治疗后也可能再次趋于活动，因此需要长期随访。

(1) 非手术治疗：对于 3 岁以下或分期为 2 期及以上的患者尽早处理无血管区，进行激光光凝预防治疗。

(2) 手术治疗：对发生视网膜脱离的患者多采用手术治疗解除牵拉。对于 5B 期的患者，视力预后较差，建议观察为主。

本病的治疗效果与疾病程度及进展情况有关，晚期患者治疗效果欠佳，故早期诊断、适当治疗及预防病变进展是患者获得较好疗效的关键。

（三）永存原始玻璃体增生症

1. 病因

永存原始玻璃体增生症又称永存胚胎血管增生症（persistent fetal vasculature，PFV），是由于原始玻璃体未完全退化和（或）合并增殖所导致的先天发育异常。

2. 临床表现

(1) 症状：患儿多以白瞳症、斜视、小眼球或者追物差等症状就诊，多数患者单眼发病。

(2) 体征：眼部表现多种多样，典型表现为晶状体后囊膜接近中央的混浊（图 6-31），其后有玻璃体的纤维机化条索与视盘相连（图 6-32），较重的病例可表现为小眼球、角膜混浊、前房消失、晶状体全混浊和（或）牵拉性视网膜脱离等。

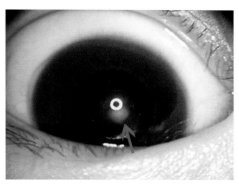

▲ **图 6-31**　眼前节照相显示晶状体后囊膜中央的混浊（红箭）
（此图彩色版本见书末彩图部分）

(3) 辅助检查：眼部超声检查典型患者表现为与晶状体和视盘相连的玻璃体纤维条索，部分病例可伴有牵拉性视网膜脱离，眼轴测量多较正常眼短。

(4) 临床分型：根据病变主要累及的眼球部位，可将该病分为前节型、后节型、混合型。前节型患者主要表现为晶状体不同程度混浊，前房变浅等，一般不合并视网膜尤其是黄斑病变，因此手术后视功能预后较好；后节型患者主要表现为牵拉性视网膜脱离，多数累及黄斑，因此手术后视功能预后较差；混合型患者

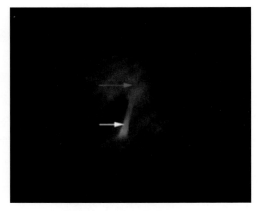

▲ **图 6-32** 眼底照相图显示玻璃体纤维条索（白箭），玻璃体纤维条索与视盘相连（红箭）

（此图彩色版本见书末彩图部分）

同时累及眼前节和眼后节。

3. 诊断依据

患者以白瞳、小眼球或追物差就诊，眼部查体或超声检查具有上述典型表现即可诊断该病。

4. 治疗原则

(1) 保守治疗：对于不合并视轴区屈光间质混浊和（或）玻璃体视网膜牵拉的轻症患者可给予观察；另外合并较严重的牵拉性视网膜脱离者，评估患者手术后视功能或解剖预后无改善的病例，也可给予观察保守治疗。

(2) 手术治疗：手术治疗的目的主要是解除视轴区的屈光间质混浊和（或）玻璃体视网膜牵拉。具体手术方式根据临床类型和患者手术年龄而不同，前节型患者行白内障摘除联合玻璃体切割术，2 岁以上的患者可根据具体情况考虑同时行人工晶体植入术；后节型的患者可行保留晶状体的玻璃体切割术；而混合型患者一般行白内障摘除联合玻璃体切割术。需要强调的是，儿童患者手术后黄斑结构尚正常的患者建议规范的屈光矫正联合弱视训练，促进手术后视功能发育，治疗弱视。

（四）Coats病

Coats病是一组以视网膜毛细血管和微血管异常扩张为特征，常伴有视网膜内或视网膜下脂质渗出，甚至发生渗出性视网膜脱离的外层渗出性视网膜病变，好发于婴幼儿或青少年男性，多单眼发病。

1. 病因

尚不清楚，可能有以下原因：①血管异常；②炎症学说；③代谢及内分泌紊乱；④遗传因素等。目前大多认为是由于先天性或遗传性视网膜小血管异常所致。

2. 临床表现

(1) 症状：儿童患者早期无症状，直至出现视力下降、眼痛、白瞳症和斜视才被发现。

(2) 体征：眼底检查可见视网膜异常纤曲或瘤样扩张的血管，多位于周边视网膜；视网膜下黄色硬性渗出，可见于后极部黄斑区（图6-33），眼底的黄白色病变在眼前节照相中可表现为瞳孔区黄白色反光，即白瞳（图6-34）。部分患者可合并渗出性视网膜脱离，较重的病例可继发新生血管性青光眼。

(3) 辅助检查：①眼底荧光血管造影表现为无灌注区，黄斑颞侧毛细血管扩展，"灯泡样"动脉瘤改变（图6-35），另外可见血管渗漏、迂曲及渗出等。②眼部超声检查表现为相对稳定的浆液性视网膜脱离，其下可探及弱点状回声的自主运动，可有异常血流信号产生的伪像，但没有血流频谱特征，这种"流沙样"改变为coats病特有。

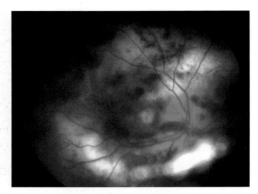

▲ 图 6-33 coats 病患者眼底图

广泛视网膜下黄白色病变（此图彩色版本见书末彩图部分）

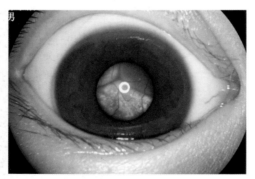

▲ 图 6-34 coats 病患者眼前节图

瞳孔区"黄白色"病变，即"白瞳"（此图彩色版本见书末彩图部分）

(4) 临床分期：1 期，仅有视网膜毛细血管扩张；2 期，毛细血管扩张和渗出（2A 为黄斑中心凹外渗出，2B 为渗出累及黄斑中心凹）；3 期，渗出性视网膜脱离（3A 为渗出性视网膜脱离未累及黄斑中心凹，3B 为渗出性视网膜脱离累及黄斑中心凹）；4 期，全视网膜脱离或继发青光眼；5 期，合并眼球萎缩的患者。

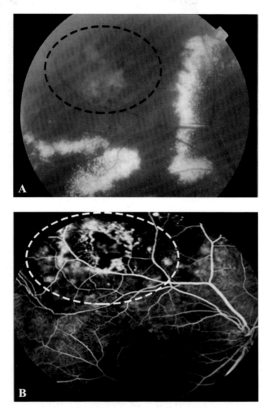

▲ **图 6-35**　视网膜照相及眼底荧光血管造影表现

A. 视网膜照相：黑色虚线圆圈内显示迂曲扩张的视网膜病变血管；B. 眼底荧光血管造影：白色虚线圆圈内显示与左图相应病变部位血管扩张、渗漏，部分血管呈现"灯泡"样改变（此图彩色版本见书末彩图部分）

3. 诊断依据

　　男性患儿单眼发病多见，眼底典型表现为视网膜血管瘤样迂曲扩张，并大量视网膜下黄色硬性渗出，可合并渗出性视网膜脱离等，眼底荧光血管造影具有上述典型表现，可以诊断该病。

4.治疗原则

1 期可进行定期随访或激光光凝；2 期和 3A 期主要是冷冻或激光光凝；3B 期如果视网膜脱离较浅可以用冷冻的方法解决，如果脱离达到晶状体后，需要联合手术放出视网膜下液；4 期或者 5 期的患者出现眼球剧烈疼痛时可考虑眼球摘除，已经失明且恢复无望的则可观察不予处理。

（刘敬花）

八、屈光不正

（一）概述

光线由一种介质进入另一种不同折射率的介质时，光线会发生偏折现象，这种现象发生在眼部称为"屈光"。物体发出或反射的光线进入眼内，经过眼屈光系统的屈折后，在视网膜上聚焦为清晰像，如不能聚焦在视网膜上，将形成屈光不正，包括远视、近视和散光。

造成屈光不正的原因包括遗传因素和环境因素，儿童处于视觉发育的关键期，如果出现屈光不正且没有得到有效矫治，则可能造成斜视、弱视等不良后果，严重影响视觉发育。

1.正视眼和屈光不正

当眼球在调节静止状态下，来自 5m 以外的平行光线，经眼的屈光系统后恰好在视网膜黄斑中心凹聚焦，形成清晰物像，这种屈光状态称为正视。当眼球在调节静止状态下，外界的平行光线经眼的屈光系统后不能在视网膜黄斑中心凹聚焦，将不能产生清晰物像，称为非正视眼或屈光不正（图 6-36）。其中屈光力量较弱或眼轴较短者，焦点落在视网膜的后面称为远视，屈光力量

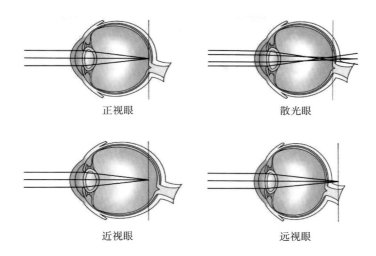

正视眼　　　　　　　　　散光眼

近视眼　　　　　　　　　远视眼

▲ **图 6-36**　屈光不正示意图

较强或眼轴较长者，焦点落在视网膜的前面称为近视，如果眼的屈光系统在不同子午线上屈光力不一致，光线无法在视网膜上或视网膜前后某处形成焦点，为散光。

如果双眼屈光状态不同，无论是屈光性质不同还是屈光程度不等，均称为屈光参差。

屈光度为零的眼是极少数，因此不把零度定为正视眼的标准值，临床上正视的屈光状态一般在 –0.25～+0.75D 范围之间。

2. 儿童屈光发育特点和动态变化规律

眼屈光系统主要包括角膜、晶状体和玻璃体，其中角膜屈光力最大为 43D，占全眼屈光力的 70%。儿童主要的屈光参数是屈光度和眼轴，不同年龄段其视力和屈光度不相同，临床上主要通过眼轴长度、角膜曲率以及屈光度的变化，分析判断不同年龄段儿童的视力和屈光状态是否正常。

出生后新生儿眼轴短，多呈远视状态，随着年龄的增长眼球结构不断发育，逐渐向正视眼演变，这一过程称为眼的正视化。在儿童生长发育中有一定程度的生理性远视，超过正常范围的，则为异常或病理性远视。新生儿的平均屈光度为 +2.00～+3.00D，1—7 岁眼球发育最迅速，眼屈光度向近视方向移动，远视程度下降，平均下降 +0.50～+1.50D。多数学者认为 7—10 岁基本完成正视化过程，双眼视力达到 1.0，而 10 岁以后近视眼的比例开始增加，半数以上近视眼发生在 12—15 岁。目前发现学龄前儿童的远视储备呈下降趋势，近视有低龄化趋势；而减少持续近距离阅读，增加有效的户外活动是减少远视储备的消耗和早期预防近视的有力措施。因此，掌握儿童屈光发育特点和动态变化规律是做好儿童和家长近视宣教和防护工作的重要内容。

3. 儿童屈光不正与弱视

儿童期是视觉发育的重要时期，中高度远视、散光或双眼存在较大屈光差异，将造成双眼或单眼视网膜上的物像模糊不清，视觉通路得不到有效刺激导致视觉发育停滞进而发生弱视。2011 年中华医学会眼科学分会斜视与小儿眼科学组的弱视诊断专家共识认为：睫状肌麻痹剂散瞳检影确定屈光不正，远视度数 ≥ 5.00D、散光度数 ≥ 2.00D 时弱视危险性增加，如果两眼的远视球镜屈光度数相差 1.50D，或柱镜屈光度数相差 1.00D，屈光度数较高眼则可能形成弱视。一般近视儿童看近物清楚，近视发病年龄较晚，儿童视觉发育已经完成，所以近视一般不会发生弱视，但婴幼儿时期发生了高度近视则具有弱视的风险。因此，6 岁前儿童的屈光不正是发生弱视的最常见原因，通过早期屈光和视力筛查及时发现这些弱视的危险因素，并在儿童的视觉发育期及时矫正使得视网膜物像清晰提高视力，同时治疗弱视而获得良好的视觉效果。

4. 防治原则

发现视力异常儿童需要通过点用睫状肌麻痹剂和检影验光来确诊屈光不正，配镜矫正屈光异常，提高视觉质量，促进视力及立体视觉功能的发育并应及时治疗弱视。2017年中华医学会眼科分会眼视光学组发布的关于儿童屈光不正矫正专家共识，对不同年龄段儿童眼镜处方具有指导和参考意见（表6-4）。

表6-4 儿童眼镜处方指导标准（D）

	条　件	<1岁	1—2岁	2—3岁	3—6岁
双眼屈光不正	近视	≤-5.00	≤-4.00	≤-3.00	≤-1.00
	远视不伴斜视	≥+6.00	≥+5.00	≥+4.50	>+3.00
	远视伴内斜视	≥+2.50	≥+2.00	≥+1.50	≥+1.50
	散光	≥3.00	≥2.50	≥2.00	>1.50（顺规和逆规） >1.00（斜轴）
屈光参差	近视	≤-2.50	≤-2.50	≤-2.00	≤-1.00
	远视	≥+2.50	≥+2.00	≥+1.50	>+3.00
	散光	≥2.50	≥2.00	≥2.00	>1.50（顺规和逆规） >1.00（斜轴）

不伴有斜视的儿童眼镜处方中，年龄越小的儿童，屈光不正需配镜的起点屈光度越高，是因为双眼相对屈光度平衡，日常生活以看近为主，屈光不正度数不太高者可先动态观察。近视患儿的配镜处方尚有争论，只作为参考。伴有内斜视的儿童眼镜处方中，远视屈光与内斜视、调节和集合关系密切，因此，婴幼儿凡是远视度数≥+1.50D，首次戴足镜矫正，观察眼位是否转变正位。

（二）远视

在调节静止状态下，平行光线经过眼的屈光系统屈折后形成焦点落在视网膜之后，称为远视。根据屈光度数分为低、中、高度远视，≤ +3.00D 为低度远视，+3.00～+5.00D（含 +5.00D）为中度远视，> +5.00D 为高度远视。

1. 病因

由于眼球的前后径较正视眼短而引起的远视称为轴性远视。儿童生长发育过程中生理性眼轴偏短称为生理性远视，通常为低度远视；部分儿童由于遗传和外界因素导致眼球生长发育缓慢，眼轴明显偏短，多为中高度远视；先天性小眼球，则远视程度更高。远视的另一原因是曲率性远视，是由于任何眼球屈光成分表面弯曲度较小所形成。最常见的为角膜平坦所致，如先天性平角膜，亦可由外伤或角膜疾病所致。

眼部疾病也可引起远视，如眼肿瘤、眼眶炎性肿块或视网膜脱离使眼球后壁或视网膜向前移位而表现为远视状态；先天性或外伤性白内障手术后无晶体眼，由于缺少晶状体的折射作用，形成 +20D 左右的高度远视。眼部疾病所致远视通常伴有明显视力下降甚至丧失，并有疾病的相关表现，具体内容参见相关章节。

2. 临床表现

(1) 视力：由于儿童眼的调节力强，轻度远视眼的调节力可以完全克服屈光缺陷，远、近视力均可正常。中度远视眼由于看近时需要动用更多调节，近视力会有降低。而高度远视眼动用最大调节仍然不能代偿，远视力和近视力均会明显降低，极易形成弱视。有些儿童会通过减少距离来放大目标，达到看清楚的目的，生活中表现为看电视、看书等凑得比较近。

(2) 视疲劳：中、高度远视长时间动用调节可引起眼球或眼眶隐痛、酸胀感，尤其阅读或近距离工作久后更为明显，休息后症状减轻或消失。儿童可表现为不愿意长时间阅读。

(3) 眼位偏斜：眼调节和集合是联动的过程，远视眼过度动用调节时引起过多的集合，如外展储备力不足，就会出现内斜视，称为调节性内斜视，常见于中度远视眼，高度远视儿童动用最大调节也看不清而放弃调节，较少出现斜视。眼位偏斜多于2岁左右用眼需求增加后开始出现，可从间歇出现变为恒定出现。

(4) 幼儿期由于用眼需求不高，很多家长未能及时发现异常表现，多在眼保健屈光筛查中发现。散瞳与不散瞳所测得的屈光度数差别可高达1.50～7.50D，年龄越小相差越大，特别是远视度数的差别最大。因此常规采用睫状肌麻痹后进行屈光检查和确诊。

(5) 眼部常规检查：可以有角膜曲率偏平，部分中、高度远视眼可见视盘小，色较红，呈假性视盘炎改变。无其他器质性病变。

3. 诊断依据

根据散瞳验光得到的屈光度数即可诊断。

4. 矫治

如果远视度数低，视力正常，无疲劳症状，也无内斜视，并不需要治疗。但若出现其中任何一种症状，都应戴眼镜矫正。

远视需戴凸透镜矫正，凸透镜为正镜片。首先进行睫状肌麻痹验光（睫状肌麻痹剂选择及使用方法详见《儿童验光与配镜》），球镜度超过+3.00D，建议经常戴镜，眼位正常者，配镜处方需要减去+1～+2D生理远视度。超过+4D远视眼初次戴镜可在睫状肌麻痹状态下直接减去生理远视度给镜，患儿更容易接受眼镜。高度远视引起弱视，戴镜后还需进行弱视相关治疗。儿童期远视度随年龄增长逐渐向正视眼发展，因此，应每年进行睫状肌麻痹检查屈光度，根据屈光度变化及时更换镜片。

远视合并内斜视患儿若在斜视早期及时行睫状肌麻痹后验光配镜矫正，多能纠正眼位、提高视力、强化融像能力，建立并巩固双眼单视。合并内斜视者，睫状肌麻痹后远视度≥1.50D就应配镜，首次应给予全矫眼镜，即睫状肌麻痹后全部远视度，以后定期随诊，在矫正眼位正位的基础上逐渐降低远视镜片度数。如戴镜后内斜视无改善或部分改善，为非调节性内斜视或部分调节性内斜视，戴镜不能矫正的部分斜视度需要进行斜视手术治疗。

（三）近视

眼球在调节静止状态下，平行光线经过眼屈光系统的屈折后，所形成的焦点在视网膜之前，表现为远视力下降，称为近视。

根据近视度数分类，低度近视眼 -0.50～-3.00D，中度近视眼：-3.25～-6.00D，-6.00D 以上或眼轴 26.50mm 以上为高度近视。

1. 病因

根据病程进展和病理变化分为单纯性近视和病理性近视。单纯性近视为遗传和环境因素同时作用的结果，病理性近视遗传因素起主要作用。单纯性近视一般发病于青少年期，近视度数较低，进展缓慢，矫正视力好，身体发育停止后，近视度数也趋于稳定。病理性近视，发病年龄早，进展速度快，近视度数超过 -6.00D，在身体发育停止后近视仍不断进展，因眼球增长过快过长而出现眼底病理性变化，如视网膜脉络膜萎缩斑、Fuchs 斑、黄斑部出血或形成新生血管膜、视网膜周边格子样变性、囊样变性、视网膜劈裂、视网膜脱离和巩膜后葡萄肿等，病理性近视可致盲。以上分类针对成人，儿童期近视仍在进展中，眼底一般尚未出现病理性改变，6 岁前发生的近视，成人后发展为病理性近视的可能性大。

眼轴与屈光度呈正相关性：0—3 岁正常儿童，眼轴增长的同时，角膜和晶体屈光力降低以抵消其近视化作用。3 岁后，眼轴缓慢增长，角膜曲率不变或稍有变平，晶体屈光力稍有减小。玻璃体腔长度随眼轴增长而增长。综合多项研究发现，正常青少年眼轴增长随着年龄增长呈下降趋势，2—6 岁眼轴 3 年平均增长 1.72mm，6—7 岁 1.08mm，8 岁 0.82mm，9 岁 0.68mm，10 岁 0.57mm，11 岁 0.45mm。在有关近视发生的各项生物学指标中，眼轴越长近视度数越大，眼轴每增加 1mm，屈光度约增长 3.00D。但对于学龄前儿童，眼轴增长 1mm 其屈光度增长小于 3.00D，年龄越小这种相关性就越低。青少年眼轴有随生长发育增长的趋势，且在生长发育快速的年龄阶段增长较快，同时近视度数增长加快。当角膜曲率正常时，6—10 岁近视儿童，每年眼轴增长量为生理性增长加上近视性增长，生理性眼轴增长不超过 0.32mm。每年屈光度增长量 ≥ 0.75D 同时伴随眼轴增长的儿童青少年近视属于进展型近视，中高度近视的眼轴增长与近视屈光度加深之间具有显著的相关性。

2. 临床表现

(1) 近视发生的先兆表现：看远处物体比以前模糊，看远处物体时眯眼、频繁揉眼，看书距离近。

(2) 视力和屈光检查：远视力下降近视力正常，客观和主觉验光显示为近视，并确定近视度数。

(3) 眼位偏斜：近视儿童看近时动用调节减少，引起集合减少，部分儿童出现隐性外斜视或外斜视。

(4) 高度近视患儿，除远视力差外，常伴有夜间视力更差，并发生程度不等的眼底改变。

3. 诊断依据

根据睫状肌麻痹散瞳后验光结果≤ –0.50D 即可诊断。

4. 近视的影响因素及预防

近视是一种复杂的多因素导致的眼病，目前主要归类于遗传因素和环境因素两大类。对于学龄期近视，遗传效应并不显著，越来越多的研究都证实环境因素在学龄期近视中的作用更为显著。

(1) 环境因素：学龄期儿童发生近视的最主要原因是环境因素，长时间持续近距离用眼以及不良读写习惯，长时间玩手机、看电脑等近距离使用电子产品和不良光照等都会显著增加近视患病率。户外活动是预防近视的重要手段，户外阳光的强光照增加了眼内多巴胺的含量，从而抑制了眼轴变长和近视的发生发展。

从小培养良好的用眼习惯，科学护眼和防控近视的具体措施：

① 谨记"两减一增"。减少电子视频产品使用时间，每次 20min，每天累积不要超过 1h。减少近距离用眼时间，遵循保护视力的三个"20"法则：20min 近距离用眼后远眺 20 英尺（约 6m）外的景物 20s。

② 增加户外活动时间：每天 2h 以上"目"浴阳光的室外活动。多参加球类运动、跳舞跳绳和放风筝等户外活动。眼保健操可让眼睛放松。临床研究表明，做眼保健操相比不做眼保健操可以减少调节迟滞，改善主观视疲劳感受，从而有助于控制近视。

③ 掌握正确的读写姿势和握笔姿势，做到三个"1"：眼睛距离书本 1 尺，身体距离桌子边缘 1 拳，握笔时手指尖距离笔尖 1 寸。保持读写坐姿端正，行走、坐车或躺卧时不要阅读或看书。读写应在采光良好、照明充足的环境中进行，桌面的平均照度值不应低于 400 勒克斯（lux），避免眩光。

④营养应均衡，保证充足的睡眠。

(2) 遗传因素：单纯性近视者，遗传与环境共同作用导致近视的进展。父母近视的青少年发生近视的风险明显增大，而且与父母近视的度数呈正相关。对于高度近视，尤其是病理性近视者，遗传因素的作用更为明显。因此近视的父母应该更注意让孩子避免容易发生近视的环境因素。

(3) 屈光档案建立：根据卫健委儿童眼及视力保健技术规范要求，区县及社区、乡镇各级卫生机构保健医师要做好 0—6 岁儿童视力筛查，0—3 岁儿童主要通过对光反应、瞬目反应和红球试验等定性检查，可发现注视能力不良、双眼视力不平衡、单眼视力低下等问题。发现异常应及时转诊并查明原因。3—6 岁幼儿园时期，应定期检查孩子的视力、屈光度、眼轴长度、角膜曲率和眼底等，建立儿童眼屈光发育档案，有助于早期发现视力不良、有近视倾向和已近视的儿童，从而分档管理并制定相应干预措施。对于有高度近视家族史的儿童应加强定期随访，进行重点防控。2019 年，国家卫健委发布的《儿童青少年近视防控关键适宜技术指南》文件中指出：应特别重视对近视儿童青少年的信息反馈和用眼卫生的指导；对怀疑远视储备不足（裸眼视力正常，屈光状态虽然未达到近视标准但偏离相应年龄段生理值范围），有近视高危因素者，应予以高危预警，重点干预。

5. 矫治

近视需用凹透镜矫正，平行光线通过凹透镜先将平行光线发散再通过眼屈光系统聚焦于视网膜黄斑上，形成清晰物像从而矫正近视并提高视力。

(1) 框架眼镜

① 普通框架眼镜是最简单安全的矫正器具。适合于近视比较稳定、非进展性近视的儿童，应至少每半年进行一次复查，及时

调整眼镜度数。

② 多焦点近视离焦眼镜，可以提供稳定的近视离焦信号及清晰的视力，不受眼球运动的影响，不影响双眼立体视的形成，适合任何年龄的近视儿童使用，比其他控制近视的方法配戴适应期短，相较于隐形眼镜更安全。配镜近视屈光度范围在 0～-6.00D，散光＜ 4.00D。要求近视足矫、持续戴镜。

(2) 角膜接触镜：分为硬性和软性角膜接触镜两种类型。其共同特点是需要严格掌握适应证，禁用于眼表活动性疾病或影响接触镜配戴的全身性疾病等。需规范验配和护理，定期复查观察角膜健康状态和效果同时检查镜片质量和清洁状况。

① 角膜塑形镜（OK 镜）：是一种逆几何设计的夜戴型硬性透气性接触镜，通过配戴重塑角膜形态，使角膜中央区域的弧度在一定范围内变平，从而暂时性降低近视度数，是一种提高裸眼视力的可逆性非手术物理矫治方法，其同时可减缓近视眼发展。临床上延缓近视有效率达 70%，眼轴控制率达 50%。

② 日戴型硬性接触镜（RGP）：适用于近视度数高不适合角膜塑形术、合并散光以及屈光参差的儿童。主要具有提高视觉质量减少两眼像差的优点，但不能控制近视进展。

③ 多焦点软性接触镜：多焦点软镜日戴型，类似于角膜塑形镜周边离焦的原理但对角膜不塑形，有一定的延缓近视进展的作用。适用于无法接受角膜塑形镜或近视度数＞ 6.00D 伴有散光的儿童。要求每日白天佩戴 8～9h，放学后换成戴新乐学框架眼镜。

(3) 药物治疗：采用低浓度 0.01%～0.02% 阿托品滴眼液可延缓 6—12 岁儿童青少年近视和眼轴的增长，有一定的近视控制效果。目前研究认为低浓度阿托品是一种 M 胆碱受体阻断剂，其近视抑制作用机制与调节无关。可以单独使用或者联合角膜接触镜和框架眼镜，每天晚上睡前点一次。个别儿童清晨起床后会出现短暂的畏光症状。

(4) 手术治疗：对于儿童或青少年发展迅速的变性近视＞ 6.00D，每年进展＞ 1.00D，伴有眼球前后扩张，后巩膜葡萄膜肿形成者，可考虑进行后巩膜加固术。

（四）散光

由于眼球各子午线的屈光力不同，平行光线进入眼内不能在视网膜上形成同一焦点，称为散光。

1. 病因

眼的散光是由于角膜、晶状体前后表面以及视网膜表面不规则造成的，其中以角膜散光多见。小儿的散光与遗传及先天发育因素有关。

散光分为规则散光和不规则散光。凡两个主子午线相互成直角，因而能够接受框架镜片矫正的散光，称为规则散光。儿童的散光主要为规则散光。根据两条子午线焦点的位置，规则散光又分为单纯散光、复性散光和混合散光（图 6-37 和图 6-38 ）。

如果同一条子午线的弯曲度也不规则，无法用框架眼镜矫正

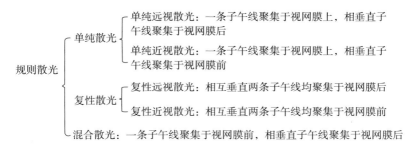

▲ 图 6-37　规则散光分类

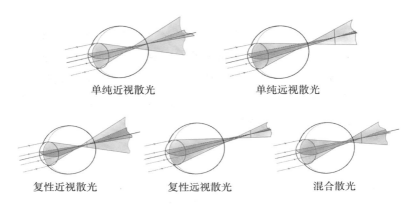

单纯近视散光　　　　　　　　　　单纯远视散光

复性近视散光　　　　　复性远视散光　　　　　混合散光

▲ **图 6-38** 规则散光示意图

则为不规则散光。常见于角膜病变（如圆锥角膜）和角膜炎症、外伤、手术后瘢痕形成。散光可以加大患儿找到调节静止点的难度，特别影响到调节的稳定性和近视力，垂直轴或斜轴散光较水平轴散光影响更大。

2. 临床表现

(1) 视力异常：低度的散光视力尚好，高度的散光则远、近视力都降低，为看清物体常眯眼，以达到针孔和裂隙的作用。≥ 2.00D 的散光有引起弱视的危险，需要及时发现，及时治疗。

(2) 视疲劳：眼胀痛、畏光，揉眼、重影，头痛，视力不稳定，近距离工作不能持久。儿童症状常不明显也不容易被发现。

(3) 不正常头位：高度的不对称散光或斜轴散光者为看清目标，可有歪头视物。

(4) 屈光测定呈散光屈光状态。角膜散光检查角膜地形图可观察散光形态，双眼散光形态可存在差异。

3. 诊断依据

根据散瞳验光后得到的屈光度数即可诊断。

4. 矫治原则

视力低于同龄视力水平，或有视觉疲劳或视觉干扰症状时需要进行屈光矫正。通常3岁以上儿童，散光超过1.50D需要进行矫正。规则散光使用柱镜进行矫正。儿童散光矫正要在睫状肌麻痹后，综合考虑生理性远视、眼位等情况后给出眼镜处方，散光度数建议全矫，保证物像清晰。

（五）屈光参差

双眼屈光状态不同，无论是屈光性质不同还是屈光程度不等，均称为屈光参差。两眼屈光度球镜相差≥2.50D、柱镜度数相差≥1.50D，两眼物像将不能融合。

1. 病因

屈光参差多为先天性，在眼的发育过程中，双眼发育速度不同，就可能引起屈光参差。

2. 临床表现

(1) 屈光参差性弱视：在视觉发育未成熟阶段，屈光参差造成双眼视网膜成像差异，屈光度数高的眼睛成像模糊，对视网膜刺激不足；而且为避免模糊物像的干扰，大脑会不由自主地对其采取抑制作用，即患儿只用视力较好眼视物，另一眼被抑制，抑制眼模糊不清的物像及其产生的信息被抑制，久之形成弱视。全国儿童弱视斜视防治组提出两眼屈光度球镜≥1.50D，柱镜≥1.00D，较大度数的眼较容易形成弱视。

(2) 单眼视：屈光参差双眼单视功能被破坏，无法形成立体双眼视觉。

(3) 斜视：弱视眼视功能长时间被废弃不用则容易出现斜视。

(4) 交替视：如果患儿一眼为近视，另一眼为正视或轻度远视，则看近时用近视眼，看远时用正视眼或远视眼，形成交替注视。

(5) 由于屈光异常偏低的眼睛视力较好，较少表现出视物异常症状，日常较难发现。多数在视力检查或屈光检查时发现。

(6) 屈光和眼轴测定：散瞳验光后确定两眼屈光度球镜的差别。眼轴检查显示双眼球前后径存在差异。

3. 诊断依据

散瞳验光后双眼屈光度数不一致即可诊断。

4. 矫治

屈光参差是视力发育阶段引起弱视的重要危险因素，儿童屈光参差需要积极治疗。治疗原则首先戴镜矫正双眼屈光不正，如已引起屈光参差性弱视，应同时进行遮盖治疗、弱视训练等治疗弱视，直至双眼矫正视力均衡，立体视建立。

（王立华）

九、斜视

斜视是指由于双眼视觉异常或控制眼球运动的神经肌肉异常或各类机械性限制引起的眼轴偏斜。临床上斜视分为共同性斜视和非共同性斜视两大类。共同性斜视是指眼位偏斜不随注视方向的改变而变化，也不因注视眼的变化而变化。眼球运动无明显异常。共同性斜视的病因并不明确，为多元性的，与眼部解剖、神经支配、调节与屈光、视觉系统功能发育以及家族遗传均有关联。而非共同性斜视，主要包括麻痹性斜视和限制性斜视等。临床表现为各注视方向斜视角不一致，眼球运动异常和代偿头位以及空间定位失误等，需要神经内科、神经外科、耳鼻喉科及内分泌科等联合诊治。

（一）共同性斜视

共同性斜视分为共同性内斜视和共同性外斜视两大类。临床共同性内斜视中常见有婴儿型（先天性）内斜视、屈光调节性内斜视、急性共同性内斜视；共同性外斜视中常见间歇性外斜视。

1. 婴儿型（先天性）内斜视（图 6-39）

(1) 病因：婴儿型内斜视为生后 6 个月以内发病，发病机制并不清楚，先天性内斜视占所有内斜 28%～54%，占足月健康新生儿 1%，由于早产或缺血 / 缺氧脑病等围产期并发症的患病率更高。新生儿常有一过性的小角度内斜，一般 3 个月左右消失，这种现象不属于婴儿型内斜视。

(2) 临床表现：①生后 6 个月内发现内斜视。②屈光不正分布多数为轻度或中度远视（占 90%），与调节关系不大。配镜之后斜视度并没有明显改善。少数为高度远视或近视。③斜视角比较稳定，斜视度数多大于 40△，有交叉注视即向右看时用左眼注视，向左看时用右眼注视。若表现为双眼交替注视提示双眼视力相近。④眼球运动多数患儿表现为外转受限、内转过强，如伴发弱视，则弱视眼外转受限更明显。洋娃娃头试验或遮盖注视眼数日或数小时后，外转运动明显改善则为假性外转麻痹。⑤可以合并垂直斜视，最为常见的是伴有单侧或双侧下斜肌亢进和上斜肌麻痹，其表现为眼球向内转时出现上斜视，或合并分离性垂直

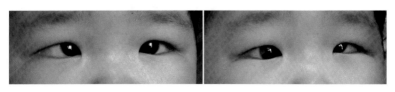

▲ **图 6-39**　婴儿型内斜视（交替注视）

偏斜，非注视眼呈上飘状态。

(3) 诊断依据：①依据病史。注意与内眦赘皮（图 6-40）或宽鼻梁所致的假性内斜相鉴别。②睫状肌麻痹下检影验光。③婴幼儿视力评估重在定性，确定是否有单眼弱视及注视能力，能交替性注视说明双眼视力接近。④眼底检查排除先天异常。⑤眼球运动检查确定内斜视是否合并下斜肌亢进、分离性垂直偏斜、眼球震颤等。

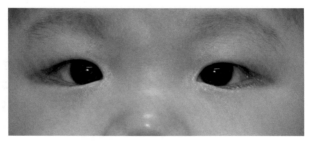

▲ 图 6-40　假性内斜视（内眦赘皮）

(4) 治疗原则：婴儿型内斜视治疗的手段主要包括屈光矫正、弱视预防和治疗以及斜视的矫正。

非手术治疗：屈光检查与矫正原则：用 1% 阿托品眼用凝胶麻痹睫状肌后进行验光（散瞳验光），了解真实的屈光状态，同时与调节性内斜视进行鉴别。若婴幼儿远视 ≥ +2.00Ds 首选戴足矫眼镜，3～6 个月观察眼位变化。戴镜矫正对内斜视的矫正效果不佳时才考虑手术。在散瞳期间同时眼底检查，排除器质性眼病。

如单眼内斜视或弱视，应通过遮盖主导眼将单眼斜视转化为交替性内斜视，遮盖时间为婴幼儿清醒时间的 1/2～3/5。

手术治疗：一旦诊断明确，应尽早手术。

① 手术时机：适合尽早手术的条件是：斜度大而且稳定，双眼能交替注视者，无调节因素或仅有小部分调节因素存在，能比较准确检测其斜视度，有垂直斜视或代偿头位者应尽早手术。手术年龄 18 月龄至 2 岁，若 4 岁之后矫正眼位，极少形成融合功能。

② 手术设计和手术类型：一般采用内直肌减弱术。一次手术成功率提高达 80% 左右。伴有 A-V 型斜视或垂直性斜视可以同期手术矫正或分期手术。

③ 有远视性调节因素的内斜视：术后仍然需戴眼镜矫正远视以控制内斜视再发生，术后定期的屈光检查非常必要。

2. 屈光调节性内斜视

(1) 病因：屈光调节性内斜视是调节性内斜视中的一种类型，是由于远视未经矫正，过度使用调节引起集合过强，加上融合性分开功能不足而引起的内斜视。调节性内斜视是共同性内斜视的常见类型。

(2) 临床表现：①好发年龄为 2—3 岁，发病初期内斜视呈间歇性，斜角多变化，看近大于看远，其变化与患者全身状态及调节程度有关。一般情况下调节性内斜视是后天发病，其诱因有发热、惊吓、摔伤或长期遮盖一眼等。②多为中高度远视 +3.00～+10.00D，平均 +4.00D。戴眼镜矫正屈光不正后，内斜视消失呈正位。AC/A 比值正常。③常常伴有单眼或双眼弱视，应同时治疗弱视。④屈光调节性内斜视（图 6-41）如不及时治疗，可转为部分调节性内斜视。

(3) 诊断依据：在充分麻痹睫状肌后验光，初次散瞳检影结果 > +2.00D，首次配镜完全矫正远视，以消除过度调节，促进调节功能正常化。戴足矫眼镜 3 个月后复查眼位，戴镜正位或者明显好转，基本可确诊为屈光调节性内斜视。

(4) 治疗原则

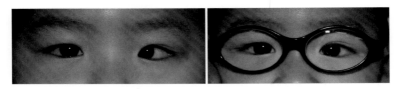

▲ **图 6-41** 屈光调节性内斜视

裸眼出现内斜视、戴足矫远视眼镜呈正位

① 初诊患儿：首选 1% 阿托品眼用凝胶散瞳检影，按检影的屈光度给眼镜处方，戴足矫远视眼镜矫正眼位，应同时积极治疗弱视，提高视力。双眼视功能训练有助于缩短疗程提高疗效。

② 复诊患儿：3～6 个月复查后如果戴镜后正位，可逐渐减低球镜度数，确保患者无症状以及维持内隐斜。一般 6～12 个月散瞳验光一次。

③ 治疗过程中当屈光调节性内斜视失代偿之后，转变为部分调节性内斜视，部分调节性内斜视常常合并散光及屈光参差，甚至伴有垂直性斜视。戴足矫镜后内斜视 ≥ 20 △，则需要手术矫正非调节成分，有利于双眼视觉功能的恢复。向患者及家长讲清病情，术后仍需戴镜治疗。

3. 急性共同性内斜视

(1) 病因：人类具有不同程度的隐斜，包括内隐斜和外隐斜。人眼运用运动性融合对眼位加以调整，保持双眼正位。由于某种因素如精神心理因素、外在环境因素等，破坏了双眼眼外肌平衡，引起外融合力减弱，不足以克服内隐斜，致使内隐斜变成间歇或恒定性内斜视。

(2) 临床分型

① Ⅰ型（Swan 型）：与双眼融合功能破坏有关。临床最常见的急性共同性内斜发生于短暂遮盖单眼后（如眼外伤、睑板腺囊

肿切除、弱视治疗），去除遮盖发现被遮眼内斜。多数患者具有良好的融合功能，在隐斜、未矫正的屈光不正，高 AC/A 等各种异常情况下，仍能控制眼球正位，而一旦打破融合，失去代偿机制作用，则出现斜视。

② Ⅱ型（Burian-Franceschtti 型）：是突发大角度内斜视，可能与身心受冲击有关系，比如抑郁、情绪障碍。开始由内隐斜转变为间歇性内斜视，然后很快变为恒定性内斜视，排除脑部器质性病变之后根据它的特征因素（通常伴有小度数远视，无调节因素存在，不影响斜视度，AC/A 正常）确诊。

③ Ⅲ型（Bielschowsky 型）：该类型较为常见并呈增长趋势，多发生在 ≤ -5.00D 的近视者中，发病初期仅看远复视，斜视度小。重要原因是未矫正的近视，或戴镜近距离用眼过度而诱发调节性辐辏过度，导致眼的集合与分开不平衡，外展融合力不能克服内直肌张力而引起斜视。

(3) 临床表现：年长儿童或成人急性内斜视的主要表现为突然发生复视，然后发生内斜视，或复视与内斜视同时发生，看远大于看近。

(4) 诊断依据：根据急性发病，有复视、无眼外肌麻痹的症状和眼位改变，无明显眼球运动异常，可以诊断。应除外中枢神经系统疾病。

(5) 治疗原则：由于发病前患者具有正常的双眼视觉，因此经过及时治疗，通常预后较好。

① 弱视治疗中注意优势眼的遮盖时间，年龄越小遮盖时间越短，以小时计算，一旦发生内斜视，应首先停止遮盖或调整减少遮盖时间，观察眼位变化。

② 发现急性共同性内斜视与近距离用眼过度有关，应尽量避免长时间过度近距离用眼，改变不良生活学习习惯，加强锻炼。

③ 内斜视＜ 20 △可选择戴底向外的三棱镜，改善复视，效果不佳者可考虑肉毒素注射或斜视手术矫正。

4. 间歇性外斜视

间歇性外斜视是介于外隐斜和共同性外斜视之间的一种过渡性斜视。临床表现特征是双眼在融合代偿机制下降时才暴露出外斜视，斜视角变化大，因为有单眼抑制，一般没有复视、视物模糊等主诉。可随年龄增长发展成为恒定性外斜视。

(1) 病因：引起外斜视的病因机制还不完全清楚，主要有神经支配因素、解剖因素、屈光影响等。

(2) 临床表现

① 在户外强光喜闭一只眼的现象。其原因不明，可能是因为明亮的光线闪烁视网膜，影响了融合功能表现出外斜。这时患者会闭上单眼避免复视和混淆视（图 6-42）。

② 斜视角变化大：多表现为看近能控制正位看远间歇性外斜视。根据斜视角检查结果可将外斜视作为 Duane 分型。

- 基本型：视远、视近斜视度相近，但侧方位可能存在非共同性。AC/A 值正常。
- 分开过强型：视远比视近斜视度大，相差≥ 15 △；遮盖一眼 30～60min 后，视远斜视度仍然大于视近。
- 集合不足型：视近斜视度大于视远，相差≥ 15 △。AC/A 值低于正常。

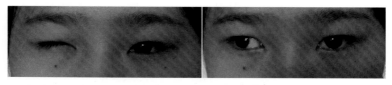

▲ **图 6-42**　间歇性外斜视
阳光下闭一只眼、显性外斜视

- 类似分开过强型：初次检查时视远斜视度比视近大，但遮盖一眼 30～60min 后，视近斜视度增大，与视远相近或更大。

③ 视力：间歇性外斜视的患者双眼视力通常正常，弱视较少见。

④ 远近立体视：近距离立体视正常例如 Titmus 立体视检测100s，而远距离立体视不良，例如同视机 1 级同时视画片无主观重合点。双眼控制正位时，为正常视网膜对应，出现外斜位时为异常视网膜对应。

⑤ 调节性近视：表现为单眼视力正常，当双眼控制正位的时候，双眼视力低下，视疲劳，双眼处于近视状态，实际是为了维持视轴平行，动用过度的集合，过度的集合引起过度调节，致使看远的视力下降。

⑥ 可伴有 A-V 型斜视或垂直斜视。

(3) 诊断依据

① 间歇外斜视出现的频率和斜视度不稳定为本病突出的特征。就诊时或者手术前因为紧张始终控制正位。应分别测量33cm 和 6m 距离斜视角，不同时间多次测量。

② 三棱镜加交替遮盖法是斜视术前斜视度数测量的"金标准"，适合于双眼都具有注视能力的患者。短期遮盖法遮盖 30min 至 1h后查斜视度，结合看远和看近不同距离的斜视度检查，作为间歇性外斜的分型依据，并为手术设计提供依据。

③ 评估外斜视严重度分级：纽卡斯特眼位控制能力评分标准（Newcastle Control Score，NCS）是一项稳定可靠、临床敏感的儿童间歇性外斜视严重程度分级方法。评估时结合了家长观察到的斜视发生频率，以及在眼科门诊应用遮盖等检查的外斜视情况，来评估间歇性外斜视患者控制眼球正位的能力。如果总的评估大

于 4 分需要手术治疗，可确定手术时机。

- 生活中评分：0 分，家长从没发现斜视或单眼闭眼；1 分，看远发生斜视或单眼闭眼小于一半观察时间；2 分，看远发生斜视或单眼闭眼大于一半观察时间；3 分，看远和看近时都能观察到斜视或者单眼闭眼。

- 诊室内看近评分：0 分，只有遮盖实验时才出现斜视，并且恢复正位不需要眨眼或调整注视；1 分，遮盖试验后需要眨眼或调整注视才能恢复正位；2 分，可以自发出现斜视，或者任何形式的破坏融合后不能恢复正位。

- 诊室内看远评分：0 分，只有遮盖实验时才出现斜视，并且恢复正位不需要眨眼或调整注视；1 分，遮盖试验后需眨眼或调整注视才能恢复正位；2 分，可以自发出现斜视，或者任何形式的破坏融合后不能恢复正位。

(4) 治疗原则

① 非手术疗法

- 矫正屈光不正：有屈光不正尤其是散光和屈光参差，应矫正使视网膜成像清晰，增强对融合的刺激。近视患者要完全矫正以保持活跃的调节性集合；远视低于 +2.00D 可不予矫正，但年长患者的远视需要矫正，以免发生屈光性视疲劳。

- 遮盖治疗：主要是遮盖优势眼，防止单眼抑制及弱视，尤其是间歇性外斜视有抑制者和视网膜异常对应者。

- 三棱镜治疗：术前用底向内的三棱镜可改善外斜视患者的融合控制能力，有助于延缓手术。

- 正位视训练：集合不足型外斜视可通过融合功能训练增强融合范围，作为手术的辅助疗法。

② 手术时机：间歇性外斜视患者在定期随访观察期间，应该

密切观察病情的变化。准确把握最佳的手术时机至关重要，主要参考以下三个指标：

- 融合功能控制眼球正位的能力：参考纽卡斯尔控制分数（NCS 分数）。随着融合功能控制眼球正位能力的逐渐下降，斜视出现的频率会逐渐增加，出现的时间逐渐延长，是双眼视觉不断恶化的标志，
- 斜视度的大小：斜视度的大小是决定手术与否的重要因素。外斜视手术起点是 15~20 △。斜视仅有 15 △，虽然做过正位视训练，但仍然处于间歇性外斜视状态。成年人一旦确认患有大角度恒定性外斜视，应该尽快手术矫正。
- 患者的年龄：多数专家认为，间歇性外斜视儿童的手术年龄在 4 岁以后进行比较适宜。而外斜视由间歇性转变为恒定性，或者为交替性外斜视，则应该尽早手术治疗。

③ 手术目标：主要目的是改变眼球运动和知觉方面的病理状态，改善患者的外观和心理状态，恢复双眼视觉。

外斜视手术一次性成功率较高。治愈标准应为患者无症状并在远近距离都恢复了正常融合。但术后仍然存在一些欠矫或过矫的问题，欠矫比过矫更为常见，4 岁以内外斜视患儿存在过矫的高风险，一旦过矫形成内斜视易造成单眼抑制、弱视或者加重双眼视功能的损害，需要 2 次手术。

（二）非共同性斜视

非共同性斜视临床主要有两种形式。一种为神经肌肉麻痹引起的麻痹性斜视，常见病因为先天性异常、占位性疾病、外伤或血管性疾病等；另一种为限制因素引起的限制性斜视，常见原因为外伤后组织嵌顿、手术后组织粘连、肌肉变性，如甲状腺相关眼病等。其主要特点是：①眼球运动受限制，斜视角随注视方向

的变化而变化；②第二斜视角（受累眼为注视眼时的斜视角）大于第一斜视角（健眼为注视眼时的斜视角）；③先天性者多数有代偿头位；④后天者及失代偿的麻痹性斜视常有复视。

1. 先天性上斜肌麻痹

儿童麻痹性斜视中最为常见的是先天性上斜肌麻痹，是垂直旋转性斜视的最常见原因。典型病例表现为原在位存在明显的垂直斜视和下斜肌功能亢进，上斜肌功能不足很轻微。随着病程的延长，眼球运动逐渐出现相应代偿反应、麻痹泛化，麻痹性斜视向共同性扩散。

(1) 病因：上斜肌麻痹的病因可能与先天性滑车神经核或滑车神经发育不全有关。

(2) 临床表现

① 眼性斜颈（图6-43）。主诉出生后不久发现歪头视物，头向右肩或左肩倾斜，在这种头位时垂直偏斜很小，患儿能获得良好的双眼单视。如果将患者头向另一侧肩倾斜则可暴露出垂直偏斜大，面部发育不对称。当遮盖一只眼这种代偿头位大多可减轻或消失，小儿外科会诊排除外科斜颈。检查时应注意头颈倾斜方

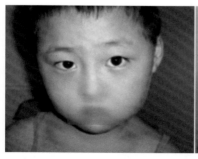 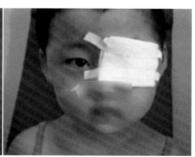

▲ **图6-43** 眼性斜颈

单眼遮盖后代偿头位明显改善

向、面转及下颌上抬或内收。

② 第一眼位呈右眼上斜视或左眼上斜视。单侧上斜视麻痹约占 75%，有时一只眼受累程度轻，临床不易察觉，称为隐蔽性上斜肌不全麻痹。

③ 双眼受累时第一眼位垂直斜视度较小，交替遮盖呈现交替上斜视。

④ 眼球运动，表现为受累眼内下转时落后即上斜肌功能减弱，受累眼内上转时上斜视明显即下斜肌功能亢进。

(3) 诊断依据：单眼与双眼上斜肌麻痹诊断主要依据代偿头位或复视像分析、左右眼分别注视的斜视角、各诊断眼位和 Parks 三步法、牵拉试验等临床特征和体征做出综合判断。

① 眼性斜颈与外科斜颈相鉴别。

② 单眼上斜肌麻痹的 von Noorden 诊断标准如下。

● 单眼上斜肌麻痹引起的上斜视是非共同性上斜视，其最大斜视角总是位于麻痹眼的对侧注视野。

● 麻痹眼的上斜肌力量减弱，或同时合并其直接拮抗肌的亢进。

● Bielschowsky 歪头试验阳性，即将患者的头部向一侧肩部倾斜的时候，垂直斜视的度数变大（图 6-44）。

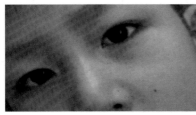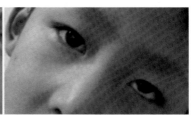

▲ 图 6-44　左眼上斜肌麻痹

头向左肩部倾斜时左眼上斜视，歪头试验阳性

③ 单眼上斜肌麻痹 Scott 诊断标准如下。

● 用三棱镜遮盖法检查斜视度，原在位存在上斜视；

● Bielschowsky 歪头试验阳性，头向两侧肩部倾斜，垂直斜视的度数之差 ≥ 5 △，头部向麻痹眼一侧倾斜垂直斜视角变大；

● 双眼眼球运动表现为单眼下斜肌亢进和上斜肌功能减弱。

④ 眼底照相，可以评估上下斜肌亢进或减弱与眼底外旋转或内旋转是否相吻合，这为手术设计提供有力证据。

(4) 治疗方案及原则：①以手术治疗为主，度数较小或术后有残余度数者可用三棱镜矫正。②客观检查结果可靠者应尽早手术。③手术设计主要原则为减弱功能亢进的肌肉，如减弱受累眼的下斜肌和（或）对侧眼的下直肌。加强功能不足的肌肉，如受累眼的上斜肌的折叠术。但加强手术不如减弱手术效果可靠。

2. 后天性麻痹性斜视

后天性麻痹性斜视主要为展神经麻痹、上斜肌麻痹、动眼神经麻痹。对后天性麻痹性斜视应尽量进行病因检查，以避免漏诊误诊。病因清楚、病情稳定半年后不能恢复的斜视可以手术矫正。

(1) 展神经麻痹（第Ⅵ对脑神经麻痹）

展神经在颅内的行程比较长，从脑干、颅底，经过岩骨尖和海绵窦，穿过眶上裂，再进入眼眶内。在神经核之下的路径上，各个部位的病变都可能累及展神经，引起外直肌的收缩力量减弱或丧失，受累眼外转受限，表现为内斜视。

① 病因：后天性病因复杂，可见于颅底的炎症或脑膜炎、各种传染性疾病造成的颅内压升高。

② 临床表现

● 突发复视。麻痹程度较重者，各个注视方向都出现复视；

较轻者，正前方出现复视；轻微麻痹患者向麻痹眼一侧注视出现复视。

- 内斜视，斜视度最大的方向位于麻痹眼的颞侧。
- 受累眼外转运动受限，严重时外转不能超过中线。
- 有代偿头位。其面部转向麻痹肌的作用方向。如果是双眼展神经轻度麻痹，原在位存在轻度内斜视，可无代偿头位。

③ 诊断依据

- 有颅脑外伤史或高热史，也可以没有任何明确原因。神经内科的会诊和检查非常重要。
- 大度数内斜视，外转明显限制。
- 复视像分析显示，红玻璃试验呈水平性同侧复视，眼球向麻痹肌作用方向转动的时候，复视像之间的距离变大。
- 牵拉试验阳性：外直肌主动收缩无力，被动牵拉内直肌抵抗说明存在限制因素。

④ 治疗方案及原则

- 明确病因：包括神经内科和耳鼻喉科等会诊检查。应首先进行病因治疗，针对神经麻痹可以使用营养神经的药物。
- 病因清楚、病情稳定半年后仍有斜视者，应施行手术治疗。
- 外展神经部分麻痹可行内直肌后徙、外直肌截除手术，外直肌全麻痹者可行内直肌减弱联合上下直肌与外直肌连接术（Jenson 手术）或上下直肌移位术。
- 内直肌注射类肉毒素可以避免或缓解肌肉挛缩。

(2) 后天性上斜肌麻痹（滑车神经损伤）

① 病因：外伤致滑车神经损伤。在儿童中先天性上斜肌麻痹居多。

② 临床表现

- 头颅外伤后复视，向下注视旋转复视加重。伴有投射失误。

- 受累眼上斜视。
- 受累眼向鼻下运动时不同程度限制。
- 有代偿头位，但不如先天性者典型。

③诊断依据

- 神经内科、内科和耳鼻喉科检查病灶，以确定病因。既往照片调查对鉴别先天性或后天性上斜肌不全麻痹具有重要意义。
- 用 Parks 三步法检查。先确定高位眼，再确定左侧或右侧视野哪个位置垂直度数增大，Bielschowsky 歪头试验阳性。
- 复视像检查或用 Hess 屏检查，确定患眼上斜肌麻痹。
- 各诊断眼位斜视度检查。
- 上述第二、三、四条检查均可确定受累眼及受累眼外肌。

④治疗方案及原则

- 以病因治疗为主，经多次详细检查未查出确切病因者先行神经营养治疗。
- 病情稳定 6～8 个月后仍有斜视者应行手术治疗。手术应以矫正正前方及前下方眼位并恢复双眼单视为主要目标。
- 三棱镜矫正对小度数垂直斜视（一般小于 10 △）有较好矫正效果，但对旋转眼位无帮助。

(3) 获得性动眼神经麻痹

①病因：在儿童获得性动眼神经麻痹患者中，炎症是首要的病因，其次是肿瘤和外伤。

②临床表现

- 受累眼上睑下垂，大度数外斜视，瞳孔正常或散大。
- 受累眼内转明显受限，上转下转运动可受限。
- 受累眼注视时复视加重。

③ 诊断依据

- 病史调查和病因检查应放在第一位。重点排除颅内血管病变及重症肌无力。
- 上睑下垂合并大度数外斜时要注意内转和上下转动是否受限，阳性者即可诊断。
- 有明显外伤史者要与眶尖综合征及眶上裂综合征鉴别。
- 请神经内科或神经外科会诊。头颅 CT 或磁影像学有助于确诊颅内血管异常。

④ 治疗原则

- 首先进行病因治疗，未查出明显病因者行神经营养治疗。
- 病情稳定 6 个月后仍有斜视者应行手术治疗，但手术不能改善运动功能。为矫正大度数外斜视常需外直肌超常后徙联合内直肌截腱术。
- 由于动眼神经累及多条眼外肌手术效果较差，上转运动严重限制时上睑下垂矫正手术应慎重。

（三）特殊类型斜视

1. A-V 型斜视

A-V 型斜视是一种特殊类型的水平斜视，在垂直方向上具有非共同性，A-V 型斜视是借用字母 A 和 V 的形态来描述一种斜视的征象，字母开口的方向表示分开强或集合弱；字母尖端方向表示集合强或分开弱。斜视患者中 15%～25% 伴有此征。其中以 V 型内斜最为多见，A 型内斜次之，V 型外斜次之，A 型外斜视较视为少见。

(1) 病因：A-V 型斜视的病因尚无定论，有内外直肌强弱差异、斜肌亢进、上下直肌强弱差异等学说，最为常见的是斜肌功能异常，根据临床表现和手术结果都支持斜肌亢进病因学说。

(2) 临床表现

① 多数发病年龄小，视力多为正常，远视屈光度低于 +2.00D。

② V 型外斜视，上方斜视角大于下方；A 型外斜视，下方斜视角大于上方。

③ V 型内斜视，上方斜视角小于下方；A 型内斜视，下方斜视角小于上方。

④ 代偿头位：V 型外斜视和 A 型内斜视往往伴有下颌上抬的代偿头位，有利于保持下方视野双眼视轴尽可能平行，从而具有一定的融合功能。相反 V 型内斜视和 A 型外斜视可表现为下颌内收。如果双眼斜肌功能异常程度不对称，可出现原在位垂直斜视伴有头位倾斜。

⑤ 眼球运动无明显异常或下斜肌亢进（V 型斜视），或上斜肌亢进（A 型斜视）。

(3) 诊断依据

① 除常规检查外，重点检查向上和向下注视时斜视角度的变化，即向上 25° 和向下 25° 分别测量注视远目标时的斜视角。

② V 型斜视，上下分别注视时的斜视角相差 ≥ 15 △。

③ A 型斜视，上下分别注视时的斜视角相差 ≥ 10 △。

④ 眼球运动，检查有上下斜肌运动异常或无明显异常。

⑤ 眼底照相，可以评估斜肌亢进或减弱与眼底外旋转或内旋转是否相吻合，这为手术设计提供有力证据。

(4) 治疗原则：手术矫正是 A–V 型斜视的主要治疗方法。原则上按照水平斜视度施行水平直肌手术矫正，手术量可根据原在位斜视角的大小决定。伴有斜肌功能异常则同期施行斜肌手术可有效矫正开口方向斜视。

① V 型斜视：伴有双下斜肌亢进者施行双眼下斜肌减弱术

（后徙、断腱或转位术）以消除向上注视时的 V 现象，必须同时做水平直肌手术，不伴有斜肌异常者行水平直肌附着点上、下垂直移位术。

② A 型斜视：伴有明显双眼上斜肌功能亢进者，一般施行双上斜肌减弱术，目前常采用上斜肌肌腱缝线不等量延长术。应注意立体视的检查，有立体视者，上斜肌减弱手术视为禁忌，以防止阅读眼位上出现旋转性复视。

2. 垂直分离性斜视

垂直分离性斜视发病机制不明，其主要特点为不遵循眼球运动 Hering 法则。是一种眼球垂直方向运动异常，表现为一眼被遮盖后出现缓慢上转运动，去除遮盖后该眼又缓慢下转恢复原位，被遮盖眼的上转程度变化很大，延长遮盖时间上斜视度数会增加。

(1) 病因：真正病因尚不明了，可能为上斜肌的神经 – 肌肉终板处某种神经体液传导不畅所致，也可能是由于大脑中枢感觉的分离或直肌解剖异常等引起。

(2) 临床表现

① 交替遮盖时被遮眼上飘合并外旋，去遮盖后眼位缓慢回到注视位合并内旋。有些患者精神不集中时即可出现以上表现。看远时容易暴露。

② 多数患者合并眼球震颤和弱视。

③ 常合并先天性内斜视（图 6-45）。

④ 可以合并下斜肌亢进。

⑤ 垂直分离性斜视常为双眼发病，可以为对称性但更多情况表现为非对称性。也有单眼性垂直分离性斜视。

(3) 诊断依据

① 注视远目标时交替遮盖观察是否存在交替上飘现象。被遮

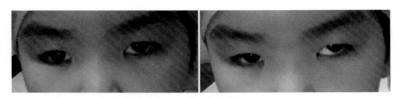

▲ **图6-45** 垂直分离性斜视合并水平外斜视

盖眼在各个注视眼位都是高位眼。

② 头位侧转交替遮盖时也有交替上飘现象，是与单纯双眼下斜肌亢进鉴别的要点。

③ 用不同密度的滤光片组成的串镜做 Bielschowsky 试验，被遮眼随滤光片密度增高眼位上飘，当滤光片密度减低时上斜眼回落甚至超过注视位呈低位则为 Beilschowsky 试验阳性。

(4) 治疗原则

① 保守治疗：只是在检查时暴露上飘者可观察。当垂直分离性斜视自行发生而且频繁出现，以至于明显影响了患者的外观，才考虑手术矫正。

② 手术治疗：目前临床上应用最多的是上直肌超常量后徙术。

③ 垂直分离性斜视合并水平斜视者在矫正垂直分离性斜视的同时予以矫正，但需提醒的是一眼同次手术不能超过两条直肌。

3. 分离性水平斜视

具有分离性水平运动的眼球运动异常，不遵守 Hering 法则，表现为间歇性、不对称性或单眼的外转现象。

(1) 临床表现与诊断

① 遮挡一只眼时或者自发出现一只眼缓慢的外转运动。注视远处目标更容易暴露外斜视多表现为间歇性和非对称性，有时也表现为恒定性。

② 水平斜视角不稳定，当两眼分别注视时斜视角不等，有时表现为单眼外斜视；也有时一只眼注视时为外斜视，而另一只眼注视时为内斜视。难以用三棱镜准确中和。

③ 无眼球运动受限。

④ 经常与垂直分离性斜视并存，也可以不伴有垂直斜视独立发生。

⑤ 常伴先天性内斜视和隐性眼球震颤，也有时伴有垂直斜视或外旋斜视。

(2) 治疗原则

① 首先散瞳验光配镜治疗弱视，这类弱视一般治愈率较高。

② 经常出现外斜视和内斜视或严重影响视功能时，再考虑手术矫正。

③ 分离性水平斜视的外斜视，选择外直肌后退术矫正外斜视。当 DHD 伴有垂直成分时可联合上直肌后退；当垂直分离性斜视合并轻微分离性水平斜视时，施行上直肌大量后退之后，两个方向的分离性偏斜可全部得到解决。

4. 上斜肌肌鞘综合征（Brown 综合征）

Brown 综合征曾又称上斜肌腱鞘综合征。多见于儿童，常为单眼发病，有家族遗传性。

(1) 病因

上斜肌腱鞘异常或肌腱异常，异常神经支配，上斜肌手术后继发或继发于下斜肌麻痹，下斜肌及邻近结构的瘢痕形成也可影响内转时上转。

(2) 临床表现

① 第一眼位无明显斜视或受累眼轻度下斜视。

② 受累眼眼球内转时上转受限，外转时上转正常。

③ 多数患者原在位和阅读位为正位。可伴有下颌上抬代偿

头位。

(3) 诊断依据

① 各诊断眼位定量检查，受累眼鼻上方向垂直斜度最大。

② 被动牵拉试验显示眼球内上转阻力大，呈阳性结果。病因是上斜肌肌鞘过短或紧张，当施行上斜肌肌鞘和肌腱分离并切断手术，上斜肌肌鞘张力立刻消除，被动牵拉试验可改善为阴性。这是诊断的重要依据。

眼眶核磁和滑车部位影像学有助于诊断。

(4) 治疗原则：

① 原在位有双眼视觉，头位不明显可不做手术。

② 代偿头位明显者或受累眼有明显旋转斜视者，可以手术切断上斜肌反转腱以解除上斜肌机械性粘连，或行上斜肌反转腱延长术。

③ 术后头位可以消除或明显改善，但是很少能使眼球运动恢复正常。

5. 眼球后退综合征（Duane 综合征）

眼球后退综合征以眼球运动限制，眼球后退和异常头位为主要特征。

(1) 病因：眼球后退综合征可因内外直肌神经异常支配引起，也可因肌肉纤维化或肌肉解剖结构异常、中枢神经异常或遗传因素引起。肌电图支持有矛盾性神经支配。在Ⅰ型外直肌神经支配的最高峰发生在内转时，而最低峰发生在外转时；Ⅱ型的最大外直肌神经驱动发生在内转及外转时；Ⅲ型的内直肌及外直肌在内转和外转时同时发生电力活动。

(2) 临床表现

① 眼球后退综合征临床分Ⅲ型：Duane Ⅰ型，眼球外转明显受限或完全不能，内转时睑裂变窄，眼球后退，外转时睑裂

增宽，原在位多为内斜视。Ⅰ型最为多见。Duane Ⅱ型，眼球内转明显受限或完全不能，外转正常或稍受限，内转时睑裂变窄，眼球后退原在位多为外斜视。Duane Ⅲ型，眼球内转、外转均受限或不能。内转时睑裂变窄，眼球后退。原在位多不存在斜视。

②多数患者均有外转限制，外转时睑裂开大。内转时眼球后退、睑裂变小，常合并眼球急速上转或急速下转现象。

③常有明显代偿头位。多数患者保持较好的双眼单视功能，很少发生弱视。

④可以为双眼发病，但多数为单眼，多发生于左眼。

(3) 诊断依据：①受累眼有明显的外展限制，内转时睑裂明显缩小和眼球后退，常合并眼球急速上转或急速下转现象。②原在位可有可无斜视，有明显代偿头位。③被动牵拉试验阳性。

(4) 治疗原则：①第一眼位无明显斜视和代偿头位者无特殊治疗。②矫正原在位的斜视。消除或改善代偿头位。③手术以直肌减弱术为主，禁忌加强手术，否则术后会加剧眼球后退。④手术仅减轻眼球后退，改善眼球内转时的急速上转或下转。

6. 重症肌无力

重症肌无力是侵犯横纹肌的全身疾病，其特征是肌肉易疲劳，可以单独"眼型"出现，但通常其他肌肉，尤其是咀嚼肌及呼吸肌也受累。本病多见于女性，一般在20—40岁发病，但也见于儿童和老人。

(1) 病因：病因尚有争议，因胸腺增殖与重症肌无力关系密切，当胸腺切除后可明显改善症状，故本病与自身免疫有关。

(2) 临床表现：①双眼上睑下垂，为非对称性，晨轻午后重。或劳累后加重，四肢无力，易疲劳，若呼吸肌受累，常有呼吸困难乃至死亡。②复视和斜视，伴有眼球运动障碍，可累及某一条或所有的眼外肌，程度由轻微麻痹到完全瘫痪。

（3）诊断依据：①具有上睑下垂、复视、斜视等眼部临床表现。②新斯的明试验可使上睑下垂改善但复视依然存在，阳性结果可协助诊断。③胸片检查胸腺增生和非胸腺瘤的乙酰胆碱受体抗体阳性来确诊。

（4）治疗原则：①神经内科或神经外科治疗，有些病例应用糖皮质激素如泼尼松可使症状减轻。如有胸腺肥大，可试行胸腺切除术，偶有明显改善症状者。②对症治疗，主要针对复视及上睑下垂阻挡视力。由于胆碱酯酶抑制剂对改善复视及上睑下垂的效果不满意，可遮盖一眼或用眼睑支撑器抬起上睑，但不宜手术。

（四）斜视手术的麻醉

斜视手术的麻醉方式包括全身麻醉和局部麻醉两种。

全身麻醉最常用的有气体吸入和静脉给药。现代麻醉技术在整个手术麻醉过程中使患儿安全平稳没有恐惧感，眼心反射和呕吐反射等都是可以加以防范的。

局部麻醉包括表面麻醉、结膜下麻醉、球侧（球周）麻醉和球后麻醉。适合 18 岁以上能合作的患者。

术前必须进行心、肝、肾功能及小儿科检查，进行麻醉评估以除外麻醉的禁忌证，并向家属详细交代全身麻醉有可能发生的意外情况。

（五）斜视手术原则和目标

目前大多眼科医师在显微镜下或头盔式放大镜下施行眼外肌手术。对于手术者来说斜视的手术步骤并不十分复杂，事实上斜视手术的设计是成功的关键也是难点，怎样才能做出合乎逻辑的诊断并制订出恰当的手术方案，从而达到最佳手术疗效呢？首先我们应当了解临床上斜视手术的特殊性和治疗的基本原则。

1. 手术目的

手术治疗目的不仅是矫正视轴偏斜，而且更重要的是恢复或重建双眼视觉，改善或消除代偿头位，使得视轴的位置在实用注视野之内正常化、双眼视觉正常化、头位正常化。特别是在儿童视觉发育的可塑期内施行斜视手术，有望达到功能性治愈。对于成年人，斜视手术后不仅能够改善复视和外观，而且可以获得或部分获得双眼视觉功能。

2. 手术原则

(1) 对手术者的要求：术者应该全面掌握患者斜视的类型及双眼视觉损害等特征，评估手术的风险和制约手术效果的客观因素，充分与患者和家属沟通，设定符合逻辑的手术方案。还必须熟悉眼部的解剖和生理功能，具备专业知识和临床经验。手术时轻巧、敏捷，不可粗暴牵拉或撕扯，以免引起强烈的术后反应和广泛的瘢痕形成，影响眼外肌的自如转动而不能达到理想的手术效果。

(2) 手术的依据：斜视经非手术方法治疗后，效果不理想或无效时应考虑手术。决定手术的依据应该是：

① 手术起点：常采用三棱镜交替遮盖测定斜视度数，水平斜视 > 15 △；上下斜视 8 △～10 △；斜视角稳定。注意检查评估裸眼、戴镜，视远视近斜视角，主导眼注视非主导眼注视，侧向注视以及诊断眼位的斜视角变化。

② 斜视手术的时机：依据患者年龄和斜视程度，有无调节因素，双眼视功能状况以及视网膜对应情况等选择手术时机。

● 年龄与手术时机：先天性内斜视的最佳手术时机是18—24月龄；间歇性外斜视最佳手术年龄是 4 岁左右，否则如果发生手术过矫容易发生弱视；先天性上斜肌麻痹，一旦明确诊断，就应该尽早手术矫正。

- 斜视类型与手术时机：部分调节性内斜视光学矫正和弱视治疗之后，针对内斜视的非调节成分进行手术；间歇性外斜视应参考 NCS 分数评估融合功能控制眼球正位的能力，斜视角稳定应考虑手术；恒定性外斜视和内斜视应尽早手术。后天性麻痹性斜视应该在保守治疗无效，斜视角稳定后 3～6 个月行斜视矫正术。特殊类型斜视依据临床特征和检查结果尽早手术。

- 在决定最适合的手术方案之前，应对临床检查结果做出正确的分析和评估，然后根据患者的具体情况，考虑手术的种类以及肌肉的后徙和截除量，而不是用一种常规方法对待所有类型的斜视。

(3) 手术目标：斜视手术通过调整眼外肌的长度而改变其肌肉的张力和力度后，不仅是要达到眼位正常的目的，更重要的目标是达到斜视手术后眼外肌力量的平衡、眼球运动的正常化和双眼注视野的正常化。但手术过程不能直接干预支配眼球的神经，只能产生间接的作用；当支配的神经和知觉作用得到调整后重新产生解剖和机械作用，从而又产生了新的刺激状态。

(4) 麻痹性斜视手术原则：一旦确定需要施行眼外肌手术时，就必须确定手术的肌肉。麻痹性斜视的手术肌肉的选择原则是：①首选减弱麻痹肌的拮抗肌。因为一条肌肉麻痹时，其拮抗肌继发亢进，当减弱了亢进肌肉的功能后，这一对眼外肌之间可达到新的平衡关系，其疗效明显并且可靠。②加强受累肌肉。选择受累肌加强，远期回退明显。③减弱配偶肌；加强间接拮抗肌，即配偶肌的拮抗肌。同时要注意保护主要视野，例如患眼以上斜肌功能亢进为主，上方视野斜视角比下方视野大。

(5) 斜视手术量：分为常规手术量和超常规手术量两种。

① 常规手术量：一般原则是内直肌后退量不超过 5mm，截除量不超过 8mm。外直肌后徙量为 7～8mm，截除量不超过 8mm。上直肌和下直肌最大的后徙量和截除量都不超过 5mm。过多的切除肌肉可引起眼球运动障碍使眼球内陷与睑裂变窄，而过多的后徙可影响眼球运动，使眼球突出及睑裂加宽。

② 超常规手术量：用于分离性垂直性偏斜和甲状腺相关性眼眶病以及眼外肌纤维化等特殊类型斜视。对限制因素引起的眼球运动障碍，手术设计首选去除限制因素，采用肌腱断腱术、超常量后徙和截除、肌肉移位转位联结术等。

（六）斜视手术疗效评价标准

儿童斜视手术疗效一次成功率较高，并发症小，术后 6 周以后有些需要二次调整还是能获得良好效果。成人斜视手术不只是为了美容和外观，在成功的斜视手术之后，有以下几个问题能够获得解决：①消除复视和混淆视；②大多数成人斜视有可能获得知觉性双眼融合功能；③扩大周边视野；④改善心理社会功能。这种认识的转变过程也是随着现代社会文明的进步而进步的。

中华医学会眼科分会全国儿童弱视斜视防治学组的疗效评价标准，包括共同性斜视和非共同性斜视两类斜视的疗效评价标准，其本质要求是类似的。

1. 共同性斜视的疗效评价

(1) 完全功能治愈：①双眼视力均正常。②在任何情况下，眼球均正位或有少量隐斜。③中心凹融合。④正常视网膜对应。⑤有中心凹立体视≤ 60″。⑥无自觉症状。

(2) 不完全功能治愈：上述项目中存在一项或几项缺陷。①存在轻度弱视。②有小度数眼位偏斜（ ≤ 8 △）。③有融合功能。

④正常或异常视网膜对应。⑤具有黄斑或周边部立体视。⑥有主觉症状。

（3）临床治愈：无双眼单视功能，仅获得外观上的改善，第一眼位水平斜视度＜±15△，上下偏斜＜10△。

2. 非共同性斜视的疗效评价

（1）治愈：①复视和眩晕消失，正前方及前下方注视野（注视野）复视消失，在日常工作和学习中可舒适地使用双眼。②代偿头位消失，具有一定的立体视功能。③眼球基本正位（斜视度≤10△）。④双眼眼球运动基本达到平衡、无明显麻痹肌功能不足或配偶肌功能过强。

（2）好转：①正前方及前下方视野（注视野）复视消失，双眼单视视野扩大，正常工作和学习不受影响。②代偿头位减轻，具有双眼单视功能。③眼位偏斜＞10△。④麻痹肌的功能不足和以前比较有好转，但是仍然可以检查到肌肉力量不足。

（3）无效：症状和体征大部分存在，或者虽有进步，斜视仍然干扰日常工作和学习。

（吴　夕）

十、弱视

弱视是常见的儿童眼病，我国弱视患病率为 2%～4%，弱视如果不及时治疗，错过视觉发育期，将造成永久性的视力低下，影响孩子将来的学习、工作与生活，需要引起家长高度重视。

弱视是在视觉发育期由于单眼斜视、未矫正的屈光参差、高度屈光不正及形觉剥夺引起的单眼或双眼最佳矫正视力低于相应年龄的视力；或双眼视力相差 2 行及以上，视力较低眼为弱视。2011 年我国《弱视诊断专家共识》中将不同年龄儿童视力的正常值下限定为 3—5 岁 0.5，6 岁及以上儿童为 0.7。考虑到 3—5 岁儿童视力快速发育，临床也有将 4—5 岁儿童视力下限定为 0.6。

（一）病因

弱视根据发病原因可分为 4 类。

1. 斜视性弱视：患者有或曾有单眼斜视，斜视眼容易形成的弱视。

2. 屈光参差性弱视：双眼球镜屈光度数相差 ≥ 1.50D，或柱镜屈光度数相差 ≥ 1.00D，屈光度数较高眼易形成的弱视。

3. 屈光不正性弱视：多发生于未配戴矫正眼镜的高度屈光不正患者。屈光不正主要为双眼高度远视或散光，双眼最佳矫正视力相等或接近。远视度数 ≥ 5.00DS、散光度数 ≥ 2.00DC，可增加弱视的危险性。

4. 形觉剥夺性弱视：指由于屈光间质混浊、上睑下垂等形觉剥夺性因素造成的弱视，可为单眼或双眼，单眼形觉剥夺性弱视较双眼弱视后果更为严重。

（二）临床表现

弱视病因不同，临床表现不同。不少弱视无明显症状，需要依靠筛查而发现。

1. 弱视儿童生活中可表现为歪头视物、视物凑得近、斜视、瞳孔区发白、眼睑上抬受限等。

2. 视力低下。戴眼镜 3～6 个月后最佳矫正视力低于同龄正常儿童视力。对于不能配合视力检查的低龄儿童，可选择遮盖厌恶试验、中心稳定持久注视、视动性眼震和选择性观看等方法评估视力，以早期筛查出弱视儿童，操作方法见第 3 章"儿童眼病筛查基本技能"。

3. 对单个视标的识别力强，但对同样大小但排列成行的视标的识别力差。此现象称为"拥挤现象"。

4. 弱视患儿可有旁中心注视、对比敏感度差、视觉电生理异常等表现。

（三）诊断

1. 最佳矫正视力低于同龄儿童正常视力下限，或双眼视力相差 2 行及以上。

2. 具有弱视的危险因素：单眼斜视、未矫正的屈光参差，未矫正的屈光不正及形觉剥夺（先天性白内障、角膜混浊、完全性上睑下垂）等。

3. 排除了眼部器质性病变。

4. 弱视诊断需要符合以上 3 条，不能仅凭视力一个指标来诊断弱视。

（四）治疗

弱视的治疗与年龄相关，年龄越小，疗效越好，错过视觉敏感期则疗效较差，可能造成终生视觉缺陷。然而，无论患者的年龄大小都应当进行治疗。

对于弱视的治疗，首先应该根据弱视的发病原因，进行针对性的病因治疗，然后再根据弱视类别和程度进行训练。形觉剥夺性弱视，需要先去除白内障、上睑下垂等引起弱视的原因，屈光不正或屈光参差性弱视先进行屈光矫正。斜视性弱视先确定斜视的原因，对于调节性内斜视给予屈光矫正，需要手术治疗的斜视应先进行弱视治疗，视力提高后再行手术。

1. 中心注视性弱视治疗

(1) 屈光矫正：精准的屈光矫正是弱视治疗的基础。弱视如果伴有屈光不正应该先散瞳验光，准确矫治屈光不正，然后再进行下一步的训练。

弱视儿童屈光矫正处方原则参见"儿童验光与配镜"章节，高度远视或屈光参差性弱视儿童的弱视眼调节力一般较弱，在减生理性远视度数时不宜过多。

(2) 遮盖治疗：遮盖治疗是一种传统、有效的治疗方法，适用于斜视性、屈光参差性及双眼视力相差两行以上的弱视患者。通过遮盖优势眼，以减缓优势眼对弱视眼的抑制作用，增加弱视眼的使用机会，从而提高弱视眼的视力。

① 遮盖时间：与弱视严重程度和年龄有关，弱视越重、年龄越大，遮盖时间越长。遮盖分全日遮盖和部分遮盖，部分遮盖又分为高（每日 6～8h 以上）、中（4～6h）、低（4h 以下）比例遮盖。近年的研究认为高比例遮盖与全日遮盖效果一致。建议遮盖时间：

- 1 岁的弱视儿童可遮盖优势眼 3 天，放开 1 天；
- 2 岁的弱视儿童可遮盖优势眼 4 天，放开 1 天；
- 3—7 岁遮盖时间：重度弱视（视力 0.05～0.2）每日遮盖 6h 以上；中度弱视（视力 0.2～0.5）可每日遮盖 4～6h；轻度弱视（视力 0.5～0.8），可每日遮盖 2～4h。

② 结束遮盖指征：双眼视力相同时仍按原遮盖时间继续巩固一疗程（2～3 个月），然后逐步减少遮盖时间，每次一疗程，直到每日遮盖 2h，持续一疗程再终止遮盖。停止遮盖后仍需要定期复查至少 1 年确保弱视不复发。若弱视复发重新遮盖治疗。

③ 遮盖治疗注意事项：

- 遮盖在提高弱视眼视力的同时，也可能会影响被遮盖眼睛的视力和双眼立体视的发育。所以遮盖方法、时间需要在医生的指导下完成，并需要按时复查，及时更改遮盖方案。

● 双眼视力相近的弱视不需要遮盖。

(3) 压抑疗法：压抑疗法的机制与遮盖法相同，适用于轻中度弱视患儿，以及不能坚持遮盖或应用遮盖法失败者。优点：不影响外观，依从性好；药物压抑可避免遮盖疗法的"偷看"。缺点：对于重度弱视，压抑后的健眼视力仍好于弱视眼，不适合采用压抑疗法；幼儿长期使用阿托品有可能引起遮盖性弱视和药物的毒副作用。

① 阿托品压抑疗法：优势眼点 1% 阿托品眼用凝胶，每日 1 次或每周 2～3 次，使优势眼视力低于弱视眼。使用时注意阿托品的禁忌证。

② 压抑膜压抑法：优势眼镜片贴压抑膜，使优势眼视力低于弱视眼 2 行。

(4) 精细目力训练：用弱视眼进行精细的近距离作业，如穿珠（根据视力选择孔径大小不同的珠子）、描图等，提高黄斑部分辨力，提升视力。

(5) 视刺激治疗（图 6-46）：视刺激治疗主要是利用对比度强、空间频率不同的条栅来刺激弱视眼，以提高弱视眼的视力。条栅越细，空间频率越高。条栅一般是滚动的，这样使弱视眼的视细

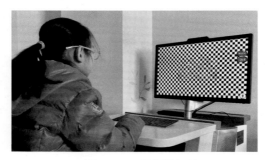

▲ 图 6-46　视刺激训练

胞在各个方位上都能接受不同频率条栅的刺激。

2. 旁中心注视弱视治疗

(1) 有屈光不正者先屈光矫正，行遮盖治疗。

(2) 后像治疗：通过强光炫耀旁中心弱视眼的周边视网膜（包括旁中心注视区），同时用黑色圆盘遮挡保护黄斑，使黄斑区不受强光炫耀，之后关闭强光，在暗室环境中先看到一个正后像，然后看到负后像（视野中有一个亮度比周围亮的白斑）（图 6-47），此时通过负后像中央亮区注视白屏上的视标，从而提高黄斑中心凹视细胞的功能，并改善旁中心注视习惯。经典的后像镜由直接检眼镜改造，但光线比直接检眼镜更强，光路中有大小不同的黑色圆点，治疗时用后像镜观察弱视眼底，将黑点置于中心凹处进行照射。也有根据后像原理设计的其他后像治疗仪用于后像治疗，但对中心凹的遮挡可能不如后像镜直接而肯定。

(3) 红光闪烁治疗：利用 640nm 的红光照射弱视眼，刺激其黄斑区中心凹视锥细胞的兴奋性，使注视区自发的由不敏感的视杆细胞区（旁中心注视区）转移到敏感的黄斑视锥细胞区（中心注视区），从而促进弱视眼视力的提高。

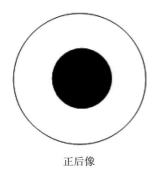

正后像

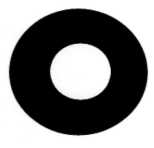

负后像

▲ **图 6-47　正后像与负后像**

(4) 海丁格刷治疗：又称光刷治疗。黄斑区的叶黄素会吸收偏振光中的蓝光形成光刷效应，光刷是一种选择性兴奋黄斑区较好的训练工具。利用海丁格式刷效应，使光刷投影到视网膜黄斑中心凹处来刺激黄斑视细胞，达到治疗弱视，纠正偏心注视的目的。

(5) 旁中心注视转为中心注视后，再进行精细目力训练和视刺激训练同中心注视性弱视。

3. 弱视的双眼视功能训练

弱视儿童不仅单眼视力低下，双眼视功能也会受到影响，特别是斜视性弱视和屈光参差性弱视。弱视治疗要想达到理想、稳定的治疗目标，需要重建双眼视功能。

(1) 调节功能训练：弱视儿童常伴有调节功能异常，视力提高后或弱视瓶颈期应进行调节功能检查。

(2) 脱抑制、消除异常视网膜对应及立体视训练：对于斜视性弱视和屈光参差性弱视进行脱抑制训练，最终目标是形成立体视，稳定弱视治疗效果。具体方法见第 8 章"双眼视功能障碍与视觉训练"。

(3) 此外还有视知觉训练及脑力影像训练等，通过刺激大脑中枢皮质，来治疗弱视。

4. 影响弱视疗效的因素

(1) 治疗年龄：弱视开始治疗的年龄越小效果越好，6 岁以下疗效好于 6 岁以上。

(2) 弱视程度：轻度弱视疗效最好，中度次之，重度弱视疗效最差。

(3) 弱视性质：屈光不正性弱视疗效最好，斜视性弱视次之，先天性白内障所致形觉剥夺性弱视疗效最差。

总之，弱视应及早发现、及时治疗。弱视的治疗不仅需要医生制订、调整弱视治疗方案，还需要家长耐心、细致的引导和坚持，只有医院、家庭共同努力，才能促进弱视患儿视力和双眼视觉功能的提高。

（浦佳宁）

十一、儿童眼外伤

儿童眼外伤是常见的小儿眼病之一，也是儿童致盲的重要原因之一。儿童主要在玩耍和运动中受伤，常见的外伤原因有剪刀、铅笔、针等锐器和石块、木棍、球类、玩具等造成皮肤挫裂伤、眼球穿通伤，烟花爆竹造成爆炸伤，化学试剂等造成酸碱化学烧伤，宠物咬伤或抓伤，近年来出现越来越多的激光笔造成的视网膜灼伤等。

与成人相比，儿童眼外伤所致的盲和低视力对其生长发育和生活影响更大，加强儿童眼外伤的防治意义重大。

（一）儿童眼外伤的特点

眼的屈光系统中角膜、晶状体、玻璃体都是透明的结构，即使是轻微眼外伤，也可能影响光路的透明性，对视力造成严重影响。

6岁以内儿童由于处于视觉发育期，外伤后伤侧眼容易造成弱视，是眼外伤后视力低下的重要原因。

儿童眼外伤病情复杂，并发症和后遗症多，而且儿童常不能主动诉说或因怕家长批评而故意隐瞒病情，常常延误儿童眼外伤的诊断和治疗时机，严重者可造成眼内炎、交感性眼炎或眼球萎缩，导致视力严重受损或完全丧失。

（二）儿童眼外伤的检查和处理要点

1. 儿童眼外伤检查原则

儿童由于年龄小，伤后疼痛易哭闹，配合度差，往往为临床检查和治疗增加了很大的难度，儿童眼外伤的检查和处置，应迅速细致，手法轻柔、准确，以极大的耐心尽量取得儿童的配合。检查时先易后难，由前向后，由外眼到内眼，循序渐进、有序进行，这样既防止遗漏检查，又为诊断和治疗赢得更多时间。

常用检查器械有笔式手电筒、裂隙灯、检眼镜、开睑器等。检查时患儿头部固定，用表麻药滴眼以减少患儿疼痛，使用开睑器打开眼睑，切勿向眼球施加压力，以避免穿通伤后进一步眼球内容物脱出，造成二次损伤。对于严重眼球穿通伤、多发伤患儿，必要时需全麻下进行检查和治疗。怀疑眼内异物、眶内异物、眶壁骨折者要进行 X 线、CT 或磁共振等影像学检查。

2. 紧急处理要点

(1) 清洁并检查创面和伤口：有酸碱腐蚀性化学物质时，应先彻底地冲洗后再进行下一步检查。创面有泥土、血痂、污物等时，应轻轻去除，用生理盐水冲洗，碘伏消毒创口，再仔细检查。对结膜下出血较多的患儿，应考虑到巩膜裂伤的可能。注意穿通眼睑的伤口，避免漏诊眼球损伤。

(2) 患儿疼痛哭闹致眼睑痉挛、挤压眼球对外伤检查和恢复不利，应适当使用止痛镇静剂使小儿安静下来。

(3) 眼睑裂伤或眼周皮肤裂伤清洁后加压包扎以止血；清洁后点涂消炎药物以预防感染。

(4) 对于重症病例，先行一般包扎后，尽快转运到上级医院进行专业处理和治疗。眼球裂伤包扎时注意勿对眼球施加压力，以免加重眼球内容物脱出。

（三）儿童眼外伤的分类

儿童眼外伤分为机械性眼外伤和非机械性眼外伤。

1. 机械性眼外伤

角结膜异物、眼睑皮肤挫裂伤、眼眶外伤、泪器外伤、眼球穿通伤、视神经损伤、眼内异物伤等。

2. 非机械性眼外伤

热烧伤、酸碱化学烧伤、辐射性眼外伤等。

（四）儿童常见眼外伤及处理

1. 角结膜异物

儿童角结膜异物较常见，多为风沙异物。婴幼儿常不会表述，一般有流泪、畏光、闭眼症状，年龄稍大儿童会表述异物感。异物常见部位为上睑结膜和角膜表面，检查时应注意。

处理：表层异物用生理盐水冲洗或消毒棉签擦掉，小异物可在表面麻醉下用针头剔除，深层角膜异物应全麻后手术显微镜下取出。对细小非金属、非植物性异物，化学物质稳定，在角膜基质层且不在瞳孔区，如无法取出者可观察不取。要严格注意无菌操作和术后抗生素使用，避免角膜感染。

2. 眼睑外伤

眼睑外伤常见类型有眼睑挫伤（眼睑皮下淤血、血肿、气肿等）和眼睑皮肤裂伤，伤情严重者可合并上睑提肌损伤或内外眦韧带损伤等。

处理：①睑挫伤肿胀重者，24h 内进行冷敷，48h 后可热敷。眼睑皮肤伤口应用小针细线，小跨度，仔细对合，严密缝合。②眼睑全层裂伤必须分层缝合睑板、结膜、肌肉和皮肤，睑缘做垂直褥式缝合，结扎时使睑缘处轻隆起。③提上睑肌断裂时一定要寻找断端，做套环缝合并固定于睑板上。④内眦部深层裂伤，要探查泪道是否损伤，泪小管断裂者进行泪小管吻合，内眦韧带断裂时需将断端褥式缝合固定。

3. 结膜外伤

常见类型有结膜下出血和结膜挫裂伤。

处理：①结膜下出血。少量出血无须特殊处理，等待自行吸收，出血量大时 24h 内可局部冷敷，48h 后热敷。出血量大时应考虑到巩膜裂伤可能，应检查眼压及眼内病变，必要时结膜切开探查。②结膜裂伤。球结膜愈合力强，小的结膜裂伤可不予以缝合，10mm 以上的球结膜裂伤需要手术缝合。

4. 角膜外伤

常见类型有角膜挫伤、角膜裂伤，主要临床表现为异物感、畏光、流泪。损伤位于瞳孔区会出现视物模糊。

处理：①角膜挫伤，用抗生素眼液、眼膏和修复角膜上皮眼液点眼，促进修复。角膜上皮修复较快，一般 24h 可修复。②角膜裂伤，小的板层裂伤可包扎患眼，减少活动，可自行愈合。大的板层裂伤需要手术缝合，术后预防性应用抗生素防止感染。角膜全层裂伤需要显微镜下清创缝合。

5. 眼眶外伤

常见类型有眶内血肿、气肿，眼眶骨折，眶尖综合征，眼外肌损伤，眶内异物等。眶内血肿、气肿可见眼睑肿胀、眼球突出，气肿可触及眼睑皮下捻发感。眼眶外伤诊断需要依靠 CT、MRI 或超声检查。

处理：①眼眶内血肿、气肿等给予止血药、脱水药，气肿者应避免擤鼻，给予预防感染治疗，等待气体自行吸收。②眼眶骨折，CT 检查无眼外肌、眶脂肪嵌顿，眶缘无明显塌陷，对美容影响不明显的可保守治疗；如有明显眼外肌或眼眶脂肪组织嵌顿，眼球内陷、复视、眼球运动障碍时需手术治疗。③复杂的眼眶外伤应及时转诊上级医院治疗。

6. 化学性眼外伤

眼化学烧伤分酸性化学烧伤及碱性化学烧伤，碱性化学伤比酸性化学伤更严重。酸烧伤常见硫酸、盐酸、硝酸等，碱烧伤常见生石灰、氨水等。

化学物入眼瞬间眼痛、睁眼困难，腐蚀表层组织同时向深层渗透，碱性物质向四周或深部扩散较快，伤后数日内可出现角膜坏死、溃疡，严重者角膜穿孔，晚期可出现角膜白斑或角膜葡萄肿、睑球粘连、眼睑畸形等。

(1) 处理：①第一现场处理：应在第一时间利用一切可找到的清洁水源大量冲洗，最好是流动水持续冲洗，然后再到医院进一步诊治。②医院急诊处理：应用生理盐水充分冲洗结膜囊；滴用抗生素眼液、角膜上皮生长因子，急性期酌情使用糖皮质激素，碱性化学烧伤时可用维生素 C 结膜下注射和点眼。

(2) 预防：家庭用化学试剂如洁厕剂等应放在儿童不易接触到的地方，使用时应让儿童远离。

7. 辐射性眼外伤

常见类型有眼部紫外线损伤（电光性眼炎）、激光笔视网膜灼伤等。

(1) 电光性眼炎为紫外线较长时间照射损伤了角膜上皮和结膜，患者可有畏光、流泪、眼睑肿胀、疼痛、不能睁眼的症状，一般在照射 6～8h 后出现症状。

(2) 激光笔造成的视网膜灼伤是黄斑区的损伤，由于儿童好奇心强，自我保护能力差，看激光笔或日食时光线都是聚焦到视网膜黄斑区，黄斑是视锥细胞分布的部位，一旦损伤，对视力影响极大，临床表现为患儿视力减退、视野中心暗点。

处理：①电光性眼炎，可滴表面麻醉药后进行检查，局部滴用抗生素眼液和表皮生长因子眼液，促进角膜上皮修复。②激光笔视网膜灼伤：愈后差，且无法恢复如前。早期给予糖皮质激素、维生素和能量合剂等支持治疗，晚期治疗无效。家长应注意不要让儿童拿激光笔玩耍。

（浦佳宁）

第 7 章
儿童验光与配镜

　　屈光不正是儿童最常见的眼病。配戴眼镜是儿童屈光不正最主要的矫正方法。由于儿童视觉处于发育期，未矫治的儿童屈光不正多伴有弱视甚至斜视，错过矫治的最佳时机可导致永久性的视力损害。因此正确检测儿童的屈光不正度数，根据儿童眼部健康综合情况给予合理的眼镜处方是每一位小儿眼科医生的职责。

　　验光是指通过对患者的屈光系统的检查，确定其屈光性质（如正视、远视、近视、散光和屈光参差）及程度（屈光度）的方法。儿童验光与成人验光相比有以下特点：儿童调节力强，一般需要进行睫状肌麻痹验光（散瞳验光）；儿童主觉验光不易配合，验光结果主要依靠客观验光结果，特别是检影验光结果。这就要求小儿眼科医生或验光师必须熟练掌握检影验光技术。

　　儿童屈光不正多合并弱视和（或）斜视，或伴有调节功能异常，而且儿童屈光度处于不断变化中，要求在开具儿童眼镜处方时要综合考虑以上特点，给予合理的处方，并告知家长定期复查、适时更换眼镜。

一、眼球与眼镜光学知识

（一）眼球光学

眼是一种复杂的光学系统。眼与照相机有很多相似点，但是人眼几乎在每个方面都优于照相机。眼球光学系统的主要成分由外向里分别是角膜、房水、晶状体和玻璃体，其中最主要的屈光成分是角膜，其次是晶状体。眼屈光系统成像从总体上说是凸透镜成像，经过一系列的折射和反射作用，最终成像于视网膜（图7-1）。

眼的屈光力与眼轴长度是否匹配决定了屈光状态。正常成人角膜屈光力约43D，晶状体约19D，眼轴长度约24mm。新生儿眼轴短，约17mm，但角膜屈光力和晶状体屈光力大，各屈光因素相互匹配不至于形成高度远视。随着年龄增长，眼轴变长，相应晶状体和角膜扁平，屈光力变小，各屈光因素仍相互匹配。

（二）眼镜光学

1. 球镜

球面透镜简称球镜，球镜分为凸透镜和凹透镜。

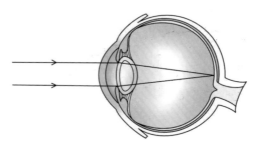

▲ **图7-1**　正视眼成像示意图

（1）凸透镜：指中央厚、周边薄的球镜。凸透镜对光线有会聚作用，也称会聚透镜或正透镜。

（2）凹透镜：指中央薄、周边厚的球镜。凹透镜对光线有发散作用，也称发散透镜或负透镜。

（3）球镜屈光力：透镜对光线聚散度改变的能力为透镜屈光力，单位为屈光度（D）。如：–3.00DS 表示可矫正 300 度近视。屈光度等于透镜焦距的倒数。

（4）球镜的应用：凸透镜用于矫正远视和老视，凹透镜用于矫正近视（图 7–2）。

（5）球镜辨认

① 凸透镜：中央厚，周边薄，所见物象放大，上下左右移动时物像逆动。

② 凹透镜：中央薄，周边厚，所见物象缩小，上下左右移动时物像顺动。

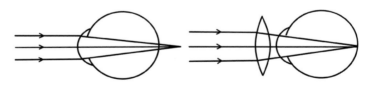

远视眼的屈光特点及矫正

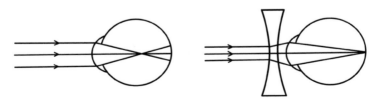

近视眼的屈光特点及矫正

▲ **图 7–2　球镜的应用**

2. 柱镜

柱面透镜简称柱镜，柱镜可以从一透明圆柱体沿轴方向切下而得。柱镜分为正柱镜和负柱镜。

(1) 柱镜成像：柱镜在轴的方向无屈光力，在与轴垂直的方向具有最大的屈光力。柱镜成像为一与轴平行的焦线（图 7–3）。柱镜表示法：由柱镜度和轴位两部分组成，如：+2.00×90 表示轴位为 90° 的 200 度远视散光。

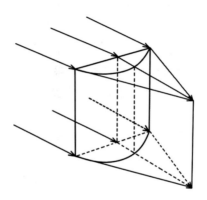

▲ **图 7–3　正柱镜成像**

(2) 柱镜应用：凸柱镜用于矫正远视散光，凹柱镜用于矫正近视散光。

(3) 柱镜的辨认：通过透镜观看 "+" 字视标，以柱镜中心为轴进行旋转，可看到 "+" 字的两条线随着透镜的旋转进行 "张开" 继而又 "合拢" 状的移动。当透镜沿轴向移动时物象无移动，沿与轴垂直方向移动时可见物象移动，逆动为正柱镜，顺动为负柱镜。

(4) 散光透镜的成像（图 7–4）：散光透镜各方向的屈光力不同，且在互相垂直的两方向上有最大及最小的屈光力，使得光线

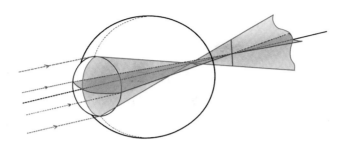

▲ **图 7-4　混合散光成像示意图**

通过散光透镜后不能像球镜那样成像为一点，而是形成像散光束，称为 Sturm 光锥。在前焦线和后焦线之间有最小弥散圆。散光成像是模糊的，其中最小弥散圆处成像与其他位置相比相对清晰。

3. 三棱镜

三棱镜是一种特殊类型的透镜，使光线向棱镜底部偏折，物像向尖端移位。

(1) 三棱镜单位：棱镜度用"△"来表示。1 △指当光线透过该棱镜时，可使光线在 1m 处偏移 1cm。

(2) 三棱镜基底位置表示：以棱镜基底位置表示棱镜的方向，主要有四个方向：基底向内（base in，BI）、基底向外（base out，BO）、基底向上（base up，BU）和基底向下（base down，BD）。

(3) 三棱镜的辨认：透过镜片看一直线，若直线断开，表示有三棱镜（图 7-5）。

(4) 三棱镜应用：主要用于检查或矫正斜视。

（三）镜片的联合与转换

1. 眼镜处方书写

"+"代表凸透镜（正镜），"-"代表凹透镜（负镜），"S"代

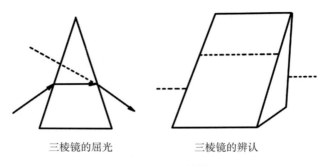

三棱镜的屈光　　　　　三棱镜的辨认

▲ **图 7-5　三棱镜**

表球镜,"C"代表柱镜,"/"表示透镜联合,"×"代表柱镜轴位,"PD"代表瞳距,"Add"代表近附加。例如:+2.00DS/-3.00DC×180°表示 200 度远视合并 300 度近视散光,散光轴在180°。

2. 镜片联合

镜片联合包括球镜联合、柱镜联合、球柱镜片联合以及三棱镜与球镜或柱镜联合,较常见的为球柱镜联合。

3. 眼镜处方转换

(1) 光学十字线法:光学十字线是在一个垂直和水平相交的十字线区域内标出各子午线方向的透镜屈光度。十字线一端标出子午线轴位,另一端标明该子午线的屈光度。例如用十字线表示屈光度(图 7-6)。

两个轴位互相垂直的柱镜联合可以转换为一个球柱联合透镜。例如:-1.00DC×180°/-2.00DC×90°可以转化为 -1.00DS/-1.00DC×90°,用十字线表示为如下(图 7-7)。

(2) 公式法:球柱联合镜片转换时,变换后的球镜度数等于原球镜度数和原柱镜度数的代数和,变换后的散光度数与原散光

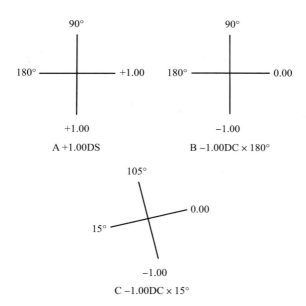

C −1.00DC × 15°

▲ **图 7-6** 光学十字线法

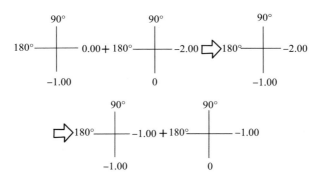

▲ **图 7-7** 光学十字线法表示柱镜联合

度数相同但符号相反，散光轴位与原散光轴位相互垂直。例如：
−2.00DS/+3.00DC×180° 可以转换为 +1.00DS/−3.00DC×90°。

二、儿童验光

（一）儿童常用验光方法

验光方法有客观验光和主觉验光。由于儿童的合作及表达能力有限，儿童验光以客观验光为主，其中以检影验光最常用、最准确。

1. 客观验光

客观验光是指不依靠被检者的主观感受和判断，而是通过检查仪器进行客观的屈光度检查。常用的方法有检影验光、电脑验光、屈光筛查仪（视力筛查仪）屈光筛查。其中检影验光是儿童验光的金标准，电脑验光或筛查仪结果仅作为了解屈光状态及配镜处方的参考。屈光筛查不能作为配镜的标准，但是对早期发现儿童屈光不正非常有用。

(1) 检影验光：检影验光又称视网膜检影法，是指通过检影镜观察瞳孔区视网膜反射光（常称为光影）移动，并用适当的镜片消除光影移动，找到中和点，从而客观上判断被检眼屈光不正的性质和程度。检影是一种客观检测眼球屈光状态的方法，是儿童验光必须掌握的技能，可用于任何年龄儿童的验光。

检影时需要考虑视网膜反射光的亮度、宽度、速度、方向、形状等，检查者需要较长时间的实践和体验，精通掌握后能节约验光时间，应对各种不同的患者，还可以发现屈光不正外其他的眼部异常，如屈光间质混浊、圆锥角膜等。

检影法分为静态检影法和动态检影法，静态检影用于准确检查屈光度，动态检影多用于检查调节反应。检影从易到难可依次用于：瞳孔区红光反射检查——屈光度筛查（大致评估屈光度）——检影验光（准确检查屈光度）。

① 检影镜介绍：检影镜根据投射光斑的形态分为带状光检影镜和点状光检影镜，带状光检影镜发出的光线呈带状，有利于精确测定散光轴位，临床常用。

带状光检影镜由检影镜头、聚焦套管和手柄三部分组成。套管上下移动可以改变投射光线宽度和性质，转动套管可以改变带状光方向。套管自下向上移动，投射光线依次为散开光线、平行光线和会聚光线。不同品牌检影镜套管位置与光线聚散的关系不同，检影前应先确定套管位置与光线聚散的关系。

一般用散开光线检影检查，若反射光带顺动应加正透镜中和，逆动加负透镜；若用会聚光线检影，则正好相反，顺动加负透镜，逆动加正透镜。

② 工作镜确定：验光目的是将不同屈光状态的眼睛矫正为正视状态，正视眼的远点（检影中和点）在无穷远处（5m 以外），在被检者眼前增加工作镜可以达到在 5m 外检影的效果。工作镜度数 =1/ 检影距离（m）。如果检查者与被检者距离 1m，则需要在被检者眼前放置 +1.00D 镜片；如果距离 50cm 工作镜为 +2.00D，67cm 工作镜为 +1.50D。最后检影屈光度数减去工作镜度数为患者实际屈光度。工作距离越近检影误差越大。

③ 光影影动分析：通常从影动方向、亮度、速度和宽度四方面观察影动情况。

- 方向：反射光影动方向与投射光移动方向一致为顺动，相反为逆动。顺动加正镜中和，逆动加负镜中和。
- 亮度：离中和点越近，反射光越亮；离中和点越远反射光越暗，屈光不正度数越高。

- 速度：离中和点越近，影动速度越快，到达中和点后影动消失；反之离中和点越远影动越慢，屈光不正度数越高。

- 宽度：宽度要结合亮度进行分析。离中和点较近时，反射光宽度窄，接近中和点时变宽变亮，到达中和点时光带消失瞳孔区又亮又圆；离中和点越远时光带越宽越暗，高度屈光不正时可以看到"假性中和点"，此时瞳孔反射光虽然满圆但是非常昏暗。

④ 检影验光步骤

- 在暗室或半暗室内。

- 检查者与儿童面对面，距离一般67cm或50cm，检查者眼睛与儿童眼睛同高。

- 检查儿童右眼时坐在偏儿童右侧，检查者右手持镜，用右眼检查。检查左眼时坐在偏儿童左侧，检查者左手持镜，用左眼检查。

- 儿童戴试镜架（大龄儿童可以用综合验光仪）。试镜架上放工作镜，用综合验光仪时附属镜片调至 R（工作镜）。嘱儿童注视远处的最大视标。

- 一手持检影镜，拇指或示指置于套管上，以便旋转或上下移动套管。另一手插换镜片。

- 检影镜头的顶端紧靠检查者的眉弓，检查者通过窥孔观察儿童瞳孔区的眼底反光。

- 调整套管至散开光线或平行光线，照射瞳孔区，360°转动检影镜光带并垂直光带方向移动判断是否有散光。若瞳孔区反射光带有破裂现象、厚度现象或不同子午线移动方向不同都提示存在散光。

- 若无明显斜轴散光，水平照射瞳孔区，上下移动光线观察瞳孔区红色反射光带的移动方向，若反射光顺动则镜架上增加正镜片，直至中和（瞳孔区充满红光），若为逆动则增加负镜片至中和。将光线转至垂直方向，同法中和垂直方向。因为顺动较逆动容易识别和判断，所以有时难以判定中和时，可以留一点顺动或过矫为一点顺动，再按中和点判断方法进行验证（图 7-8）。

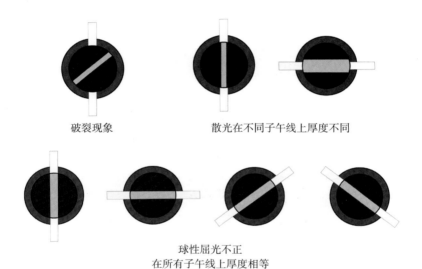

破裂现象　　　　　散光在不同子午线上厚度不同

球性屈光不正
在所有子午线上厚度相等

▲ **图 7-8** 检影验光瞳孔区反射光带

- 中和点判断方法：若已达中和点，再增加 –0.25D 变为顺动，+0.25D 变为逆动；或前后稍微移动检影镜，前移变顺动，后移变逆动；或将投射光线改为会聚光线，仍为中和点。
- 若儿童有斜轴散光，则检影镜投射光线转至与反射光带相同方向及垂直方向，分别中和。

⑤ 记录结果：记录两个子午线方向的屈光度，除工作镜度数

为儿童屈光度数。例如：67cm 距离，试镜架上 +1.50DS 工作镜后，水平方向影动增加 +3.00DS 中和，垂直方向增加 +5.00DS 中和，则该眼的屈光度为 +3.00DC×180°/+5.00DC×90°，换算为球柱联合 +3.00DS/+2.00DC×90°。

⑥ 检影验光注意事项

● 低龄儿童不配合戴试镜架时可以手持验光镜片或球镜串放置在儿童眼前检影（图 7-9）。

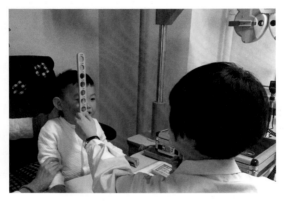

▲ **图 7-9** 低龄儿童检影验光

● 检影入射光线方向应尽可能接近儿童视轴，检影时儿童双眼均不能遮挡；但若患儿有斜视，检查斜眼时应遮盖健眼让斜眼正位下检影；睡眠儿童检影也应尽量在视轴方向。

● 检影视标选择远处的大视标以减少调节，特别是对于未散瞳的儿童，可以选择视力表 0.1 视标。

● 中和时可以两条主子午线分别用球镜中和，再按透镜转换方法转换为球柱联合；也可以一条子午线用球镜中和，另一条子午线用球柱联合中和。

● 特殊影动的中和：特殊影动常见的有球面差影动和剪动影

动。球面差影动是由于瞳孔散大后瞳孔中央的屈光度和周边的屈光度不一致，造成瞳孔中央的影动与瞳孔周边影动不一致，此种情况的中和点应以瞳孔中央影动的中和为准。剪动影：检影时看到影动是分两半且两半的运动方向相反，像剪刀一样开合，此时应对占优势的部分进行中和，中和点以两半在瞳孔正中央开合为准，此时两半光带的宽度、亮度一样。

- 若试镜架上未放工作镜，则计算该眼屈光度时应减去工作距离对应的度数。例如上面的例子，67cm 检影，若试镜架上未放置 +1.50DS 工作镜，水平方向影动 +3.00DS 中和，垂直方向 +5.00DS 中和，则该眼的屈光度应为 +1.50DS/+2.00DC×90°。

(2) 电脑验光：用于能配合检查的儿童，作为眼保健筛查或验光的初始数据。操作步骤如下。

① 清洁颌托和头靠。

② 调整座椅高度、仪器高度和颌托高度，使儿童外眦角与支架上的高度标准对齐且儿童位置较舒适。

③ 指导儿童注视正前方仪器内的注视标。保持头位正直不动。

④ 上下、左右及前后调整仪器操作杆，使光标对准瞳孔中央且聚焦图像清晰。

⑤ 自动测量或手动按操作杆按钮测量。打印结果。

⑥ 注意事项：

- 由于儿童调节力较强，小瞳下检查时球镜度数误差大，一般低估远视，高估近视，不能作为眼镜处方。
- 散瞳后电脑验光结果也只能作为验光的初始数据，不能作为眼镜处方，需经检影验光后确定处方。

（3）屈光筛查仪（视力筛查仪）验光：屈光筛查仪主要针对不能配合电脑验光的低龄儿童设计，检查距离远，有闪烁灯光和声音吸引儿童注意，儿童易配合，且操作简单，非眼科专业人员经过培训也能掌握；检查结果数值表示，可作为定量检查。筛查的目的是及早将可疑异常或异常的儿童筛选出来，让他们得到及时的诊断和矫治，对于筛查弱视和屈光不正有重要意义，特别是对于 4 岁以内尚不能配合视力检查的儿童。

目前常用屈光筛查仪有单目筛查仪和双目筛查仪，不同品牌操作方法及筛查敏感度、特异度有所不同。具体操作方法参见第 3 章"儿童眼病筛查基本技能"。

2. 主觉验光

主觉验光对检影验光结果进行检验，精确验光度数。需要被检者对验光的每一个微小的变化做出反应，适用于能配合视力检查且对度数微小变化做出反应的大龄儿童。主觉验光可以用综合验光仪或试镜架插片进行。综合验光仪配备多种附属镜片和辅助镜片，检查规范、快速和准确，除验光外还可以用于调节及聚散功能的检查，但检查过程较烦琐，儿童不易全程配合，多用于 6 岁以上儿童。

（1）综合验光仪或试镜架插片检查步骤：

① 明亮的房间。

② 一般先测右眼后测左眼，单眼检测时遮盖对侧眼。

③ 雾视：将检影验光结果加 +0.50D～+0.75D 放在试镜架或综合验光仪上。例如：检影验光结果为 –1.00DS，则试镜架内放置 –0.50DS 镜片。

④ 单眼最佳视力的最正度数（MPMVA）：在右眼前每次 0.25D 的频率逐渐减少正镜片（增加负镜片），每次变化后检查视力，直至最佳视力。

⑤ 儿童最佳视力终点确定一般采用再增加 −0.25DS 后，被检者视力不再提高，也可以用红绿试验初步判断红绿视标等清或绿色略清。

⑥ 用交叉柱镜确定散光。注视最佳视力上一行视标，先确定柱镜轴向，再确定柱镜度数。

- 精确轴位时将交叉柱镜手柄置于客观检查散光轴的位置，告诉被检者将有两面镜片放置在他眼前，让他比较哪面清晰还是一样清晰。若原散光镜为正镜，则原散光轴位向清晰面白点方向移动；若原散光镜为负镜，则原散光轴位向清晰面红点方向移动。因综合验光仪为负柱镜，所以轴向调整总是朝向红点方向，称为"追红点"。一般可采用"进10退5"原则，即移动 10° 若调过了再退回 5°。直到两面一样清晰。

- 精确散光度数时将交叉柱镜红点或白点置于原散光轴位上，同样告诉被检者将有两面镜片放置在他眼前，让他比较哪面清晰还是一样清晰。若白点与原散光轴重合时清晰，增加正柱镜度数，若红点与原散光轴重合时清晰，则增加负柱镜度数，直到两面一样清晰。检查时要保持球镜等效，增加负柱镜时要将所增加的负柱镜一半的正球镜加到总处方上。

⑦ 精确散光轴位和度数后再次球镜雾视，并逐步到最佳视力，或红绿试验至红绿视标等清或红色略清。

⑧ 按上述步骤检测左眼。

⑨ 双眼调节平衡：双眼去遮盖，同时雾视 +0.75D，观看雾视后最佳视力上一行视标，询问儿童哪只眼睛看得清晰，在较清晰眼前 +0.25D 至双眼同样模糊。若不能达到双眼同样的清晰度，则选择主导眼稍清晰。

⑩ 双眼最正之最佳视力：步骤同单眼最正之最佳视力。

注意事项如下。

● 散瞳检影验光后检查矫正视力可参照主觉验光步骤，将检影验光结果放在试镜架或综合验光仪上——单眼最佳视力——精确散光——记录最佳视力。双眼分别检测。

● 对于不能配合主觉验光的儿童可以按检影验光结果、参考儿童配镜原则直接确定眼镜处方。

(2) 散光表的应用：当客观验光时未发现散光，但是矫正视力不能达到正常时，可以用散光表来验证散光的轴位和度数（图7-10）。

步骤如下。

① 去掉已加入的散光，对被检眼雾视。

② 让被检者观看放射状散光表，让其说出感觉到几点钟方向的线条最黑最清晰。若所有线条一样清晰，说明没有散光，结束检查。

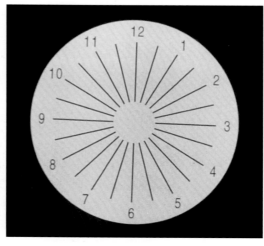

▲ **图 7-10**　散光表

③ 若被检者感觉某条线条最黑，则散光轴位就是所看到的最黑的线条所对最小钟点数乘以 30°。例如：若 2 点钟和 8 点钟所在线条最黑，那么散光轴向为 2×30°=60°。

④ 若有两条线一样黑，则选择两条线中间的线条作为轴向。例如：若 1 点钟和 2 点钟线条一样黑，则选择 1.5 所在线条计算，轴位为 1.5×30°=45°。

⑤ 确定轴位后增加 –0.25D 散光，询问被检者哪条线最黑最清晰，直到所有线条一样清晰为止。

⑥ 检查时要保持球镜等效，增加负柱镜时要将所增加负柱镜一半的正球镜加到总处方上。

(3) 主导眼检查：被检者用自己的手做一个边长约 5cm 的三角形，双臂向前完全伸直，双眼同时睁开，通过三角观看远处的一个视标。保持双臂不动，遮盖一眼时若不能看到视标，则被遮眼为主导眼。也可以用 Worth 4 点灯来确定主导眼，若能看到 2 红灯，右眼为主导眼；若看到 3 绿灯，左眼为主导眼（图 7–11）。

(4) 瞳距测量：瞳距是指两眼视轴在正视平行时，两个瞳孔中心之间的距离，是框架眼镜处方的必不可少的参数。根据不同的配镜目的，瞳距分为远用瞳距和近用瞳距。某些特殊镜片验配时需要测量单眼瞳距。

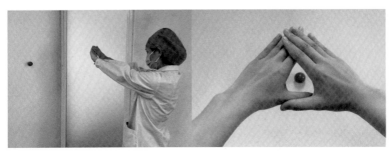

▲ 图 7–11　主导眼检查

① 直尺测量：直尺测量常用角膜缘法和角膜映光点法，角膜缘法测定一眼的角膜外缘到另一眼的角膜内缘，角膜映光点法测量两眼角膜映光点之间的距离。测量步骤如下。

- 检查者与被检者保持相互平视的位置，相距一臂远。
- 一手拇指和示指、中指握稳直尺，其余手指轻靠被检者面部。
- 检查者闭上右眼，嘱被检者注视检查者的左眼。
- 将被检者右眼角膜缘外侧缘对准直尺的起始刻度。
- 检查者闭上左眼，嘱被检者注视检查者的右眼。
- 记录被检者左眼角膜缘内侧缘在直尺上对应的刻度，即为远用瞳距。
- 角膜映光点法检查时将手电筒置于儿童眼前约40cm，让儿童同上分别注视检查者的两眼，测量双眼角膜映光点的距离。

注意事项：斜视儿童瞳距测量时应分别遮盖一眼，测量两眼均向正前方注视时的瞳距。直尺法测量瞳距受检查者瞳距的影响，当检查者瞳距远大于儿童时，测量的结果偏大。

② 瞳距仪测量：测量远用瞳距时，将瞳距仪注视距离键调整到无限远"∞"，检查者将瞳距仪的左右视窗对准被检者的双眼，让被检者注视瞳距仪内的绿色视标，观察被检者瞳孔上的反光亮点，分别移动右眼和左眼瞳距调整键，使瞳距指针与反光亮点对齐，由此时瞳距仪读数可测得远用瞳距及左右眼的单眼远用瞳距。同理，将瞳距仪注视距离键调整到近用位置可以测量近用瞳距。儿童用瞳距仪测量时常不能盯住瞳距仪内的视标，导致测量不准，检查时要注意。

3. 其他屈光有关参数的检查

(1) 角膜曲率测量：由于角膜屈光力约占人眼总屈光力的

2/3，儿童屈光度是角膜曲率、眼轴长度等屈光参数的综合结果，而且散光大部分来自角膜，因此，验光时也要注意角膜曲率的测量。角膜曲率可以用角膜曲率计、电脑验光曲率仪、角膜地形图等设备测量。角膜曲率是分析散光性质、圆锥角膜筛选、角膜塑形镜验配的重要参数。

(2) 眼轴测量：眼的屈光力与眼轴长度匹配与否是决定屈光状态的关键。眼轴测量可以使用 A 超或眼球生物测量仪。A 超检查为接触式，需要结膜囊内点表麻药物。眼球生物测量仪为非接触式，适用于 3 岁以上能配合儿童。A 超检查的眼轴长度为从角膜前表面至视网膜内界膜的距离，眼球生物测量仪检查的眼轴长度为从泪膜前表面到视网膜色素上皮层之间的距离。两种方法测量的眼轴长度有所不同，生物测量仪测得眼轴长度较 A 超测得眼轴长度长 0.2mm。

4. 儿童睫状肌麻痹药物选择

儿童的调节力较强，为了精确检查出儿童的实际屈光度数，验光前必须使用睫状肌麻痹剂消除调节影响，在睫状肌充分麻痹状态下进行视网膜检影验光，这对于矫正内斜视、中高度远视眼、混合性散光及低龄儿童的屈光不正至关重要。因为睫状肌麻痹剂同时伴有散大瞳孔的作用，睫状肌麻痹验光也称为"散瞳验光"。

(1) 睫状肌麻痹剂种类：国内常用的睫状肌麻痹药物有 1.0% 硫酸阿托品眼用凝胶、1.0% 盐酸环喷托酯滴眼液和 0.5% 复方托吡卡胺滴眼液（0.5% 托吡卡胺与 0.5% 盐酸苯肾上腺素混合滴眼液）。

① 1.0% 阿托品睫状肌麻痹作用最完全，用药后起效时间 45～120min，作用持续时间最长，可持续 2～3 周。用法：每天 2 或 3 次，连续 3～5 天；年幼儿童可每晚使用 1 次，连续使用 7 天。

阿托品的不良反应较大，药物可通过鼻泪管致全身吸收，出现不良反应，如脸红、发热、口干、心跳加快等反应。

② 1.0% 盐酸环喷托酯睫状肌麻痹作用较 1.0% 阿托品稍弱，用药后起效时间 30～60min，持续时间 1～2 天。用法：先使用表面麻醉剂点眼 1 次，2～3min 后再使用 1.0% 环喷托酯滴眼液，每 5min 使用 1 次，至少使用 3 次；可联合使用 0.5% 复方托吡卡胺滴眼液 1 或 2 次；在 1.0% 环喷托酯滴眼液最后 1 次点眼至少30min 后进行验光。环喷托酯滴眼液常见的不良反应为刺激感重、脸红、口干、发热，少数儿童可出现短暂的中枢神经系统不良反应，如共济失调、定向力障碍、语无伦次等。

③ 0.5% 复方托吡卡胺滴眼液睫状肌麻痹作用最弱，作用开始时间和持续时间较短，用药后 20～40min 起效，作用持续4～6h。用法：5 分钟 1 次，连点 5 次，最后 1 次点药后半小时验光。很少产生全身不良反应。

(2) 儿童睫状肌麻痹药物的选择：儿童睫状肌麻痹剂的选择要根据年龄、屈光不正性质及程度、眼位情况、初查或复查等情况进行综合考虑。所有儿童初次验光均应在睫状肌麻痹下进行。

① 1.0% 硫酸阿托品眼用凝胶适用以下人群。

- 6 岁以下儿童初次验光。
- 内斜视患者。
- 远视或远视散光和儿童初次验光。
- 个别儿童使用 1.0% 环喷托酯滴眼液验光发现远视屈光度数不稳定（有残余性调节）或短期内视力下降需要排除调节痉挛的患者。
- 屈光性调节性内斜视儿童戴远视全矫眼镜（按睫状肌麻痹验光的全部远视屈光度数配镜）后眼位控制仍不稳定时。

② 盐酸环喷托酯滴眼液适用以下人群。

- 用于 6—12 岁不伴有内斜视儿童的初次验光。
- 6 岁以下戴眼镜后再次验光可酌情使用。

③ 复方托比卡胺滴眼液适用以下人群。

- 用于 12 岁以上青少年初次验光。
- 6—12 岁儿童戴镜后再次验光可酌情使用。

(3) 睫状肌麻痹药物使用注意事项:

① 睫麻药物使用后儿童会出现畏光及视近不清症状,户外强光下可戴太阳镜或遮阳帽,症状随药物作用消失而自然消失。

② 点药后压迫内眦处 2～3min,减少药物经鼻泪管到鼻腔或口腔内引起全身吸收而出现不良反应。若出现全身不良反应应多喝开水促进药物排泄,一般 2～3h 可消失。

③ 有的儿童用药后瞳孔散大不完全,但不等于睫麻效果差,可以用动态检影法或 FCC 视标检查调节反应,推算残余调节。

④ 注意药物禁忌证:儿童心脏病、颅脑外伤、痉挛性麻痹、唐氏综合征、癫痫以及对药物成分过敏者。

(二)儿童验光程序

儿童验光一般包括以下程序。

1. 发现屈光不正

6 岁前儿童屈光不正一般无自觉症状,家长难以发现,多需要依靠屈光筛查或视力筛查才能发现。筛查异常者转诊到眼科进一步检查。

2. 小瞳验光

小瞳验光的目的是再次筛查屈光状态,以确定是否需要散瞳验光。小瞳电脑验光结果与散瞳后验光结果比较可以大致评估调节力。3 岁以下儿童可以用屈光筛查仪验光,3 岁以上能配合儿童可以用台式电脑验光仪。屈光筛查仪检查时注意不同品牌设备的正常参考值范围不同，电脑验光仪检查时注意调节的影响。

3. 眼部健康综合评估

屈光不正儿童除了验光外，还应进行眼部健康状况综合评估，排除其他器质性眼病。包括眼位、眼底检查，高度散光或角膜曲率过大的儿童应检查角膜地形图排除圆锥角膜。

4. 使用睫状肌麻痹药物

睫麻药物选择和用法参见上述"儿童睫状肌麻痹药物的选择"。

5. 睫状肌麻痹（散瞳）验光

散瞳验光是儿童验光中最重要环节。

(1) 检查睫状肌麻痹效果：因儿童点药配合程度不同，验光前要先检查药物效果。

① 若瞳孔直径＞6mm，瞳孔对光反射消失，可以认为达到睫麻效果。

② 瞳孔直径＜6mm 时，检查残余调节，若残余调节＜1.00D，可以认为达到了睫麻效果。残余调节检查方法如下。

- 动态检影法。距离儿童 40cm 处检查，戴远距屈光矫正处方。检影镜头部贴视标或让儿童注视综合验光仪上 40cm 处近距视标卡，快速检影。若反射光顺动说明调节滞后，逆动说明调节调节超前，用正或负镜片中和。例如：若 40cm 处测量结果为 +0.75D，说明调节反应比调节刺激（2.50D）滞后 0.75D，则调节反应为 1.75D，亦即残余调节为 1.75D。

- 40cm 最佳矫正视力法。患者戴远用全矫处方，观看 40cm 处最佳矫正视力视标（此视标＝远距最佳视力），若不能看清则加正镜直至能看清，计算调节反应。例如，5 岁儿童，双眼散瞳验光结果均为 +5.00DS=0.6，看 40cm 0.6

视标不清晰，增加 +2.00DS 后恰能看清，则残余调节为 +0.50D。

- 近交叉视标（FCC 视标）法。患者戴远用全矫处方，调暗室内光线，双眼前加交叉柱镜。嘱患者看 40cm 处 FCC 视标，若横线黑则加正镜，直至横线竖线一样黑。例如，加 +2.00DS 后恰能横线竖线一样黑，则残余调节为 +0.50D。

(2) 客观验光：能配合作电脑验光的儿童先电脑验光，再检影验光，电脑验光可以作为检影验光的参考。3 岁以下不能配合电脑验光的低龄儿童直接检影验光。

(3) 主觉验光：根据检影验光结果作为主觉验光，目的是验证检影验光结果，检查矫正视力。不能配合主觉验光者省略此步骤。

6. 瞳孔恢复后复验

适用于能配合做主觉验光的儿童或需要根据眼位情况调整眼镜度数的斜视儿童。复验是在散瞳验光的度数的基础上精确检查调节功能恢复后屈光不正度数，以达到戴眼镜清晰、舒适的目的，或者确定斜视儿童保持眼位正的屈光不正度数。复验后将拟配度数的镜片放在试镜架上由被检者配戴做主觉认定，检查戴镜后的眼位。低龄儿童常不能主观说出戴镜感受，复验结果应以散瞳后检影验光结果为基础，参照儿童眼镜处方原则复验。

7. 眼镜处方确定

根据睫状肌麻痹验光和复验结果，测量瞳距，开具眼镜处方。对于不能配合主觉验光的 3 岁以下儿童可以睫状肌麻痹状态下直接根据儿童眼镜处方原则开具眼镜处方。对于能配合主觉验光的远视合并内斜视的儿童，首次睫状肌麻痹验光时也应在睫状肌麻痹状态直接给予足矫处方，这样儿童更易适应眼镜达到足矫目的。

8. 儿童验光流程

见图 7-12。

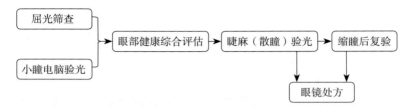

▲ **图 7-12**　儿童验光流程

三、儿童眼镜处方原则

（一）儿童眼镜处方一般原则

儿童屈光不正、调节性或部分调节性斜视的首要处理手段是屈光矫正。屈光矫正处方的标准尚存一定的争议，但一般遵循以下基本原则。

1. 最佳矫正视力的最大正镜原则。

2. 根据眼位调整原则。

3. 根据视觉及屈光发育规律进行调整原则。

4. 根据调节、集合功能进行调整原则。

5. 双眼平衡原则。

（二）儿童远视矫正原则

1. 儿童远视应接受矫正的起始度数参照第 6 章 "八、屈光不正"。

2. 6 岁以下，不合并斜视、弱视的远视儿童，可在散瞳状态下减去生理性远视度数（1.00D～2.00D）配镜。

3. 已戴镜儿童再次验光时可复验配镜，不合并斜视时按最佳视力的最大正镜度数配镜。

4. 远视合并内斜视，初次验光散瞳状态下全矫配镜（按检影验光度数），全矫 3～6 个月，再次验光时复验后配镜，复验时根据内斜情况适当保留生理性远视（一般不宜超过 1.00D）。高 AC/A 的儿童可以给予双光眼镜，根据斜视度数和 AC/A 值下加远视度数。若小度数内斜全矫不能矫正者可以采用远视镜片加上配戴底向外三棱镜。

5. 远视合并弱视，应尽量足矫。高度远视合并弱视儿童一般调节力较差，初次配镜时生理性远视应少减，有利于弱视恢复。调节力可以通过散瞳前电脑验光与散瞳后电脑验光的差值大致评估，也可以用综合验光仪进行检查。

6. 远视合并外斜视，若无弱视，按最佳视力的最小正镜配镜；若合并弱视，应尽量足矫，弱视治愈后再按最佳视力的最小正镜配镜。

（三）儿童近视矫正原则

1. 儿童近视应接受矫正的起始度数参照第 6 章 "八、屈光不正"。

2. 不能配合主觉验光的低龄儿童可散瞳状态下直接配镜，建议足矫。学龄儿童近视 1.00D 以上需要戴镜矫正，对于视力下降至 0.6 以下任何度数的近视屈光不正都应当配镜矫正。

3. 近视合并内斜视，应取最佳矫正视力的最低近视度数。

4. 近视合并外斜视，小度数近视也应矫正，眼镜度数应取最佳矫正视力的最高近视度数。

5. 近视合并调节不足，小度数近视也应矫正，矫正后可进行调节功能训练。

（四）儿童散光矫正原则

1. 儿童散光应接受矫正的起始度数参照第 6 章相关内容。

2. 儿童散光应足矫。≥ 0.75D 散光伴有揉眼或视疲劳等症状者需配镜矫正。

3. 复性远视散光或单纯远视散光参照远视配镜原则。

4. 复性近视散光或单纯近视散光参照近视配镜原则。

5. 混合散光矫正目前存在争议。可以先计算等效球镜度，若等效球镜为远视参照远视矫正原则，为近视则参照近视矫正原则。等效球镜为 +1.00D 以内者不宜保留过多生理性远视，以免造成矫正眼镜的等效球镜变为近视。例如：若 5 岁儿童散瞳检影验光结果 +2.00DS/–3.00DC×180°，计算等效球镜为 +0.50DS，则可以保留 0.50D 的生理性远视，给予处方 +1.50DS/–3.00DC×180°，眼镜等效球镜为 0。若保留生理性远视 1.00D，眼镜处方 +1.00DS/–3.00DC×180°，则眼镜等效球镜变为 –0.50DS，改变了屈光不正的性质。

（五）儿童屈光参差矫正原则

1. 儿童屈光参差应接受矫正的起始度数参照第 6 章"八、屈光不正"。

2. 儿童屈光参差易形成弱视，应及早矫正。

3. 儿童适应能力强，屈光参差度数应全矫。

4. 混合性屈光参差指一眼为近视，而另一眼为远视，处方时远视眼应少减生理性远视，因为双眼同时看时两眼接受的调节量是相同的，应尽量保持双眼的调节平衡。例如：5 岁儿童，眼位正。

睫麻验光：右 +2.00DS=1.0

左 –2.00DS=0.8

复验：右 +1.50DS=0.6，+0.50DS=1.0

　　　　左 −2.00DS=0.8

处方：右 +1.50DS=0.6

　　　　左 −2.00DS=0.8

戴镜 3 个月复查：右 +1.50DS=1.0

　　　　　　　　　左 −2.00DS=1.0

右眼 +1.50DS 处方虽然开始时右眼矫正视力差，但患者双眼调节相差较小（0.50D），等调节放松后视力逐渐恢复。若右眼采用 +0.50DS 处方，虽然开始时矫正视力较好，但是根据调节平衡原理，双眼同时看时左眼需增加 1.50D 的调节，左眼 −2.00DS 镜片相当于欠矫 1.50D。

高度屈光参差如卫生和护理条件允许可以试配角膜接触镜。

（黄苏娅　王　芬　陈　巍）

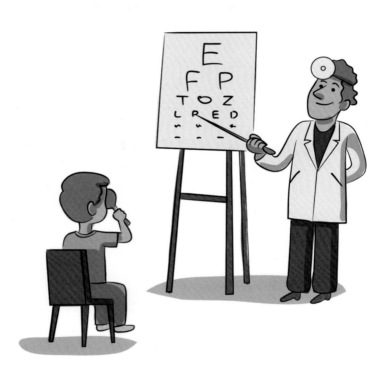

第 8 章
双眼视功能障碍与视觉训练

视觉健康不仅要看得清楚，还要看得持久、看得舒适。双眼视功能是人类的最高级视觉功能，随着人们对眼健康要求的逐渐增高以及对双眼视觉的不断认识，双眼视功能与视觉训练逐渐得到重视。本章对双眼视功能的基本概念、检查方法、异常分析、治疗训练方法等进行详细介绍。

一、概述

（一）双眼视定义

视功能的作用在于识别外物，确定外物及自身在外界的方位。外界物体在两眼视网膜相应部位（对应点）所形成的像，经大脑视觉中枢融合成一个完整的立体形象，这种功能称为双眼视觉。双眼视与单眼视相比主要优点在于具有三维立体视觉，使得手眼协调更为准确。倘若双眼视功能障碍，将引起复视、弱视、斜视、单眼抑制、立体视丧失和视疲劳等症状。

为了获得双眼视，双眼必须具有融像能力。融像分为感觉融像和运动融像。感觉融像是将右眼和左眼的像合成后形成单个物像，运动融像是通过眼球运动来保证融像的最终形成。运动融像又可分为集合性融像和散开性融像。

正常融像必须具备以下条件：①右眼和左眼的视网膜像在大小和颜色上一致；②双眼运动协调，保证像落在双眼的黄斑部。

感觉融像检查有立体视觉检查和 Worth 4 点法等，运动融像检查有角膜映光法、遮盖试验和集合近点测定等。

（二）眼外肌运动与斜视

眼球的协调运动依靠双眼眼外肌相互配合的收缩和放松来实现。眼外肌解剖和功能见第 2 章"儿童眼基础知识"。

斜视由双眼眼外肌运动不协调引起。斜视时无融像。斜视相关内容见第 6 章"九、斜视"。

（三）调节和聚散

调节指调整眼屈光力以看清外物，聚散指调整两眼视线夹角对准外物。视觉系统要保持清晰的双眼单视，必须将两眼视线对准物体并准确的聚焦。调节本身似乎与双眼视无关，但它与聚散联动，故仍属于双眼视范畴。异常的调节和聚散会造成视物模糊、近距离工作眼酸、眼痛和复视等视疲劳症状。

1. 调节

调节分为张力性调节、模糊性调节、近感知调节和集合性调节。张力性调节为眼处于休息时的调节力，约 1D，过强的张力性调节可导致假性近视。模糊性调节也称反应性调节，是调节反应中最重要、占比最大的部分。

2. 聚散

(1) 聚散分类：分为张力性聚散、融像性聚散、调节性聚散和近感知性聚散。张力性聚散是指双眼从散开的解剖位向内至正位移动，张力性集合过大可致内隐斜，不足可致外隐斜。

(2) 隐斜

隐斜是指在无融像需求时，双眼视线没有保持平行或落在同一目标上，但双眼同时注视时，双眼保持一致而未出现眼位偏斜。隐斜患者若想保持眼位正，需要使用融像性聚散来对抗隐斜，外隐斜必须通过集合，内隐斜必须通过散开，将其隐斜眼球移动到双眼单视位置。

3. 调节与聚散的相互作用

调节与集合以及瞳孔收缩为三联动关系。调节与集合的联系途径为调节性集合和集合性调节，临床常用调节性集合量与调节量之比（AC/A）作为诊断和处理双眼视异常的重要依据。

（四）调节和聚散功能异常的基本类型

斜视对双眼视的破坏是显而易见的，而非斜视性双眼视异常则是隐蔽的，在用眼过程中逐渐出现症状。双眼视功能异常的类型有：集合不足、集合过度、散开不足、散开过度、基本型内隐斜、基本型外隐斜、融像性聚散障碍、垂直眼位异常、调节不足、调节过度、调节不持久和调节灵敏度异常。具体检查方法和分析参见本章"二、双眼视功能检查及评估"。

（五）视觉训练的应用

视觉训练是一种针对视功能障碍，以改善视功能、缓解视觉症状为目的的个性化、系统化治疗。完整的视觉训练是在完成眼部和视功能检查后，眼科医师或视光师根据患者的症状、体征所制定的个性化的训练方案。

视觉训练包括弱视训练、斜视性双眼视异常、非斜视性双眼视异常、调节异常、眼球运动功能异常和低视力训练等，其中弱视训练见"弱视"章节，本章主要介绍斜视及非斜视性双眼视异常和调节异常的视觉训练。

二、双眼视功能检查及评估

（一）视功能检查项目

双眼视功能的检测项目较多，包括融像功能检测、眼外肌基本运动检测、调节和集合检测等。若做全面检查耗时长，儿童难以完全配合，在实际工作中，一般先用最简单最快速的方式，比如遮盖试验、眼外肌基本运动检查等，对双眼视功能进行筛查，若发现异常，再做进一步的详细检查。

在进行双眼视功能的检查时，为了避免前一项检测对后一项检测的影响，应按以下顺序进行：①先做对调节和集合无影响的测量，如隐斜检查；②再做放松调节和集合的测量，如负相对调节、基底向内三棱镜检查；③最后做刺激调节和集合的测量，如正相对调节、基底向外三棱镜检查。

临床上用综合验光仪进行双眼视功能检查，分为三大部分。

1. 融像功能检查：Worth 4 点，立体视。

2. 集合检查：远、近水平眼位，远、近水平融像，AC/A，集合近点（near point of convergence，NPC）。

3. 调节检查：调节幅度，调节反应，正、负相对调节，调节灵活度。

（二）检查流程

见图 8-1。

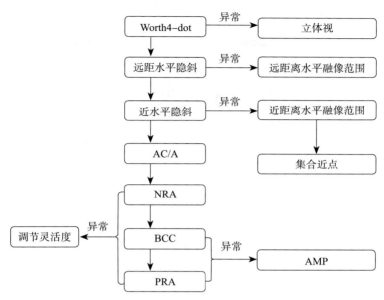

▲ **图 8-1　双眼视功能检查流程**

NRA. 负相关调节；BCC. 调节反应；PRA. 正相关调节；AMP. 调节幅度

（三）双眼视功能检查方法

1. 同视机和立体视检查

见第 3 章相关内容。

2. Worth 4 点灯检查（图 8-2）

(1) 检查目的：确定是否存在单眼抑制或复视。

(2) 检查设备：综合验光仪 Worth 4 点视标或 Worth 4 点灯手电筒，红绿眼镜。

(3) 操作方法：

① 儿童戴红绿眼镜，右眼红片，左眼绿片。

② 分别注视 2m 和 33cm 的 Worth 4 点灯。

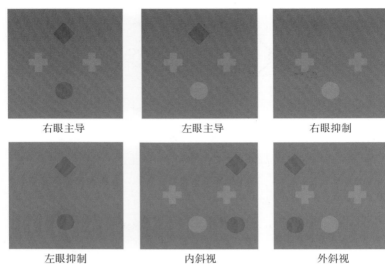

右眼主导　　　　　　　左眼主导　　　　　　　右眼抑制

左眼抑制　　　　　　　内斜视　　　　　　　　外斜视

▲ **图 8-2　Worth 4 点试验结果示意图**

（此图彩色版本见书末彩图部分）

③ 询问儿童看到的灯的数量及颜色。

④ 根据儿童所见灯的数量和颜色判断结果：正常者看到 4 灯（2 红 2 绿或 1 红 3 绿），只看到 3 绿灯提示右眼抑制，只看到 2 红灯为左眼抑制，若看到 5 灯（2 红 3 绿）提示复视。

(4) 注意事项：2m 检查中心凹抑制，33cm 检查周边抑制，若 2m 看到 4 灯说明有中心凹融合则不必再检查 33cm。

3. Bagolini 线状镜检查（图 8-3）

(1) 检查目的：确定是否存在单眼抑制及异常视网膜对应。

(2) 检查设备：Bagolini 线状镜和手电筒。

(3) 操作方法：①在半暗室中。②分别注视 33cm 和 5m 的手电筒光源。③询问儿童看到的光线数量及关系。

(4) 结果分析：正常者 45° 及 135° 两条光线且在点光源处相

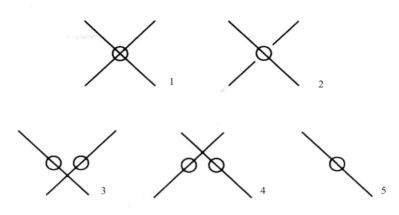

▲ **图 8-3 Bagolini 线状镜试验**

1. 正常视网膜对应；2. 单眼黄斑抑制；3. 外斜复视；4. 内斜复视；5. 单眼抑制

交说明融像功能良好，斜视儿童则说明偏斜眼存在异常视网膜对应；只看到一条光线说明有单眼抑制；看见两条光线相交但一条中央中断，说明一眼有中心抑制且异常视网膜对应；看见两条光线但不在中央相交，说明有复视。

4. 调节功能检查

(1) 检查目的：检查各项调节指标，综合分析调节功能是否正常。

(2) 检查设备：综合验光仪。

(3) 操作步骤：

① 负相对调节（NRA）：保持集合不变的情况下能放松的最大调节量。

● 视标：近用最佳矫正视力上一行（整行或单个视标）。

● 近用瞳距在远距矫正镜片基础上进行。

● 双眼同时加正镜片，一直加至被检者看不清视标，取最后一次最清晰的球镜，算出所加球镜度数并记录（注视3～5s仍不能辨视）。

- 正常值：+1.50D～+2.50D。

② 调节反应检查：看某个目标（调节刺激）所产生的实际调节。

- 近用瞳距调整镜片至远距矫正度数。
- 关近用灯。
- 内置镜：双眼交叉柱镜（+0.50 交叉柱镜）。
- 视标：近交叉视标（五横五竖 FCC 视标）。
- 问被检者第一反应横线清晰还是竖线清晰，若一样清晰，调节反应为 0；若横线清晰，加正镜片，直至横竖线一样清晰，记录（＋）；若竖线清晰，加负镜片，直至横竖线一样清晰，记录（－）。
- 正常值：+0.25D～+0.75D。

③ 正相对调节检查：保持集合不变的情况下能调动的最大调节量（反映调节储备力的大小）。

- 近用瞳距调整镜片至远距矫正度数。
- 开近用灯。不用内置镜。
- 视标：近用最佳矫正视力上一行（整行或单个视标）。
- 双眼同时加负镜片，一直加至被检者看不清视标（注视3～5s仍不能辨认），取最后一次最清晰的球镜，算出所加球镜度数或超过 –3.00D 停止并记录。
- 注意检查顺序：应先检查负相关调节，再检查正相关调节。
- 正常值：–2.50D。

④ 调节幅度检查——负镜片法，是指单眼最大的调节力。

- 近用瞳距调整镜片至远距矫正度数。

- 视标：近用最佳矫正视力上一行（测右眼用右边四个字母，测左眼用左边四个字母）。
- 双眼分别检查，先查右眼后查左眼。眼前加负镜片，一直加到最后一次清晰，分别记录幅度。
- 调节幅度检查时随着负度数增大视标缩小，可以更换稍大的视标。
- 正常值：最小调节幅度 =15-0.25× 年龄（如 20 岁的最小调节幅度为 10D）

⑤ 调节灵敏度检查（翻转拍 + 视标卡）

- 视标：近用最佳矫正视力上一行（一般选用 20/30 视标卡）。
- 告知被检者翻转拍的使用方法。
- （先右眼后左眼，再双眼同时测）计时 1min，第一个视标用正镜看，看清楚开口后翻过翻转拍，用负镜看第二个视标，依次翻转着往下看。1min 结束时记录看清楚的视标数量，除以 2 得出看清楚的周期数。
- 正常值：6—12 岁：单眼 5～7 周 / 分，双眼 3～5 周 / 分。

5. 聚散功能检查

(1) 检查目的：检查远近隐斜及双眼散开和集合的功能。

(2) 检查设备：综合验光仪。

(3) 操作方法

① 远距水平眼位（distant lateral phoria，DLP）

- 视标：最佳矫正视力上一行至两行（整行或单个视标）；外置镜：右眼 6 △棱镜底朝上（像在下），左眼 12 △棱镜底朝内（像在外）。
- 问被检者：是否看到左上右下两行视标，若不能看到则增大两眼前棱镜度数直至看到左上右下两行视标。

- 右眼棱镜不变，检查者以 2 △ /s 速度较少左眼棱镜度，让被检者盯住下面一行，用余光感觉上一行的移动，直至上下两行左右对齐，遮住左眼(或右眼)3～5s，打破融像，问打开的一瞬间上下两行是否依然对齐，若仍然对齐，记录；若不对齐，继续调。
- 正常值：-3～+1 △。

② 远距正负融像性聚散检查：若远距水平眼位异常则进行此项检查。

- 视标：较差眼能看清的单个或单排竖行视标。
- 外置镜：双眼 Risley 棱镜 0 位垂直位，0 △。
- 同时向内或向外匀速（2 △ /s）旋转双眼前棱镜，增加棱镜度。先测基底向内方向（向内旋转），后测基底向外方向（向外旋转），移动的同时让被检者仔细观察视标变模糊(模糊点)、变两个（破裂点），脑中分别记录当时棱镜度（两侧相加值），变两个后向相反方向移动，让被检者观察视标由两个变一个，记录两边棱镜度并相加（恢复点）。
- 记录：远基底向内模糊点 / 破裂点 / 恢复点；基底向外模糊点 / 破裂点 / 恢复点；如果无模糊点，用 x 表示；如果恢复点与期望值的方向相反，用负值表示。
- 正常值：基底向内 x/ 5～9/3～5

  基底向外 7～11/15～23/8～12

③ 近水平眼位检查（near lateral phoria，NLP）

- 调为近用瞳距，近用灯打开。
- 视标：近用视标 40cm 处，最佳矫正视力上一行（整行或单个视标）。
- 外置镜：右眼 6 △棱镜底朝上（像在下），左眼 12 △棱镜底朝内（像在外）。

- 检查方法同"远距水平眼位"检查。
- 正常值：–6～0 △。

④ 近距正负融像性聚散检查：若近水平眼位异常则进行此项检查。

- 视标：较差眼能看清的近距单个或单排竖行视标。
- 外置镜：双眼 Risley 棱镜 0 位垂直位，0 △。
- 检查方法同"远距正负融像性聚散"检查。
- 正常值：基底向内 11～15/ 19～23/10～16
　　　　　　基底向外 14/18～28/7～15。

⑤ AC/A 检查（梯度法）

- 近用瞳距。视标：同近水平眼位检查。
- 外置镜：同近水平眼位检查。
- 双眼前增加 +1.00D 后检查近水平眼位，双眼前增加 –1.00D 后再检查一次近水平眼位，计算两次近水平眼位差值 /2 为 AC/A 值。
- 正常值：3～5 △ /D。

⑥ 集合近点检查

- 有屈光不正者在矫正状态下检查。
- 视标：20/30 近用视标。
- 在 40cm 处，将视标平稳地由远至近移动视标直到患者鼻根部，移动速度为 3～5cm/s，直至视标变两个（或者观察被检者一只眼外斜出去）。记录变两个时的视标距眼睛（眼镜）的距离。
- 记录：不戴眼镜测得的距离 +1.5cm（眼内回旋点），戴眼镜测得的距离 +1.5（眼内回旋点）+1.2cm（镜眼距）。
- 正常值：5cm。

（四）双眼视功能异常综合分析

1. 综合分析步骤

若患儿症状与用眼有关，或者检查发现儿童有隐斜，或弱视儿童怀疑调节功能异常，双眼功能检测后可按以下步骤进行综合分析。

第一步：确定矫正视力和眼部健康情况。首先全面检查眼部健康状况，排除引起眼部症状的器质性眼病。若无眼部其他异常，进行以下分析。

第二步：看远、近眼位是否一致。检查远、近隐斜度数是否正常，眼睛看远和看近，都应保持其位置相对稳定。

第三步：找问题眼位是在远还是近。如果是远处眼位异常，可能是散开过度或散开不足，如果是近眼位异常，可能是集合不足或集合过度。眼位分析见表 8-1。

表 8-1　远近眼位分析

视功能异常	远眼位	近眼位
集合不足	正位	外隐斜
集合过度	正位	内隐斜
散开不足	内隐斜	正位
散开过度	外隐斜	正位

第四步：问题眼位相对应的抵抗力量是否足够。可以参考远近融像范围评估隐斜的抵抗力量，融像范围参考值数据不易记忆，也可以根据以下几个准则进行判断。

(1) Sheard 准则（S 法则）：融像储备至少应为隐斜量的 2 倍，主要用于外隐斜的判断。例如：若近距外隐斜为 –8 △，则正融像（基底向外）破裂点至少应达到 16 △。若抵抗力量不足，需要增加的棱镜度可以用公式 P=2/3D–1/3R 计算，P 指所需棱镜，D 指隐斜量，R 指储备量。也可以用屈光处方的球镜度的改变达到 S 法则，用公式 S=P/A 计算，S 指球镜度改变量，P 指所需棱镜，A 代表 AC/A。

(2) 1：1 规则：对于内隐斜，要求负融像（基底向内）恢复值至少应同内隐斜一样大。例如：若近距内隐斜为 +8 △，则要求负融像（基底向内）恢复点至少为 8 △。若抵抗力量不足，需要增加的棱镜度可以用公式基底向外棱镜 ＝（内隐斜 – 负融像恢复值）/ 2 计算。

(3) Percival 准则：聚散范围较少的部分应达到聚散较大部分的一半或以上。例如：若负融像模糊点为 24 △，正融像模糊点为 8 △，那么正融像应该增加至 12 △才能达到 Percival 准则。若抵抗力量不足需要增加的棱镜度可以用公式 P=1/3G–1/3L 计算，G 为聚散范围较大侧，L 为聚散范围较小侧。

第五步：看 AC/A 值。结合症状、眼位、AC/A 基本可以判定是哪种类型的集合异常。

正常 AC/A：基本型内隐斜、基本型外隐斜、融像性聚散功能异常。

低 AC/A：集合不足、散开不足。

高 AC/A：散开过度、集合过度。

第六步：看集合异常是否还伴随调节异常（表 8–2）。

表 8-2　调节功能异常分析表

调节异常类型	调节过度	调节不足	调节不持久	灵敏度异常
调节幅度	—	< 2D 以上	—	—
正相对调节	—	降低	降低	降低
负相对调节	降低	—	—	降低
+/-2.00D	+2.00 困难	-2.00 困难	-2.00 困难	+/-2.00 困难
调节反应	< +0.25D	> +0.75D	> +0.75D	—

　　第七步：看调节异常是原发的还是由集合异常造成的。参考单眼和双眼调节灵敏度、正相关调节、负相关调节结果综合分析。若调节异常为原发，一般调节异常与集合异常同向变化，否则为异向，例如原发调节不足导致集合不足，而集合不足会导致调节过度（图 8-4）。

　　聚散功能异常综合分析可参考表 8-3。

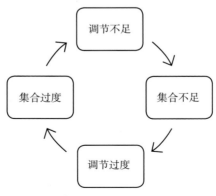

▲ **图 8-4　调节异常梳理流程**

表 8-3　聚散功能异常分析表

| | 双眼视功能分析 | | | | | | |
	集合不足	散开不足	集合过度	散开过度	外隐斜	内隐斜	融像聚散障碍
AC/A	≤3:1	≤3:1	≥7:1	计算性高，梯度性正常	正常	正常	正常
远近隐斜差	exoN>D 4△	esoD>N 8～10△	esoN>D 3△	exoD>N 10～15△	exo 远近基本相同	eso 远近基本相同	无明显隐斜
NPC	>6cm	正常	很近，鼻尖	正常	>6cm	正常	正常
正融像集合 BO	近距降低			远距降低	远近均降低		远近均降低
负融像集合 BI		远距降低	近距降低			远近均降低	降低
NRA	降低	降低	降低	降低	降低		降低
PRA		降低	降低	降低			降低
Flipper	+2.0困难	-2.0困难	-2.0困难	+2.0困难	+2.0困难	-2.0困难	+2.0困难
处理原则	集合训练	远距 BO棱镜+散开训练	正镜附加，散开训练	集合训练	集合训练	BO棱镜+散开训练	集合+调节+融像训练

exo. 外隐斜；eso. 内隐斜；D. 远距；N. 近距；BO. 底向外三棱镜；BI. 底向内三棱镜。

2. 双眼视功能分析注意事项

(1) 双眼视功能检查指标多，检查繁琐，加上儿童配合原因，可能导致有些指标互相矛盾，要求检查人员除掌握各项指标的检查方法外，还应掌握各项指标的意义，以提高检查的准确性。

(2) 若指标存在互相矛盾时，分析原因，参考患者的症状和疾病诊断，对视功能的主要矛盾进行分析。

(3) 对于屈光不正儿童调节功能的分析，可以判断是否存在假性近视。若负相关调节降低、调节反应是负值，提示有假性近视，需要重新雾视或散瞳验光。

(4) 双眼视功能分析的结果可以作为特殊功能眼镜度数验配的依据，如三棱镜、双光镜等。

三、双眼视功能异常的类型及处理

斜视性双眼视功能异常见"斜视"章节，本节主要讨论非斜视性双眼视功能异常。儿童双眼视功能异常症状常不明显，有的仅表现为阅读注意力下降或不愿意阅读，有的是在弱视或斜视的检查中发现。

（一）调节异常

调节功能异常是双眼视功能异常中的常见类型，调节功能在近距离工作中起重要作用。调节异常的类型有调节过度、调节不足、调节灵敏度不足和调节不持久。调节功能异常也会引发聚散功能异常。

1. 症状

视疲劳；视物模糊，其中调节不足以视近模糊明显，调节灵敏度不足表现为从视近到视远或从视远到视近转换时明显。

2. 体征

见表 8-2。

3. 处理

(1) 屈光矫正：是处理双眼视功能异常的首要方法。若有视疲劳，即使是低度数的远视、散光、近视和屈光参差都应矫正。屈光矫正后 4～6 周进行调节和聚散功能检测，根据异常类型进行训练。

(2) 视觉训练：儿童调节不足易通过视觉训练改善，一般首选视觉训练。各种调节异常都可以视觉训练，其中调节不足视觉训练效果较好。根据调节异常类型分阶段选择训练方法。

(3) 近距附加镜片：调节不足患者可以用正镜附加改善视近症状。

(4) 药物：调节过度或调节痉挛可以用睫状肌麻痹药物缓解。

（二）聚散障碍

聚散障碍主要包括以下八类：集合不足、集合过度、散开不足、散开过度、基本型内隐斜、基本型外隐斜、融像性聚散障碍和垂直眼位异常。儿童中散开过度最多见，常伴有间歇性外斜视，多有单眼抑制，自觉症状少。集合不足和集合过度也较常见，其次是基本型内隐斜和基本型外隐斜，发散不足最少见。

1. 症状

视疲劳；集合不足视近物时有重影、模糊、聚焦困难，散开不足或过度视远有重影。

2. 体征

见表 8-3。

3. 处理

(1) 屈光矫正：是处理双眼视功能异常的首要方法。屈光矫正时要考虑 AC/A 值及屈光矫正对聚散的影响。例如：集合不足患者近视矫正应给予最大可接受的负镜，而远视可低矫。

(2) 附加镜片：①球镜附加，集合过度治疗方法首选正镜近附加，6 岁以下儿童的高度外隐斜或外斜视可以用负镜近附加。球镜附加对于 AC/A 高的患者效果较好。②棱镜附加，散开不足和单纯内隐斜首选基底向外棱镜。

(3) 视觉训练：各种聚散障碍都可以视觉训练，其中集合不足、单纯外隐斜视觉训练效果较好，其次是散开过度。根据聚散障碍类型分阶段选择训练方法。

四、双眼视觉训练方法及方案

双眼视觉训练的方法多种多样，本节就临床最常用的方法做一介绍，仅供参考。

（一）视觉训练原则

1. 应根据每名患者视功能障碍情况制订个性化的训练方案，并根据不同训练阶段及患者的视功能变化调整方案。

2. 调节异常和聚散异常互相影响或同时存在，一般双眼视觉训练要同时训练调节和聚散功能。

3. 视觉训练计划一般需要家庭训练和医院训练相结合，医院训练由于有训练师监测和指导，比家庭训练更有效。理想的方式是每周医院训练 2～3 次，再配合每日家庭训练。训练达标后，要注意家庭训练的维持，以免回退。

4. 封闭式训练仪器如同视机、实体镜等对于异常视网膜对应的矫正效果较好，但常刺激假性的调节和聚散反应，完成封闭式仪器训练后应尽量安排开放环境的训练方法。

5. 训练中要重视患者的主动性，让患者感受到训练中调节紧张和放松、眼睛集合和发散的感觉。

6. 训练方案依据先易后难的原则制订。

（二）斜视性双眼视功能训练

斜视是导致双眼视异常的主要原因之一，斜视治疗方法包括屈光矫正、棱镜和手术，也可以通过双眼视功能训练来提高和维持斜视的治疗效果。斜视的视觉训练应该按步骤有序进行。

1. 内斜视的视觉训练

内斜视一般发病年龄早，多为恒定性斜视，易导致弱视。内斜视训练的目标为提高视力；消除抑制和异常视网膜对应，提高融合能力；矫正小角度内斜的眼位；维护或改善大角度内斜视的双眼视功能。

(1) 第一阶段：光学矫正和弱视训练。内斜视首先需要矫正屈光不正并提高弱视眼的视力，目的是为双眼视觉提供最佳的感知觉刺激。对于斜视度小于 20 △且具有感觉性融像功能的患儿可以给予棱镜。有垂直斜视者用棱镜矫正垂直斜。

(2) 第二阶段：消除抑制及异常视网膜对应，建立正常的周边融合和周边立体视。可以采用主观斜视角的运动刺激和客观斜视角的感觉刺激进行训练，训练方案根据斜视角大小而定。

大角度内斜视（＞ 15 △）：用同视机大图案融合画片，置于客观斜视角处，用快速闪烁或双眼镜筒同向移动方法，消除抑制及异常视网膜对应，刺激建立周边感觉融合。然后双眼镜筒散开进行运动融合训练。

小角度内斜视：可以用同视机、实体镜或电脑训练软件先进行感觉刺激来脱抑制，然后用同视机或矢量图大图案画片置于主观斜视角，向散开方向移动来消除异常视网膜对应、训练运动融合，最终达到正常的周边融合。

当融合存在后用矢量图、偏心圆卡等进行周边立体视训练。

(3) 第三阶段：建立正常的中心融合。训练方法同周边融合，但使用更小图案的融合画片进行。对于大角度内斜仍置于客观斜视角，小度数内斜视可以在正位训练。

(4) 第四阶段：扩展中远距离双眼视。近距离融合稳定后，开始中、远距离融合训练。可用 Brock 珠线或矢量图进行，刚开始时为了获得中远距的融合可能需要基底向外棱镜，等散开能力提升减小棱镜度数。经训练小角度内斜视有可能获得正位视，大角度内斜在内斜位可能获得双眼单视，但是眼位仍是恒定性内斜，需要棱镜或手术矫正眼位。

(5) 第五阶段：棱镜或手术治疗内斜视。对于内斜度 < 20 △ 者可以考虑基底向外棱镜，对于大角度内斜需要手术矫正眼位，术后再评估双眼视，有回退者继续训练。

2. 外斜视的视觉训练

关于外斜视术前是否进行集合训练目前有争议，部分学者认为术前集合训练会导致手术过矫，部分学者认为术前双眼视训练建立中心融合，有助于术后双眼视功能的恢复。对于外斜视度数 < 25 △ 者可选择双眼视功能训练，斜视度数更大者常需手术治疗。

训练基本策略是先提高自主集合功能，然后在双眼正位情况下训练感觉融像，恢复双眼视功能，在日常生活中出现斜视时能感知到复视，并使用自主性集合使眼位回正。

(1) 第一阶段：光学矫正。外斜视首先需要矫正屈光不正，矫正时最大限度降低正镜和增加负镜度数，有垂直斜视者用棱镜矫正垂直斜。

(2) 第二阶段：提高单眼视功能。有弱视者治疗弱视。训练单眼调节力和调节灵敏度。

(3) 第三阶段：建立正常的周边融合。使用 Brock 珠线训练自主性集合使眼位回正，并感知或刺激生理性复视产生。对于有异常视网膜对应者采用矢量图或同视机消除异常对应，提高周边感觉和运动融合，也可以用裂隙尺训练周边融合。

(4) 第四阶段：建立正常的中心融合。训练方法同周边融合，但使用更小图案的融合画片进行，可以用同视机和中心矢量图等进行。先训练感觉融像，再训练运动融像。训练视标越来越小，训练时要强调清晰和融像。

(5) 第五阶段：扩展中远距离双眼视。将注视视标移至中距离进行训练，最后再移至远距离进行训练。对于没有足够的集合能力控制斜视者需要手术治疗。

（三）调节功能训练方法及方案

训练前需确定哪种类型的调节异常，根据调节异常类型选择不同的训练方案。调节问题从单眼开始训练，左右眼调节功能达到一致时，进行双眼同时训练。

1. 调节功能常用训练方法

(1) 远近字母表训练

① 目的：提高快速而精确的调节速度。

② 适应证：调节灵活度下降者或调节不足者。

③ 器具：字母表（大、小）；遮眼板（训练单眼时使用）。

④ 训练方法

- 将大字母表放在 3m 以外能看清的最远处，患者手拿小字母表，距离眼睛约 40cm。

- 注视小字母表第一行，保持视觉清晰，依次读出每个字母，边读边将小字母表移近到模糊无法继续看清，再移远至能看清的最近位置，保持这个距离。

- 交替阅读大、小字母表的第二行每一个字母。
- 完成后，将小字母表重新移回 40cm 处，继续注视小字母表第三行，重复第二步动作。
- 继续交替阅读大、小字母表的第四行每一个字母，重复上述动作，直至完成十行字母阅读。

⑤ 注意事项

- 屈光不正者应戴屈光矫正眼镜进行训练。
- 阅读小字母表时，可以暗示患者"感觉在看近，需要用力对眼"。
- 阅读大字母表时，可以暗示患者"感觉在看远，需要放松双眼"。
- 训练先单眼进行，而后双眼进行。

(2) 双眼反转拍训练

① 目的：提高调节灵活度，同时也可改进融像性聚散功能。

② 适应证：调节灵活度下降者和聚散功能异常者。

③ 器具：反转拍（ ±2.00D、+1.50D、+1.00 ），阅读卡。

④ 训练方法

- 选择视标大小为最佳视力上一行的阅读卡，距离患者眼睛 40cm，照明良好。
- 先通过反转拍的正镜片看阅读卡第一个视标，看清后，迅速转动反转拍，通过负镜片看第二个视标，待看清后再次迅速转动反转拍，通过正镜片看第三个视标，如此反复。
- 正负均看清楚计为 1 周，计时一分钟内能看清楚的翻转周期。

⑤ 注意事项

- 屈光不正者应戴屈光矫正眼镜进行训练。

- 先进行单眼反转拍训练，当双眼调节灵活度之差在 2 周 / 分内时，再做双眼反转拍训练，训练前使用红绿阅读确认无单眼抑制。
- 如果患者正负反转拍始终有一面镜片不能保持清晰，可以降低反转拍的度数，改用 +1.50D 或 +1.00D 的反转拍训练。
- 训练的终点：使用 ±2.00D 的反转拍可以保持视标清晰，双眼达到 15～20 周 / 分。
- 以训练 1min、休息 30s 为一个循环，重复数次。

(3) 镜片阅读训练

① 目的：增加调节幅度。

② 器具：镜片箱（+2.50～–6.00D）、阅读卡。

③ 适应证：调节不足和调节过度。

④ 训练方法

- 将近距视力卡（最佳近视力上一行大小的视标）放置在桌子上，距离患者眼睛 40cm，照明良好。
- 遮盖患者左眼。右眼前放置 +0.50D 镜片，指导患者注视近视标，保持清晰，连续读 20 个字母。
- 右眼前球镜增加 +0.50D，重复第二步，依次增加右眼前球镜度数并重复以上步骤直至正镜片增加至 +2.50D，增加梯度为 +0.50D。
- 负镜片的训练与正镜片训练步骤相同。负镜片起始度数为 –0.50D，终点为 –6.00D。
- 遮盖右眼，左眼重复以上步骤。

⑤ 注意事项

- 屈光不正者应戴屈光矫正眼镜进行训练。
- 先提高准确性，再提高速度。
- 调节过度者先用正镜片训练，调节不足的先用负镜片训练。

- 如果患者感觉阅读困难可以暗示患者：使用负镜感觉在看近的物体，需要用力聚焦；使用正镜感觉在看远的物体，需要放松双眼。
- 准确记录每次训练能达到调节和放松的最大幅度。

(4) 镜片排序训练

① 目的：提高调节幅度，改善调节不足。

② 器具：镜片箱（0～-6.00D）、阅读卡。

③ 适应证：调节不足者。

④ 训练方法

- 将近距视力卡（最佳近视力上一行的大小视标）放置在桌子上，距离患者眼睛40cm，照明良好。
- 遮盖患者左眼。
- 选取两个度数差距大的镜片，如 -0.50D 镜片和 -6.00D 镜片，指导患者分别使用两个镜片阅读视力卡，并诉说感受。也可以询问患者：哪个镜片让你感到眼睛紧张起来或放松？
- 确保患者能够准确、快速地描述使用两个镜片阅读时的不同感受，并进行准确的排序。
- 逐渐减少两个镜片的差距，同样使患者进行准确地排序。
- 当两个镜片差距减少到 0.50D，患者能够准确地描述两个镜片阅读时的不同感受，并排序。
- 增加镜片的数量，从两个镜片增加至三个镜片，重复上述步骤。
- 逐渐增加镜片数量，同时降低镜片之间的差距，确保患者能够描绘阅读各个镜片的感受，准确地进行排序。
- 记录最终排序的镜片数量和最小镜片差距。

⑤ 注意事项

● 屈光不正者应戴屈光矫正眼镜进行训练。

● 镜片排序训练必须在镜片阅读的基础上进行。

2. 调节功能训练方案

第一阶段：训练调节能力，建立自主性集合。可选择镜片阅读、镜片排序、远近字母表、Brock 珠线、可变矢量图。镜片阅读训练调节不足者从负片开始，调节过度者从正片开始，以视标清晰准确为主。珠线训练调节不足者从视近融像开始；调节过度者从视远融像开始。训练终点：镜片阅读达到 –6.00D/+2.00D，矢量图达到集合 30 △ / 散开 15 △。

第二阶段：训练反向调节和聚散。镜片阅读训练调节不足者开始正片训练，调节过度者开始负片训练；聚散训练调节不足者开始散开训练，调节过度者开始集合训练。

第三阶段：训练调节灵敏度和聚散灵敏度。调节紧张与放松注重准确与速度，先用反转拍进行单眼训练，等两眼速度相近时进行反转拍双眼训练。使用裂隙尺进行集合 / 散开训练。

第四阶段：调节灵敏度训练与聚散功能训练相结合，反转拍联合矢量图或裂隙尺进行综合训练。

（四）聚散功能训练方法及方案

训练前需确定哪种类型的聚散异常，根据聚散异常类型选择不同的训练方案。聚散功能训练应遵循先练幅度再练灵敏度的原则。注意掌握集合散开的平衡性，切勿因为过度关注集合训练，导致集合过度，影响散开的能力。训练过程中应注意反馈机制的询问，以证明训练的准确性。

集合不足、散开过度和基本型外隐斜训练效果较好。垂直眼位异常训练效果差，首选垂直棱镜治疗。

1. 聚散功能常用训练方法

(1) 推进训练

① 目的：改进正融像性聚散和调节幅度、集合幅度。

② 器具：视标卡。

③ 适应证：调节不足和集合不足者。

④ 训练方法

- 首先让患者遮盖左眼，将注视视标置于右眼 40cm 处，然后注视视标卡上最佳近视力的上一行视标，看清楚后逐渐移近，直至模糊。

- 再让患者努力看，能否看清楚，如果能看清楚则再向眼前移近视标，如果不能看清楚则视标卡回到眼前 40cm 处。

- 重复多次，使得患者能看清视标的距离越来越近。

- 让患者遮盖右眼，左眼训练步骤如上。

- 双眼的推进训练是让患者将注视视标置于双眼前 40cm 处，双眼注视视标卡上最佳近视力的上一行视标，看清楚后逐渐移近，直至视标模糊或分裂成两个。

- 再让患者努力看，视标能否看清楚，如果能看清楚则再向眼前移近视标，如果不能看清楚则视标卡回到眼前 40cm 处。

- 重复多次，使得能看清视标的距离越来越近。

⑤ 注意事项

- 屈光不正者应戴屈光矫正眼镜进行训练。

- 采用的注视视标为小字母会更好，更容易控制调节，该方法可用于改进调节幅度。

- 训练 1min、休息 30s 为一个循环，重复多次。确保训练的时间在患者的能力范围之内。

(2) 聚散球（Brock 线或珠线）训练

① 目的：感受生理性复视，改善集合功能。

② 器具：聚散球。

③ 适应证：集合功能不足，有抑制倾向的外斜者。

④ 训练方法

- 将绳子的一端固定与视线平行，另一端拉紧至鼻尖部，保持绳子平直。
- 红球置于距离鼻尖 30cm，球与球之间依次间隔 30cm。
- 双眼同时注视红球，余光看远处的黄球和绿球为两个，绳子在红球处相交，注视红球 5s。
- 然后注视中间的黄球，余光看近处的红球为两个，远处的绿球为两个，绳子在黄球相交，注视黄球 5s。
- 同样方法注视绿球，方法同前。
- 重复 3~4 次，将红球移近 5cm，黄球（或绿球）距离不变，上述动作重复 10 次。
- 继续移近红球，每次移动 5cm。
- 每一次移动后，进行 10 次聚散运动。
- 直到红球位于鼻尖 2.5cm。

⑤ 注意事项

- 屈光不正者应戴屈光矫正眼镜进行训练。
- 聚散球要求双眼同时进行训练，不能单眼使用。
- 注视近处球时，需要用力，有"对眼"的感觉；注视远处球时，需要放松双眼。
- 训练散开时也可以将绿球放在距离鼻尖更远处。

(3) 裂隙尺训练

① 目的：增强双眼集合和散开的能力，改善双眼聚散灵活度。用单孔板训练集合，双孔板训练散开。

② 器具：裂隙尺。

③ 适应证：集合功能不足和散开功能不足者。

④ 训练方法

● 训练集合功能时，用单孔滑板。将鼻尖顶在滑尺的后顶端。调整单孔滑板，使闭上左眼右眼通过单孔只能看到左边带圆球的视标，闭上右眼左眼只能看到右边带叉的视标。

● 双眼同时看时能将左右眼的两个图像融合成一个图像。融合标准为确保同时看到交叉点和圆球。

● 当患者能清晰地看到融合像，叮嘱患者视线离开视标本向正前方远处注视，然后重新注视视标，尽可能迅速地看到清晰的融合像。

● 转到下一张视标2，尽可能迅速地看到融合像，成功后按视标顺序向下页继续训练。

● 观察视标3～12的图片时，需确保"+"在圆圈的正上方，两个圆圈表现为三维图形，中间的圆圈轻度凸起。

● 训练散开功能时，将单孔滑板换成双孔滑板。确认滑尺位于两眼的中央。闭上左眼，右眼通过右侧孔只能看到右侧视标。闭上右眼，左眼通过左侧孔只能看到左侧视标。

● 重复第二至四步。

● 观察视标3～7的图片时，需确保"+"在圆圈的正上方，两个圆圈表现为三维图形，中间的圆圈轻度凸起。

⑤ 注意事项

● 屈光不正者应戴屈光矫正眼镜进行训练。

● 视标本的每一页都标明了单孔滑板的孔径大小和滑板位置。使用前指导患者阅读说明。

● 集合不足者先用单孔板训练，散开不足者先用双孔板训练。

- 当获得融像时，确保能看到清晰、单个的图像。
- 正透镜减少集合需求，负镜片增加集合需求。可根据需求在眼前加入正镜片或负镜片。
- 训练时患者应意识到周围事物的存在。
- 开始每次训练2min，休息30s。可重复多次。

(4) 红绿可变矢量图训练

① 目的：红绿矢量图可以改善集合和散开功能。

② 器具：红绿矢量图、红绿眼镜和支架。

③ 适应证：适用于聚散功能异常者。

④ 训练方法

- 训练支架放于40cm处，将1号组可变矢量图插入支架，并确认滑动平稳。将红绿卡片对齐，绿色卡刻度指针对准红色卡片的0刻度。
- 训练者配戴红绿眼镜，双眼注视1号卡片，训练周边融像，确认能看到1个大圆、4个小圆，保持融合10s。
- 向右缓慢拉绿色卡片，进行散开训练，感受大圆越来越大，上方刻度为散开分离量。
- 再向右缓慢拉动红色卡片进行集合训练，感受中间的大圆越来越小，直到中间大圆从一个变成两个，下方刻度为集合分离量。回到零刻度，重复进行上述集合和散开训练。

⑤ 注意事项

- 有屈光不正的患者戴矫正眼镜后将红绿眼镜戴在外面。
- 红绿矢量图分3组，训练时选择同一组的两张图片。第1组为大图案少细节，用于训练周边融合能力，第3组有中央细节，用于训练中心融合能力和立体视。

● 根据患者聚散异常诊断重点进行集合或散开训练。每次训练 15min，每天 1～2 次。

2. 聚散功能训练方案

第一阶段：训练自主性集合和散开，增进平滑性聚散功能，集合不足和外隐斜者主要进行正融像训练，集合过度和外隐斜者主要进行负融像训练。可选用聚散球和矢量图训练，训练时不强调速度，可增加调节幅度和灵敏度训练。

第二阶段：开始反向聚散能力训练，集合不足和外隐斜者进行负融像训练，集合过度和内隐斜者主要进行正融像训练。增进跳跃性聚散能力，强调训练的速度和准确性，可用固定矢量图、裂隙尺或偏心圆卡。

第三阶段：训练患者在集合和散开之间转换。用反转拍结合矢量图训练。

第四阶段：远距眼位异常者进行中距离（1～3m）和远距离（3～6m）正负聚散。聚散训练与眼球转动、扫视结合。

（王佳楠　王林莉　陈　巍）

第9章
儿童眼健康教育

一、儿童眼健康教育的目的和意义

儿童眼健康教育是儿童眼保健工作的重要组成部分，做好健康教育是妇幼保健和基层儿童保健工作的职责。

随着我国青少年近视患病率增多，家长普遍对近视关注较多，但是对低龄儿童的其他更常见的眼病（弱视、斜视等）了解较少，即便是对较为关注的近视眼，也存在较多的误区。因此需要针对不同人群，进行有目的、有计划的健康教育活动，普及科学的儿童眼保健知识，提高家长对低龄儿童眼保健意识，使得宝宝眼睛从出生即能得到较好的照护，并能随着年龄的增长不断调整保健重点，从小养成良好的用眼习惯，有效预防眼部疾病。

二、不同年龄儿童的健康教育内容

（一）0—3岁婴幼儿健康教育内容

1. 婴幼儿眼及视觉发育规律

婴幼儿是眼球的快速发育期，也是视觉发育的关键期，通过讲解婴幼儿眼及视觉发育规律，提高家长对婴幼儿眼保健的重视。

2. 正常视觉行为观察和异常眼部表现识别

让家长了解不同年龄段婴幼儿应具有的视觉行为，并学会识别异常眼部表现和异常视觉行为，以促进正常视觉发育、及早期发现异常。

3. 婴幼儿常见眼病或常见眼部问题

科普早产儿视网膜病变、先天性泪囊炎、斜视、歪头等婴幼儿常见眼部问题的病因、表现、治疗和预防，增强家长对眼病的识别和治疗的依从性。

4. 婴幼儿眼保健要点

眼保健要点包括婴幼儿应定期进行眼科体检、发现异常应及时就诊和治疗、婴儿眼部护理和视觉促进、良好用眼卫生和用眼习惯培养等。

（二）3—6 岁儿童健康教育内容

1. 学龄前儿童眼及视觉发育规律

6 岁儿童视觉基本发育正常，学龄前儿童视觉可塑性强，是弱视、斜视等儿童眼病筛查和治疗的关键时期。

2. 学龄前儿童常见眼病或常见眼部问题

科普弱视、斜视、歪头视物、眼红等婴幼儿常见眼部问题的病因、表现、治疗和预防，增强家长对眼病的识别和治疗的依从性，达到较好的治疗效果。

3. 学龄前儿童眼保健要点

眼保健要点包括儿童应定期进行眼科体检、发现异常应及时就诊和治疗、生活学习环境创设和良好用眼习惯的指导，改善家长和儿童健康观念，促进儿童和家长健康的爱眼行为，预防近视。

4. 眼外伤及传染性眼病预防

提高儿童的安全意识，远离对眼有潜在伤害的物品或玩具，让家长了解眼外伤的家庭紧急处理。了解传染性眼病的传播途径，减少传染性眼病的发生。

5. 纠正常见爱眼护眼误区

传播科学的爱眼护眼知识，纠正错误的观念和做法，促进眼健康。

（三）青少年健康教育内容

1. 青少年常见眼病

对青少年科普近视、眼疲劳、结膜炎等常见眼病的病因、表现及防治方法。

2. 近视眼预防与控制

青少年是近视的高发年龄段，对他们讲解如何预防近视，近视发生后如何控制近视进展，指导他们正确的读写姿势、合理安排近距离用眼及户外活动时间等。

3. 传染性眼病预防

了解传染性眼病的传播途径，注意眼卫生，减少传染性眼病的发生。

三、健康教育方法

健康教育要遵循科学性、通俗性、可行性、针对性的原则。健康教育的基本过程一般为：①调研儿童眼健康存在的问题；②针对问题制订健康教育计划；③组织实施；④健康教育效果评估（图 9-1）。

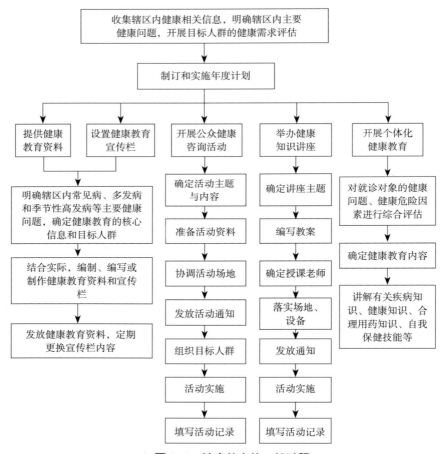

▲ 图 9-1　健康教育的一般过程

（一）不同个体的健康教育

1. 对儿童的健康教育

根据不同年龄段儿童的接受能力，用他们能听懂的语言或方式开展健康教育。让他们远离易引起眼外伤的物品，了解科学预防近视的方法并自觉运用于日常生活学习中。

2. 对家长的健康教育

让家长了解儿童年龄段不同，眼保健重点也不同；了解儿童眼部异常观察方法，科普正确的爱眼观念和方法，指导家长与儿童一起进行爱眼活动或遵守爱眼约定。

3. 对幼儿教师的健康教育

对幼儿教师科普斜视、弱视、近视等常见儿童眼病防治和日常生活注意事项，指导幼儿教师在教学中增加爱眼知识的内容及正确的班级爱眼环境的创设。

4. 孕产妇的健康教育

对孕产妇讲解孕期有可能出现的眼部问题及高血压、糖尿病等疾病眼科检查的意义，孕晚期时告知孕妇儿童定期眼保健的重要性及新生儿眼保健注意事项。

（二）不同人群的健康教育

1. 眼科门诊健康教育

医务人员在提供门诊医疗等卫生服务的同时，加入儿童眼健康教育内容。这种针对疾病的面对面咨询指导个性化，针对性强、效果好。

2. 眼保健体检健康教育

在阶段性儿童眼健康体检时进行健康教育，对家长和儿童进行相应年龄段眼保健知识讲解及相应健康问题的指导。

3. 住院健康教育

对住院的孕产妇及家属进行眼健康教育，主要让他们了解新生儿及小婴儿的眼保健要点。在病区利用宣传栏、闭路电视、宣传片等宣讲相关儿童健康知识，有条件者可设立宣教室。

4. 社区健康教育

举行健康大课堂、社区健康咨询、义诊等，传播眼保健知识，指导正确爱眼行为。

5. 幼儿园健康教育

对幼儿园保健医、幼儿教师、儿童及家长四类人群制作针对性的儿童眼保健标准化课件，定期宣讲。幼儿教师和家长课件要侧重于健康行为养成；儿童课件要符合儿童心理特点，多用图画、视频，穿插小游戏吸引儿童注意；保健医课件要包括相对多一点专业知识和健康教育技能，从促进眼健康角度对幼儿一日生活安排及班级环境创设进行指导，包括户外活动时间、看电视距离和时间、安排图书角位置等。

6. 医院医护人员健康教育

通过各种学习平台，让本院医务人员接受眼保健知识讲座及培训。普及儿童眼保健常识，纠正常见误区，且有利于通过本院医护人员协助推广儿童眼保健常识。

7. 普通大众人群健康教育

通过报纸、网络等进行儿童眼健康知识传播。

（三）健康教育活动形式

1. 语言传播

如义诊、咨询和科普课堂形式。义诊咨询针对性强；科普课堂受众面广。科普课堂可制作针对孕妇、家长、老师、儿童、学生的标准化课件并及时更新。孕妇学校增加母婴眼保健内容，从准妈妈及家属入手进行儿童眼保健知识传播；社区和幼儿园医务人员加强儿童眼保健基本方法和技能培训；走进社区和幼儿园及学校为儿童、儿童家长、幼儿园教师、保育员进行儿童眼保健科普讲座。

2. 纸质媒介传播

(1) 宣传栏、宣传画等宣教材料：语言应通俗简明，层次分明，段落清晰，忌大段罗列，插图与内容相关，有自明性。背景或图不影响文字阅读。

(2) 健康教育折页、健康教育处方和健康手册：针对知识点或专题制作，方便家长及时阅读及学习，注意内容定期更新。

(3) 采用漫画、图片等比较形象的形式，能更吸引儿童及家长的注意，更便于理解。

3. 新媒体传播

利用微博、微信、抖音等互联网新媒体，传播健康教育视频、图片及文字，吸引更多的年轻人关注儿童眼健康，扩大传播范围。

4. 专题健康教育活动

专题健康教育活动可以让受教者参与到活动中，理解更深入，更有指导性。例如：组织健康教育授课技巧培训学习及授课技能比赛，培养健康教育优秀师资力量；幼儿园保健医发动教师和儿童家长及儿童，开展主题健康教育活动；制作儿童眼保健绘本、口袋书；编排眼保健游戏、儿歌、舞台剧；爱眼日专题科普活动等。

四、儿童眼健康教育活动案例

（一）眼科小医生活动

1. 了解辖区内眼保健方面存在的主要问题

儿童经常对正确的用眼卫生习惯不了解或不能坚持，用讲课或咨询的形式进行讲解，儿童一般没有兴趣；而且有不少儿童不听家长的只听医生的；有些儿童对看眼病存在害怕心理，家长也经常担心孩子不能配合眼睛检查。

2. 制订计划，确定活动内容和流程

让低龄儿童进行角色扮演，给孩子们穿上小白大衣，当一回眼科小医生，让家长扮演一次小患者，提高孩子参与的兴趣。根据活动场地大小确定请 30 名 3—6 岁儿童及 1 名家长参与。

(1) 活动基本内容（图 9-2 至图 9-4）

① 眼科小医生"岗前培训"（爱眼护眼知识授课）。

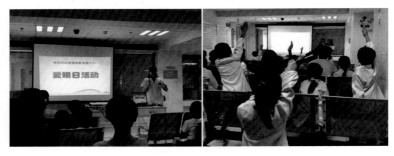

▲ **图 9-2** "岗前培训"授课

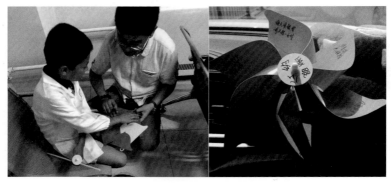

▲ **图 9-3** "爱眼公约"亲子大风车制作

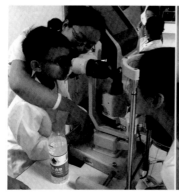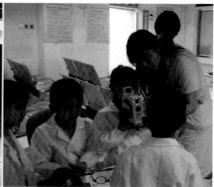

▲ **图 9-4**　眼科仪器检查体验

②"爱眼公约"风车制作，家长和孩子共同制作爱眼小风车，把预防近视的几个重点注意事项共同写在风车的几个扇叶上，家长和孩子一起来遵守。

③ 免费为儿童进行眼科体检。

④"眼科小医生"工作体验。

⑤ 儿童及家长共同参观眼保健中心，了解儿童眼病诊疗过程。

(2) 活动前准备：组建团队、工作人员分工、制定工作细则、准备活动资料等。

① 组织召开工作筹备会，定制儿童白大衣，准备风车制作材料和低龄儿童喜欢的小奖品。与相关科室协调场地、投影、音响设备、眼科检查设备等。

② 布置并细化每个人的具体工作任务。

③ 发布活动邀请函，专人负责网上报名具体事宜。

④ 制作适合本次活动的眼保健科普课件并授课。根据儿童特点，授课时间控制在 20min 以内。准备几个小问题，并和主持人提前沟通好有奖提问环节的事宜。

(3) 活动实施：

① 活动前一天准备视力灯箱、裂隙灯显微镜、电脑验光仪、立体视检查图、眼用聚光灯等仪器设备，电源线备齐。布置规划场地，设置指引线路图。

② 布置签到台，活动用的签到表、签字笔、手工风车材料、胶水、马克笔、小礼品、儿童白大衣、眼科体检表等都归置到位。

③ 调试电脑、投影仪、幕布、麦克风及音响设备。场地幕布或 LED 屏上设置活动主题字幕。授课医生试播 PPT 课件。

④ 由 5 名工作人员负责指导儿童及家长在"眼科小医生"体验环节中学习及操作。

⑤ 带领儿童及家长到眼保健中心参观，讲解儿童眼病诊疗过程。

⑥ 最好提前按流程预演一遍，发现问题及时调整。

(4) 整理活动资料，归档。健康教育活动后做好总结及效果评估工作。

（二）托幼机构健康教育大赛

1. 了解辖区内眼保健方面存在的主要问题

在幼儿园眼保健工作检查中发现幼儿园的宣传栏绝大多数都是少看电子产品、多吃蔬菜等预防近视的知识点，对于学龄前期应该更重视的"弱视"知识，幼儿园保健医和教师知之甚少。另外，保健医毕竟不是专业的眼科医生，对弱视和近视普遍存在一些相混淆的误区，极易把弱视与近视混为一谈，导致对弱视和近视儿童日常眼保健管理针对性不强。

2. 制订活动计划，确定主题及活动形式

为加深托幼机构对"弱视"的认识，进行以"弱视"为主题的健康教育活动，希望幼儿园围绕"弱视"开展各式各样的健教

活动，以达到让幼儿教师和家长真正认识弱视的目的，最终促进弱视早发现早治疗。

活动以健康教育大赛形式举行。活动准备时间半年。鼓励幼儿教师、家长和儿童共同参与，参赛作品可以是绘本、诗歌、课堂活动或舞台剧等多种形式。制定评比打分标准，从科学性、创意性和推广性三个方面进行评比，评选出一、二、三等奖。

3. 活动内容

(1) 从幼儿园上交的健康教育作品中评选出一、二、三等奖，在大会上表彰并颁奖。

(2) 优秀作品展示（视频作品可以在大会上播放，实物作品在会场设置展示区供参观，舞台剧表演）及点评。

(3) 优秀作品的代表们进行创作经验分享。

(4) 幼儿园园长和保健医分享眼保健健康教育工作管理经验。

(5) 眼科专业医生以"弱视"为专题的科普讲座，进一步强化幼儿园保健医和教师对弱视的正确认识。

4. 活动实施过程

(1) 对辖区所有幼儿园发布以"弱视"为主题的健康教育大赛通知。

(2) 幼儿园围绕"弱视"进行策划、创作参赛作品。

(3) 收集参赛作品，由眼科医生和健康教育专业人员共同进行作品打分，评出一、二、三等奖和优秀奖。

(4) 对要参加展示的作品再对科学性进行审核，并与选送幼儿园进行沟通、修改，以保证展示作品内容正确。

(5) 协调活动场地：例如北京市海淀区幼儿园约 200 所，会议场地需要容纳 300 人以上，会场大厅还要有舞台表演的空间，大厅旁边需要有专门的摆放作品展示的区域。

(6) 获奖纸质作品在展览区展示，获奖视频在会场循环播放，舞台剧由幼儿园原班人马进行现场表演。

(7) 获奖保健医分享创作经验。

(8) 由一位园长和一名保健医代表分享眼保健健康教育工作管理经验。

(9) 眼科医生进行"弱视"科普讲座。

(10) 参加活动的保健医填写调查问卷，对活动效果进行评价，收集幼儿园对眼保健方面的需求及意见。

5. 总结及效果评估

对活动进行总结。对调查问卷整理分析，所有意见和建议作为下一次健康教育活动的参考依据。最后，所有资料归档。

（三）健康教育处方

1. 0—6 岁儿童眼保健核心要点

0—6 岁是儿童视觉发育的关键时期，家长要注意观察儿童眼睛异常情况，定期带儿童进行眼病筛查，帮助儿童养成良好的眼健康习惯。

(1) 婴儿期（0—1 岁）

① 家长若发现婴儿眼睛有脓性分泌物、经常溢泪、双眼大小明显不一致或瞳孔区发白等，应及时就诊检查。

② 健康儿童应当在满月、3 月龄、6 月龄、8 月龄和 12 月龄进行眼科检查。

③ 早产儿易患早产儿视网膜病变，可致盲，必须遵医嘱进行眼底检查。

④ 婴儿视力发育需要光线刺激，白天要保证室内光线明亮，夜间睡眠应关灯。注意保持眼部清洁卫生。

(2) 幼儿期（1—3 岁）

① 家长若发现幼儿视物凑得过近、瞳孔区发白、眼位偏斜或

歪头视物、眼球震颤等均为异常表现，要及时就诊。

②家长至少每年带幼儿进行一次眼病筛查，筛查异常者应遵医嘱进一步检查确诊，及时矫治，以免错过最佳治疗时期。

③ 2 岁以下幼儿尽量避免使用各种电子视频产品，户外活动每天不少于 2h。

④不要让幼儿玩铅笔等尖锐物；避免接触强酸、强碱等洗涤剂。

⑤教育和督促幼儿经常洗手，不揉眼睛。患有传染性眼病的幼儿勿到人群聚集场所活动。

(3) 学龄前期（3—6 岁）

①家长若发现幼儿视物凑得过近或眯眼、经常揉眼、眼位偏斜或儿童自己表述眼部不适，应及时就诊。

②家长至少每年要带幼儿进行一次眼科检查，儿童视力 3 岁 0.6、4 岁 0.8、5 岁及以上 1.0 为正常，若不能达到以上视力标准，或两眼视力相差两行以上，主要由远视、散光、屈光参差、斜视或发育滞后等引起，需进一步检查确诊。

③弱视是由于斜视、远视、散光等原因造成的视力发育停滞，患病率 2%～4%。弱视表现为视力差，戴镜矫正不能立刻提高视力。单眼斜视引起的弱视易发现，但远视、散光等引起的弱视常因无特殊的异常表现而被忽视，需要通过定期筛查才能发现。弱视可以治愈，年龄越小，治疗效果越好；一旦错过了儿童视觉发育的可塑期则会造成终身的视觉缺陷。

④散瞳验光是确定视力异常原因、准确检查儿童远视、近视或散光度数的必要步骤，正确使用散瞳药物对儿童眼睛和身体无伤害。

⑤对于经散瞳验光后需要配戴眼镜的儿童，应当及时戴镜矫正，帮助儿童解决眼部聚焦的缺陷，使得视网膜成像变得清晰、

视力提高。如果家长不愿意接受孩子戴眼镜矫治，则会延误治疗，严重者会影响孩子的视觉发育甚至会留下终生遗憾。

⑥ 培养良好的用眼习惯，预防近视眼。

谨记"两减一增"。减少电子视频产品使用时间，每次20min，每天累积不要超过1h。减少近距离用眼时间，做到保护视力三个"20"法则：20min 近距离用眼后远眺 20 英尺（约 6m）外的景物 20s。增加户外活动时间：每天 2h 以上"目"浴阳光的室外活动。户外阳光的强光照增加了眼内多巴胺的含量，降低近视患病率。均衡营养，不偏食不挑食。养成良好睡眠习惯，保证每天充足睡眠时间。

(4) 青少年眼保健

① 若出现眯眼、视物模糊等应及时就诊。

② 每年进行视力检查，建议为儿童建立屈光档案，包括视力、屈光度和眼轴长度，监测近视的发生和发展。

③ 注重眼健康习惯的培养：掌握正确的读写姿势和握笔姿势，做到三个"1"：眼睛距离书本 1 尺，身体距离桌子边缘 1 拳，握笔时手指尖距离笔尖 1 寸。继续坚持做到预防近视的"两减一增"。不在昏暗的光线下看书写字，不要躺着看书或边走边看书。

④ 近视的先兆：看远处物体比以前模糊，眯眼看远，频繁揉眼。一旦发现异常一定要到正规医疗机构进行医学验光，并遵医嘱正确矫正。

⑤ 确诊近视后应尽可能延缓近视进展，避免发展为高度近视而出现致盲性并发症。不要寄希望于成年后的激光近视手术，激光近视手术不能减少近视并发症。

⑥ 近视无法治愈。不恰当近视矫正行为可能对孩子造成更严重的危害。

2. 儿童眼睛常见问题及处理

(1) 小宝宝眼部有分泌物怎么办?

如果只是在早晨睡醒后眼角有少许分泌物,宝宝没有流泪、眼红、畏光等症状,一般没有太大问题,可以观察几日;如果眼睛分泌物多,呈黄绿色、黏性或脓性,溢泪,眼睛总是水汪汪的感觉,这种现象大多为先天性鼻泪管闭塞或新生儿泪囊炎,应到眼科检查确诊;如果眼部分泌物多伴有眼红、畏光等,有可能是结膜炎等眼部炎症,应及时到眼科就诊、治疗。

(2) 宝宝倒睫怎么办?

婴儿下眼睑倒睫比较常见。婴儿期睫毛较细且柔软,即使睫毛接触到角膜,一般也不至于造成角膜损伤,随着年龄增长和鼻骨发育,倒睫会逐渐好转。如果倒睫较重,可以进行下睑按摩,用手指把下眼睑近鼻侧部分向下轻轻牵拉,使眼睑边缘有轻度的外翻,倒睫会渐渐地减轻。如果倒睫刺激眼睛明显,出现畏光、流泪和眼红,应找眼科医生诊治。

(3) 宝宝爱揉眼是眼睛有问题吗?

如果宝宝只是在睡觉前或睡醒后揉眼一般是正常的,无须担心;如果是用眼一段时间后就揉眼需要警惕,有可能是视力不好或视疲劳,需要到眼科检查;如果有倒睫、结膜炎、眼内进入异物等孩子也会频繁揉眼,需要检查。手不干净揉眼易引起结膜炎,因此父母应教育孩子不要用脏手揉眼。

(4) 儿童眼红怎么办?

儿童眼红的原因较多,较常见的原因是结膜炎。结膜炎有细菌性、病毒性和过敏性。细菌性和病毒性结膜炎一般有传染性,应注意隔离,接触孩子眼睛前后要用肥皂洗手。过敏性结膜炎的主要症状是痒,没有传染性。眼红应及时就诊,根据病因点涂眼药。

(5) 眼睛进入异物怎么办?

异物进入眼睛不要用力揉眼，可以提起眼睑轻轻转动眼球，让眼泪把异物冲出来。让小儿向上看，家长把下眼睑向下拉，观察下眼睑内是否有异物。用拇指和示指翻开上眼睑，查看上眼睑内是否有异物。有时异物是粘在黑眼球上，家长就难以看到了，如果上下眼睑内没有发现异物，而孩子仍有明显的异物感和流泪，应到医院就诊。眼睑的异物家长可以用干净的棉签擦出，黑眼球上的异物需要医生取出。

(6) 儿童歪头视物是斜视了吗?

歪头不一定是斜视。斜视是指两只眼睛看东西方向不一致而不一定歪头。但是如果儿童无论看什么总是向同一个方向歪头，则有可能是斜视，应到眼科检查确诊。如果只是看电视时或集中精力看东西时歪头，但双眼仍协调一致地向同一个方向看称为"侧视"，常见原因有视力低常、散光或不良习惯等，若经常出现"侧视"，也建议进行眼科检查查找原因。

(7) 儿童看电子产品的时间多长合适?

儿童应尽量减少观看各种电子视频类产品。2 岁以下幼儿尽量避免观看，3 岁以上儿童操作各种电子视频产品时间每次不宜超过 20min，每天累计时间建议不超过 1h。观看手机和电脑比看电视的距离近，对眼睛的不良影响更大。观看电视的距离一般为屏面对角线的 5～7 倍或至少 3m 以外。

(8) 儿童视力低于 1.0 是不是不正常了?

儿童的视力发育是从出生后才开始的，一直延续到 6—8 岁，正常视力标准是随年龄变化的。如果儿童视力能达到以下标准则不必担心，若不能达到标准需要到医院检查查找原因。

视力发育规律：1 岁达 0.2～0.25，2 岁达 0.5，3 岁达 0.6，4 岁达 0.8，5—6 岁达 1.0～1.2。

(9) 儿童远视、近视和散光需要戴眼镜吗？

近视、远视和散光是儿童常见的眼睛问题，都是眼睛的聚焦异常，会引起视物不清。6 岁前的儿童散光和远视比近视更常见。儿童近视、远视和散光是否需要配戴眼镜，需要医生根据儿童的年龄、屈光不正度数、是否有斜视以及对视力的影响等综合判断，生理性的远视和散光不需要配镜。配戴眼镜的目的是为了给儿童视物清晰的机会，让视觉能正常发育，预防和治疗弱视。

3. 儿童眼保健常见误区

(1) 误区一：小宝宝"对眼儿"没关系，长大就好了。

澄清：人们常说的"对眼"医学上叫"内斜视"，婴幼儿的内斜视有真假之分。假性内斜视是由于宝宝鼻骨未发育完全，鼻梁宽且扁平，外观看像内斜视。这种假"对眼"随着年龄的增长，外观会逐渐改善，"对眼"自然消失。而真"对眼"就是内斜视了。内斜视是儿童常见眼病，会影响宝宝的视力发育，还会影响立体视的发育，限制长大后工作的选择，如司机、外科医生等职业都不宜从事，需要尽早治疗。

一旦发现宝宝有"对眼"，应及时带宝宝找专业的眼科医生检查，明确是否是真性内斜视，不要盲目等待自然好转而耽误孩子的治疗。

(2) 误区二：儿童视力不好不用担心，长大就好了。

澄清：6 岁以前是儿童视觉发育的关键时期，视力随年龄增大逐渐上升，每个年龄段应达到该年龄段的视力标准。如果儿童出现斜视、远视、近视或散光、先天性白内障和重度上睑下垂等眼部异常，都可能影响孩子的视力，严重者会引起弱视，导致长大后即使戴眼镜视力也不能正常。所以儿童视力不好应及时矫治，积极促进视力发育，以免形成弱视而留下终身遗憾。

(3) 误区三：儿童视力差就是近视了。

澄清：引起儿童视力异常的原因很多，近视只是其中一种。6 岁以内的儿童近视较少，而远视和散光引起的视力异常更常见。另外其他的眼病，如弱视、眼底疾病等也会影响视力。所以，如果发现儿童视力差，应该再进行详细的检查，确定了影响视力的原因，才能给予针对性的治疗和用眼指导：比如近视了要限制近距离用眼时间，远视引起的弱视则需要多用眼促进恢复。

(4) 误区四：散瞳药对儿童的眼睛有伤害。

澄清：儿童眼睛的调节力特别强，经常会让正常的眼睛也有可能表现为近视，或让高度远视表现为低度远视，影响验光的准确性。散瞳药物可以放松调节力，准确检查近视、远视和散光的度数，确定是否需要配镜矫正，所以儿童散瞳验光是非常必要的。

正确使用散瞳药物对眼睛和身体都是无害的。散瞳后短时出现的看近不清，类似老年人花眼症状，对于学生来说，近距离读写稍有影响；户外阳光强时有畏光现象，可戴墨镜或遮阳帽遮挡阳光。随着药物的代谢症状会自然消失，家长不必担心。不要因为对"散瞳"的误解错过儿童的最佳矫正时期，耽误、影响孩子的正常视觉发育。

(5) 误区五：儿童不要戴眼镜，戴上就摘不下来了。

澄清：儿童如果有近视、远视、散光等问题，经医生确诊后可能需要戴眼镜矫正。眼镜的作用是帮助儿童看得清，促进视觉发育，眼镜对儿童的眼睛而言就是光学药物。眼镜能不能摘下来要根据儿童的眼病种类和程度而定，中度的远视随着年龄增长而减轻，有可能摘下眼镜；散光和近视一般不能摘镜。为了儿童的视觉发育，眼镜该戴时一定要戴，以免耽误治疗。

(6) 误区六：儿童近视了戴眼镜会让眼睛突出变形。

澄清：近视眼较正视眼的眼球前后径（即眼轴）长，近视度数越高眼轴越长。长期戴眼镜是不会导致眼球突出的，眼珠突出是由高度近视，眼轴变长导致的，不是由眼镜引起的。

(7) 误区七：近视眼镜越戴度数越高。

澄清：儿童近视后度数往往是每年增加，家长常认为是戴眼镜引起的。其实这是由儿童近视本身的病变发展特征决定的，儿童近视多发病于 10 岁左右，一般到 18 岁左右停止进展，近视进展与年龄及用眼习惯有关，科学配戴眼镜可以减缓近视进展速度。提示：孩子近视了要到正规医疗机构散瞳验光，选择适合的矫正方式，同时纠正不良的用眼习惯，控制近视度数的加深。

(8) 误区八：近视了没关系，长大做激光近视手术就行了。

澄清：不要寄希望于成年后的激光近视手术，因为手术不能改变高度近视眼已经变薄的视网膜和拉长变形的眼球。超过 600 度的高度近视可引起眼底致盲性并发症，激光手术并不能减少高度近视的并发症。高度近视已成为我国不可逆致盲性眼病第一位，家长切不可小觑近视度数的增长，要从小就预防近视的发生，真近视后应尽可能控制近视进展。

(9) 误区九：儿童使用按摩仪等近视治疗仪后裸眼视力提高了，说明近视眼治愈了。

澄清：裸眼视力训练后提高与近视度数降低无关联，不要误以为裸眼视力提高就是近视治愈了，裸眼视力可通过缓解眼疲劳而得到暂时性提高。真性近视是无法治愈的。真性近视的眼轴增长就好比身高增长，长高的个子是退不回去的，真性近视的度数也是退不回去的，对广告宣传家长要增强辨别能力，不恰当的近视"治疗"行为可能对儿童造成更严重的危害。

(10) 误区十：儿童视力不好去眼镜店配镜就可以。

澄清：儿童眼镜不是普通商品，是矫治儿童眼病的"光学药物"。儿童验光配镜要选择专业的医疗机构。儿童的视力不佳除了近视，还有远视、散光，特别是合并弱视的可能，其他眼病也可能会影响视力，因此，带孩子到正规医疗机构眼科通过专业医生的检查，排除上述这些疾病，才能进入配镜环节。而且，儿童验光需要验光师和医生进行了专业的医学验光，并根据儿童眼部综合健康情况给出正确的配镜处方，对于儿童视力矫治至关重要！

（冯晶晶　陈　巍）

参考文献

[1] 中华医学会眼科学分会眼底病学组 . 中国早产儿视网膜病变筛查指南（2014 年）[J]. 中华眼科杂志，2014，50：933–935.

[2] 中华医学会眼科学分会眼视光学组 . 儿童屈光矫正专家共识（2017）[J]. 中华眼视光学与视觉科学杂志，2017，19：705–710.

[3] 全国防盲技术指导组 . 我国沙眼快速评估规范 [J]. 中华眼科杂志，2015，51：327–329.

[4] 中国妇幼保健协会儿童眼保健专业委员会儿童眼病筛查学组 . 关于新生儿先天性白内障筛查的专家共识 [J]. 中国斜视与小儿眼科杂志，2018，26：4–6.

[5] 儿童眼及视力保健技术规范 [J]. 中华眼科杂志，2013，49：651–652.

[6] 中华医学会眼科学分会斜视与小儿眼科学组 . 中国儿童睫状肌麻痹验光及安全用药专家共识 [J]. 中华眼科杂志，2019，55：7–11.

[7] 中华医学会眼科学分会眼整形眼眶病学组 . 中国单侧眼内期视网膜母细胞瘤诊疗专家共识（2019 年）[J]. 中华眼科杂志，2019，55：250–254.

[8] 国家卫生健康委员会 . 弱视诊治指南（2018）[EB/OL]. 2018. 6.05.

[9] 国家卫生健康委员会 . 近视防治指南（2018）[EB/OL]. 2018. 6.05.

[10] 国家卫生健康委员会.儿童青少年近视防控关键适宜技术指南.2019.9.

[11] 姜珺.近视管理白皮书（2019）[J].中华眼视光学与视觉科学杂志，2019，21：161-165.

[12] 王光霁，崔浩，陈洁.双眼视觉学[M].北京：人民卫生出版社，2011.

[13] 李凤鸣，谢立信.中华眼科学[M].3版.北京：人民卫生出版社，2014.

[14] 刘陇黔.视觉训练的原理和方法[M].北京：人民卫生出版社，2019.

[15] 项道满，于刚.儿童眼病诊疗常规[M].北京：人民卫生出版社，2014.

[16] 瞿佳.眼视光学理论和方法[M].北京：人民卫生出版社，2011.

[17] 李丽红，刘虎.儿童眼病筛查[M].北京：科学出版社，2017.

[18] 吴夕，王凯.儿童少年近视2017观点[M].北京：科学技术文献出版社，2017.

[19] 孙丽颖，丁李雪，钱学翰.Spot视觉筛查仪在学龄前儿童屈光筛查中的应用[J].中华视光学与视觉科学杂志，2016，18：469-472.

[20] AbramsonDH，Schefler AC. Update on retinoblastoma [J]. Retina, 2004, 24: 828-848.

[21] Murphree AL，Chantada GL. Staging and grouping of retinoblastoma. Berlin：Springer-Verlag, 2007: 422-427.

[22] 谢雪璐，陆方.家族性渗出性玻璃体视网膜病变[J].华西医学，2018，33：1420-1427.

[23] Liu JH, Lu H, Li SF, et al. Outcomes of small gaugepars plicata vitrectomy for patients with persistent fetalvasculature: a report of 105 cases [J]. Int J Ophthalmol, 2017, 10: 1851–1856.

[24] Liu J, Li S, Deng G, et al. Outcomes of secondary sulcus intraocular lens implantation in unilateral anterior persistent fetal vasculature [J]. Int J Ophthalmol, 2019, 12: 592–596.

[25] Shields JA, Shields CL, Honavar SG, et al. Classification and management of coats disease: the 2000 Proctor Lecture [J]. Am J Ophthalmol, 2001, 131: 572–583.

[26] 杨欣悦, 王晨光, 苏冠方. Coats 病的诊断与治疗进展 [J]. 眼科新进展, 2017, 37: 196–200.

[27] Abramson DH, Schefler AC. Update on retinoblastoma [J]. Retina, 2004, 24: 828–848.

[28] 栗静, 罗波. 视网膜母细胞瘤治疗及研究进展 [J]. 临床眼科杂志, 2014, 22: 185–188.

[29] Pendergast SD, TreseMT.Familialexdudativevitreoretinopathy. Results of surgical management [J]. Ophthalmology, 1998, 105: 1015–1023.

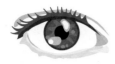

标准对数视力表

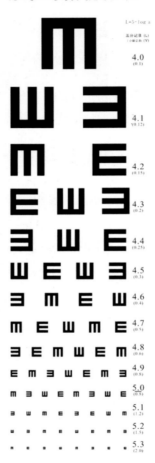

不要在强弱光下看书；不要走路看书

不要过度疲劳看书；不要俯卧看书

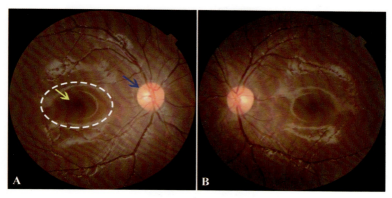

▲ 图 2-3 　正常儿童眼底

A. 右眼，视盘（蓝箭）与黄斑部（黄箭）；B. 左眼

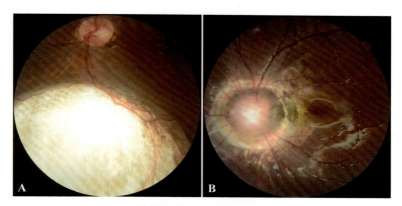

▲ 图 2-8 　胚裂闭合异常

A. 脉络膜缺损；B. 牛牛花综合征

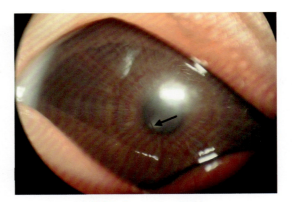

▲ 图 2-9　虹膜血管暴露

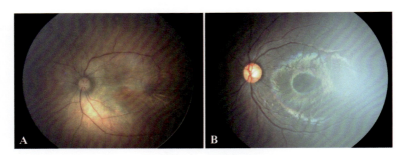

▲ 图 2-10　儿童视网膜发育

A. 足月新生儿；B. 6 月龄儿童眼底

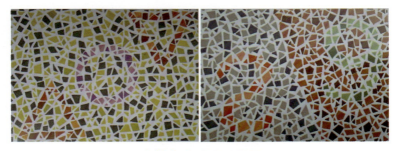

▲ 图 3-6　色觉检查图

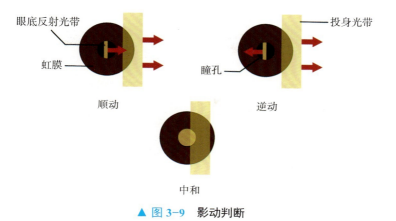

眼底反射光带

虹膜

瞳孔

投身光带

顺动

逆动

中和

▲ 图 3-9　影动判断

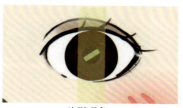

破裂现象

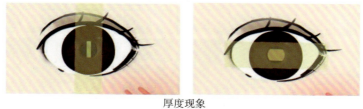

厚度现象

▲ 图 3-10　破裂现象和厚度现象

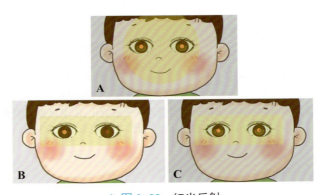

▲ 图 3-22　红光反射

A. 正常；B. 双眼亮度不同；C. 左眼瞳孔区有暗点

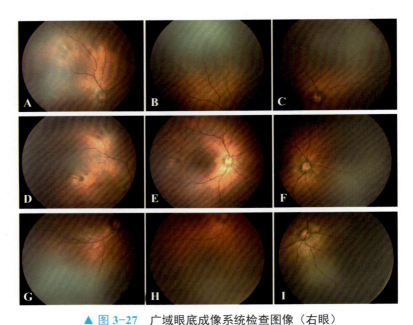

▲ 图 3-27　广域眼底成像系统检查图像（右眼）

A. 颞上方；B. 上方；C. 鼻上；D. 颞侧；E. 后极部；F. 鼻侧；G. 颞下方；H. 下方；I. 鼻下方

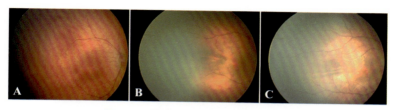

▲ 图 6-3　早产儿视网膜血管发育眼底图

A. Ⅰ区视网膜血管形成，Ⅱ区、Ⅲ区视网膜未血管化；B. Ⅱ区视网膜血管化，Ⅲ区视网膜未血管化；C. Ⅲ区视网膜血管化，视网膜血管发育完全

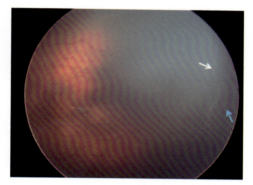

▲ 图 6-4　早产儿视网膜病变 1 期眼底图

颞侧周边部灰白色分界线（白箭），无血管区（蓝箭）

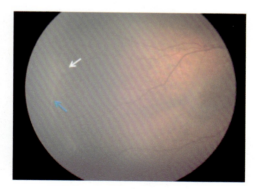

▲ 图 6-5　早产儿视网膜病变 2 期眼底图

病变"嵴"呈白色（蓝箭），末梢视网膜"丛状小血管"（白箭）位于视网膜表面

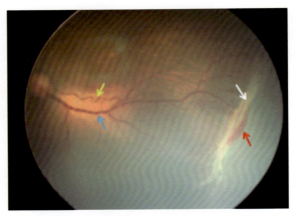

▲ 图 6-6　早产儿视网膜病变 3 期眼底图

颞侧宽、隆起的嵴（白箭），表面绒毛状，粗糙、参差不齐；嵴呈浅棕色，嵴上见片状出血（红箭）提示新生血管形成，嵴后缘区大量丛状小血管。静脉呈腊肠状扩张（蓝箭），动脉纡曲（黄箭）

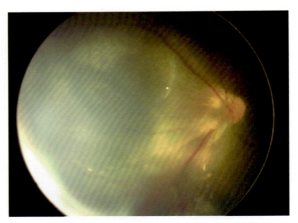

▲ 图 6-7　早产儿视网膜病变 4B 期眼底图

血管弓上、下支被牵拉，走行僵直，牵引性视网膜脱离累及黄斑区

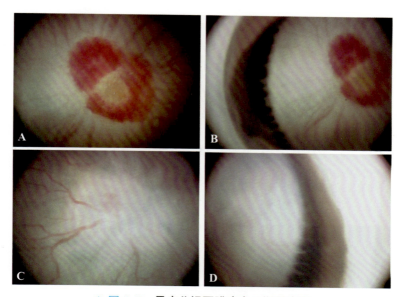

▲ 图 6-8　早产儿视网膜病变 5 期眼底图

双眼视网膜全脱离，贴合于晶状体后囊膜表面，锯齿缘离断

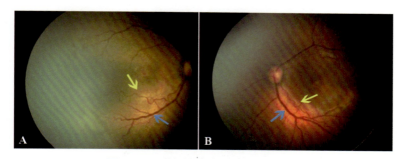

▲ 图 6-10　附加性病变及附加性前期病变

A. 附加性病变。静脉扩张（蓝箭），动脉纤曲（黄箭）；B. 附加性前期病变。静脉稍扩张（蓝箭），动脉稍纤曲（黄箭）

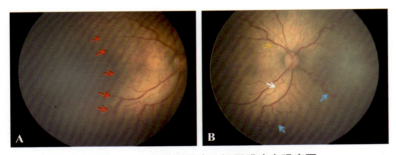

▲ 图 6-11　急进型早产儿视网膜病变眼底图

A. 视网膜血管发育至Ⅰ区及Ⅱ区后部（红箭）；B. 四个象限血管迂曲（白箭）、扩张明显（黄箭），末梢血管交通支形成（蓝箭）

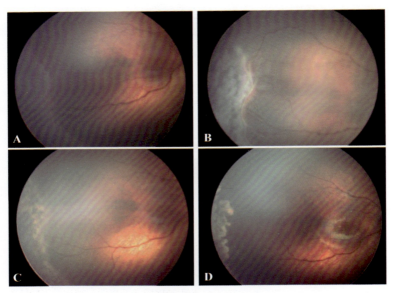

▲ 图 6-12　早产儿视网膜病变激光光凝治疗眼底图

A. 激光光凝术治疗前 2 天，诊断视网膜病变 3 期（阈值期病变）；B. 激光光凝术治疗当天，视网膜激光光凝无血管灌注区；C. 激光光凝术后 1 周，"嵴"开始消退，plus 病变减轻；D. 激光光凝术后 1 个月，原"嵴"前区光凝斑融合、色素形成良好

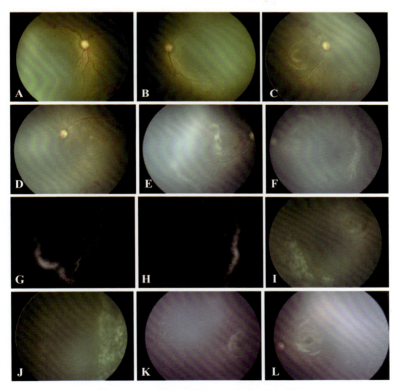

▲ 图 6-13　视网膜病变抗 VEGF 治疗后改变

A、B. 早产儿视网膜病变抗 VEGF 治疗前，视网膜血管发育局限于 I 区范围，血管迂曲、扩张明显，末梢血管交通支形成；C、D. 双眼抗 VEGF 治疗 1 周后复查，视网膜血管迂曲、扩张情况明显改善；E、F. 双眼抗 VEGF 治疗 8 周后复查，病变"嵴"出现，见"棉绒样""爆米花"样改变，"嵴"后缘区大量"丛状"小血管；H. FFA 示，双眼视网膜 II 区血管末梢均呈毛刷样改变，颞侧可见明显增宽的嵴，嵴后见强荧光；中晚期"丛状"小血管可荧光素渗漏，提示病变活动；I、J. 给予双眼视网膜激光光凝治疗；K、L. 双眼视网膜激光光凝术后 6 周，病变"嵴"消失，视网膜血管走行趋于正常

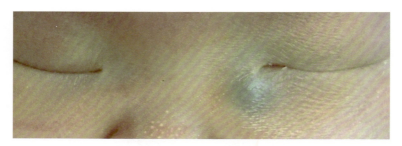

▲ 图 6-15　左眼先天性泪囊囊肿

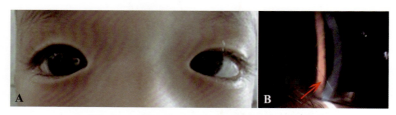

▲ 图 6-17　原发性先天性婴幼儿型青光眼表现
A. 右眼眼球增大；B. 角膜后弹力层破裂（红箭）

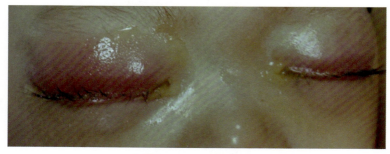

▲ 图 6-18　双眼上睑水肿

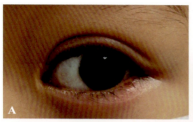

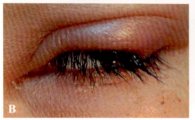

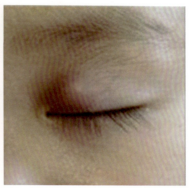

▲ 图 6-24　睑腺炎表现

A. 下睑睑腺炎；B. 上睑睑腺炎

▲ 图 6-25　左眼上睑睑板腺囊肿

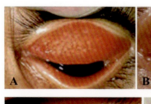

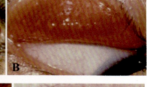

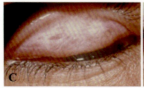

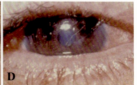

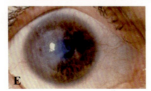

▲ 图 6-26　沙眼体征

A. 睑结膜滤泡；B. 睑结膜增厚；C. 睑结膜瘢痕；D. 倒睫；E. 角膜混浊

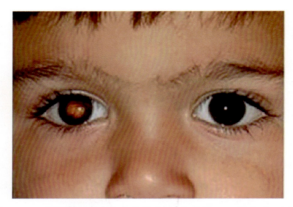

▲ 图 6-27　视网膜母细胞瘤患儿右眼瞳孔区可见黄白色反光

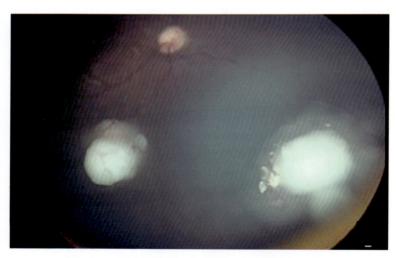

▲ 图 6-28　眼底图像显示视网膜 2 个白色实性隆起肿物

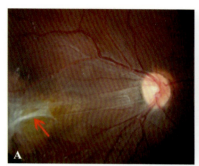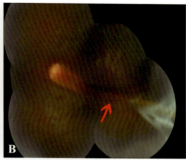

▲ 图 6-29　家族性渗出性玻璃体视网膜病变患者眼底彩像

A. 右眼颞侧视网膜血管锐角走行，黄斑区及颞侧可见视网膜前增殖膜（红箭）；B. 左眼颞侧视网膜牵拉脱离，呈视网膜皱襞（红箭）

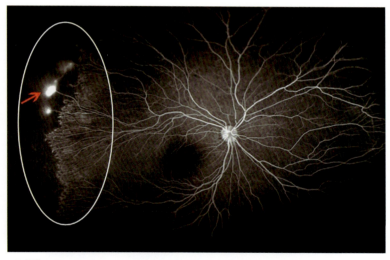

▲ 图 6-30　家族性渗出性玻璃体视网膜病变患者右眼眼底荧光血管造影

颞侧周边视网膜末梢血管分支多、细，颞侧周边可见无血管区（白色椭圆形区域内），无血管区可见渗漏强荧光（新生血管形成，红箭）

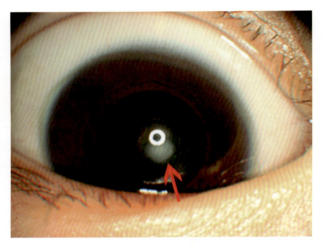

▲ 图 6-31　眼前节照相显示晶状体后囊膜中央的混浊（红箭）

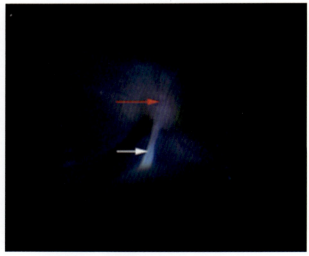

▲ 图 6-32　眼底照相图显示玻璃体纤维条索（白箭），玻璃体纤维条索与视盘相连（红箭）

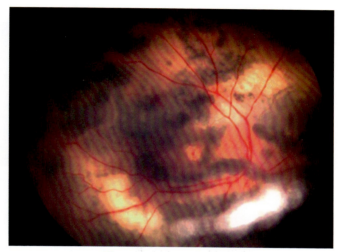

▲ 图 6-33　coats 病患者眼底图

广泛视网膜下黄白色病变

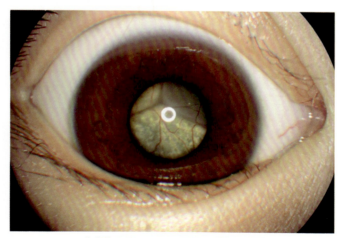

▲ 图 6-34　coats 病患者眼前节图

瞳孔区"黄白色"病变，即"白瞳"

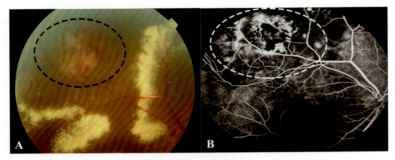

▲ 图 6-35　视网膜照相及眼底荧光血管造影表现

A. 视网膜照相：黑色虚线圆圈内显示迂曲扩张的视网膜病变血管；B. 眼底荧光血管造影：白色虚线圆圈内显示与左图相应病变部位血管扩张、渗漏，部分血管呈现"灯泡"样改变

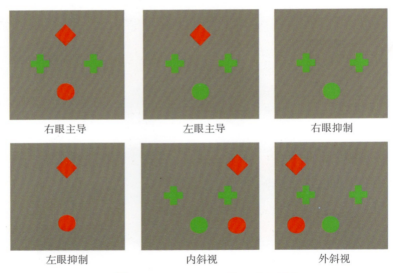

▲ 图 8-2　Worth 4 点试验结果示意图